● 樊姗玲 编著

肛肠科常见疾病临床指导

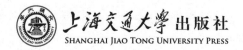
上海交通大学出版社
SHANGHAI JIAO TONG UNIVERSITY PRESS

内容提要

本书以临床实用为原则，内容分上、下篇。上篇总论系统地阐述了肛肠的解剖与生理，以及肛肠疾病的病因与病理、检查方法、诊断与治疗、围术期管理；下篇各论以循证医学为依据，详细介绍了12种肛肠科常见疾病的诊断与鉴别诊断、辨证与治疗、预防与调摄。本书从中西医结合理论出发，参考了最新研究成果和临床实践经验，可供中医肛肠科、西医普外科等相关专业的临床工作者阅读，也可供相关科研人员、院校师生等在工作或学习中参考。

图书在版编目（CIP）数据

肛肠科常见疾病临床指导 / 樊姗玲编著. --上海 ：
上海交通大学出版社，2023.12
　　ISBN 978-7-313-29712-9

　　Ⅰ．①肛… Ⅱ．①樊… Ⅲ．①肛门疾病－诊疗②肠疾
病－诊疗 Ⅳ．①R574

中国国家版本馆CIP数据核字（2023）第202305号

肛肠科常见疾病临床指导

GANGCHANGKE CHANGJIAN JIBING LINCHUANG ZHIDAO

编　　著：樊姗玲
出版发行：上海交通大学出版社　　　　　　地　　址：上海市番禺路951号
邮政编码：200030　　　　　　　　　　　　电　　话：021-64071208
印　　制：广东虎彩云印刷有限公司
开　　本：710mm×1000mm 1/16　　　　经　　销：全国新华书店
字　　数：293千字　　　　　　　　　　　印　　张：17
版　　次：2023年12月第1版　　　　　　　插　　页：2
书　　号：ISBN 978-7-313-29712-9　　　印　　次：2023年12月第1次印刷
定　　价：198.00元

樊姗玲

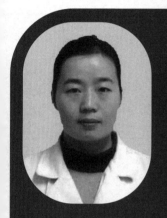

　　副主任中医师，毕业于河南中医学院（现河南中医药大学），现就职于睢宁县中医院。发表论文《分段结扎术应用于环状混合痔60例临床治疗的效果观察》《瘘管切开术在部分高位肛瘘治疗中的价值分析》《中药熏洗坐浴对痔疮手术患者术后疼痛、水肿及创面愈合情况的影响》《外痔切除术联合内痔套扎治疗的临床效果》等多篇，参编著作《外科常见疾病临床诊疗》《实用临床肛肠疾病学》等3部。曾获徐州市"优秀医生""爱岗敬业标兵"等称号。

随着社会经济的不断发展、人们生活水平的提高、生活节奏的加快，肛肠疾病的发病率呈逐年上升的趋势。一方面，肛肠疾病的发病部位特殊且起病隐匿，很多患者羞于启齿和就医，常常延误了最佳的治疗时机，从而导致病情加重，严重影响工作、学习、生活及身心健康；另一方面，人们对健康生活和生命质量的追求使得肛肠疾病患者迫切需要更加合理、有效的治疗手段。因此，对肛肠疾病的防治与研究已成为当今医学界的重要课题。

中医肛肠病学是非常具有中医优势的特色学科之一，也是少数保留至今的、以手术治疗为主的中医学科。经过了长期发展，中医肛肠病学已形成了独特的理论体系，并引入了现代医学的许多特色诊疗技术和医疗器械，中西医学关于肛肠疾病临床诊疗的新观点、新理论、新方法也随之不断涌现，且层出不穷。这虽然促进了肛肠科学术理论和临床实践的发展，但也使部分初学者及临床医师在治疗方法的选择上遇到困难。这就要求肛肠科相关医务工作者巩固专业知识，学习运用前沿科技，促进中医肛肠病学基础理论与现代医学有机结合，并对临床诊疗进行规范。为此，本人参考了大量肛肠疾病最新文献和指南，并结合自身多年的临床经验，编写了《肛肠科常见疾病临床指导》一书。

本书分上、下篇。上篇总论系统地阐述了肛肠的解剖与生理，以及肛肠疾病的病因与病理、检查方法、诊断与治疗、围术期管理；下篇各论以循证医学为依据，介绍了痔、肛裂、肛窦炎、肛周脓肿、肛瘘等肛肠科常见疾病的诊断与鉴别诊断、辨证与治疗、预防与调摄。本书从中西医结合的角度出发，突出辨病辨证结合论治肛肠疾病的特色，同时注重临床的实用性、系统性、科学性，可供中医肛肠科、西医普外科等相关专业的临床工作者阅读，也可供相关科研人员、院校师生等在工作或学习中参考。

由于编写时间有限，书中存在的疏漏之处，恳请广大读者批评指正，以期再版时修订、完善。

樊姗玲

睢宁县中医院

2023 年 3 月

CONTENTS 目 录

上篇 总 论

下 篇　各 论

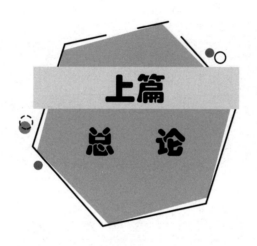

上篇

总　论

第一章

肛肠的解剖与生理

第一节 肛肠的解剖

一、中医对肛肠解剖的认识

中医学中,大肠属六腑之一,位居腹中,环腹腔分布,其上口在阑门处与小肠相接,其下端为肛门(又称魄门)。大肠包括回肠、广肠、魄门等,为传导之官,变化出焉,主司津液,其功能如容纳盛装食物的器皿,能化糟粕,转味而司入出,其气象天,泻而不藏,故又名曰传导之腑。大肠属于阳明经,其经脉络肺,与肺通过经脉的相互络属构成表里关系,与肺共应皮毛,是人体消化道的最下段。

《黄帝内经》中将结肠称为"回肠",将直肠称为"广肠",将"回肠"和"广肠"合并称为"大肠",对肛门的解剖已有相当详细、精确的描述。《黄帝八十一难经》中将结直肠称为"大肠",肛门一词也首见于《黄帝八十一难经》,其中对肛门的解剖形态有明确记述。

肛肠一词首见于五代末年的《内境图》,《内境图》是我国现存最早的解剖图谱,图中有关小肠、大肠、魄门等位置的描绘与现代认识非常接近。北宋庆历年间吴简的《欧希范五脏图》,对大肠和小肠的分布、形态、位置关系,以及阑门的功能都做了较详细的记载和描述。

明代李梴在其所著《医学入门》中详细描述了肠系膜的走行、肠系膜与周围脏器的关系,认识到肠系膜是大肠和小肠气、血、津液运行的路径。

明代李中梓在其所著《医宗必读》中所绘制的大肠形态图与现代的描绘已经非常接近了。

综上所述,历代医家都很重视肛肠的解剖研究,并形成了较为准确和系统的

3

解剖认识,这些研究成果为中医研究肛肠疾病提供了科学的依据。

二、肛门

肛门是人体消化道末端的开口,是肛管的下口,与体外相通,位于人体躯干部的最下端,臀部正中线、会阴体与尾骨之间。肛门周围皮肤布满大量的毛发、皮脂腺和汗腺,有黑色素沉着。平时肛门紧闭,男性呈椭圆形裂状,女性呈圆形星芒状;排便时肛门括约肌松弛呈圆形,直径可达 3 cm。(图 1-1)

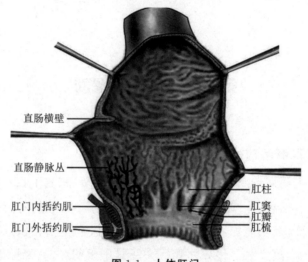

直肠横壁
直肠静脉丛
肛门内括约肌
肛门外括约肌
肛柱
肛窦
肛瓣
肛梳

图 1-1　人体肛门

肛缘皮肤比较松弛且有弹性,因肛门外括约肌和肛门周围皮肤收缩,皮纹呈放射状皱褶。手术时切除适量皮肤不会引起肛门功能障碍,若切除过多则可造成肛门狭窄。肛周皮肤神经丰富,由躯体神经支配,感觉敏锐,对疼痛特别敏感,故局部发生病变或手术可引起剧烈疼痛。肛周毛囊、汗腺、皮脂腺亦比较发达,易藏污纳垢,造成感染和肛门潮湿,导致皮肤病变。

三、肛管

肛管是肠道的终末端,上接直肠,下止于肛缘。从齿状线至肛缘为解剖肛管,长 2~3 cm,从肛直肠线到肛缘为外科肛管,长约 4 cm,无腹膜覆盖,周围有肛门内、外括约肌,耻骨直肠肌,肛提肌围绕。肛管向下、向后与直肠形成一近90°的角,称为肛直角。肛管的前壁较后壁稍长,平时为一纵裂,排便时扩张成管状,长度变短,直径约 3 cm。肛管的皮肤特殊,上部是变移上皮,下部是鳞状上皮,前者表面光滑,色白,没有汗腺、皮脂腺和毛囊。在排便和麻醉时,肛门内括约肌可向下移位与原来处于外下方的肛门外括约肌皮下部平齐,甚至越出肛门外括约肌皮下部,这点在做肛门内括约肌切断时要引起注意。手术中要特别注意保护肛管皮肤,我国成人肛管周长 10 cm,至少应保留 2/5,否则会造成肛门狭窄、黏膜外翻、肠液外溢等并发症。(图 1-2)

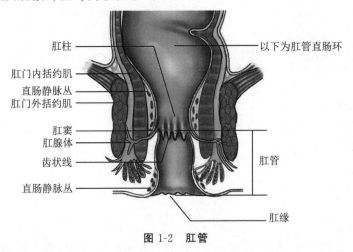

图 1-2　肛管

临床常将肛管分为 4 个界线和 3 个带区,即四线三区。此外,还包括肛柱、肛瓣等内部结构。

(一)四线

1.肛门皮肤线

肛门皮肤线即肛缘,是消化道体外最低的界线。

2.白线

白线又称 Hilton 线,位于肛缘与齿状线之间,该处血管分布较少,皮肤呈灰白色。其深部是肛门内括约肌与肛门外括约肌皮下部的交界处,指诊时可触及一环形浅沟,故又称为括约肌间沟。

3.齿状线

齿状线位于白线的上方,为黏膜与皮肤的分界线,故又称黏膜皮肤线。齿状线是原始肛膜的附着线,是肛瓣和肛柱下端共同形成的锯齿状环形线,距肛缘 2 cm,约在内括约肌中部或中下 1/3 的交界处。齿状线以上是直肠,以下是肛管;上方属于内胚层的直肠管,为单层柱状上皮;下方属外胚层,其皮肤为复层立方上皮和鳞状上皮。约 80% 的肛肠炎性疾病起源于此线,具有重要的解剖和临床意义。齿状线上下的上皮、神经、血管、淋巴均不相同(表 1-1)。

表 1-1　齿状线上下分布表

	上皮	神经	血管	淋巴
齿状线以上	单层立方或柱状上皮(黏膜)	自主神经支配,无痛觉	直肠上动脉分布,与门静脉系相连	注入内脏淋巴结
齿状线以下	变移和复层扁平上皮(皮肤)	脊神经支配,疼痛反应敏锐	肛门动脉分布,属下腔静脉系	注入腹股沟淋巴结(躯体淋巴结)

4.肛直肠线

肛直肠线位于齿状线的上方,距齿状线 1.5～2.0 cm,为肛管直肠环上缘的水平线。指诊时,手指渐次向上触及狭小管腔的上缘,即达该线的位置。肛直肠线是判断肛瘘走向、位置高低的重要标记,也是耻骨直肠肌的上缘线。

(二)三区

1.肛柱区

肛柱区又称柱带,为肛直肠线到齿状线的环带区域,其间有肛柱,亦为肛垫所在的区域,黏膜表面为单层柱状上皮。

2.肛梳区

肛梳区又称痔带,为齿状线到白线的环状区,因受肛门内括约肌紧缩而成环形隆起。此处表面平滑光亮,是黏膜与皮肤的移行部分,从齿状线由单层柱状上皮转变成复层立方上皮及未角化的鳞状(复层扁平)上皮。

3.肛皮区

肛皮区又称皮带,为白线到肛缘的环区,由肛门外括约肌皮下部所环绕,表面为角化的复层鳞状(复层扁平)上皮。

(三)内部结构

1.肛柱

肛柱又名直肠柱,为肠腔内壁垂直的黏膜皱襞,有 6～10 个,长 1～2 cm,宽 0.3～0.6 cm,儿童期比较显著。肛柱是肛门括约肌收缩的结果,当直肠肛管扩张时则此柱消失。肛柱上皮对触觉和温觉刺激的感受甚至比齿状线下部肛管更敏锐。各柱的黏膜下均有独立的动脉、静脉和肌组织。肛柱越向下越显著,向上渐趋平坦。

2.肛瓣

各肛柱下段之间借半月形的黏膜皱襞相连,这些半月形的黏膜皱襞称肛瓣,有 6～12 个。肛瓣是比较厚的角化上皮,是原始肛膜的残迹,它没有"瓣"的功能。当大便干燥时,肛瓣可受粪便硬块的损伤而撕裂。

　　3.肛乳头

　　肛乳头呈三角形小隆起,在肛柱下端沿齿状线排列,2～6 个,基底部发红,尖端灰白色,高 0.1～0.3 cm,肥大时可达 1～2 cm。肛乳头由纤维结缔组织组成,含有毛细淋巴管,表面附以皮肤。肛乳头的位置极不恒定,多数位于肛柱旁和下端,也可在肛瓣上或肛窦的下端,有时一个肛柱上有多个肛乳头,肛乳头形状常为锥体形,也可呈圆筒形或弦样,大的可呈梅花样或梨形。

　　4.肛窦

　　肛窦是位于肛柱之间、肛瓣之后的小憩室,其数目、深度和形状变化较大,一般有 6～8 个,呈漏斗形。肛窦上口朝向肠腔的内上方,窝底伸向外下方,深度一般为 0.3～0.5 cm,比较恒定而大的隐窝通常在肛管的后壁。

　　5.肛腺

　　肛腺亦称肛管肌内腺,其形态、数目、结构样式和分布范围因人而异,肛腺个体差异较大,一般有 3～18 个,常开口于肛窦内,但有少数开口于肛管和直肠壁。肛腺导管走向在齿状线下方者占 68%,在齿状线上方者占 28%,横跨齿状线分布齿状线上下者占 4%。肛腺是感染侵入肛周组织的门户,95% 的肛瘘均起源于肛腺感染,在临床上有着重要的意义。

四、直肠

　　直肠位于盆腔内,上端在第 3 骶椎平面与乙状结肠相接,向下沿骶、尾骨前面下行,穿过盆底移行于肛管,与肛管形成一近 90°的角,称为肛直角。直肠与乙状结肠连接处肠腔较小,是整个大肠最狭窄之处,自此以下逐渐扩大成直肠壶腹,至穿盆底处又再度变狭小。直肠全长 12～15 cm,在矢状面和冠状面上有不同程度的弯曲。在矢状面上,直肠沿骶、尾骨的前面下降,形成一个弓向后方的弯曲,称直肠骶曲。直肠绕过尾骨尖,转向后下方,又形成一个弓向前方的弯曲,称直肠会阴曲。这 2 个弯曲在乙状结肠镜检时是必须注意的解剖特点。直肠在冠状面上还有 3 个侧曲:上方的侧曲凸向右;中间的凸向左,是 3 个侧曲中最显著的一个;最后直肠越过中线形成一个凸向右的弯曲。直肠侧曲呈右-左-右的形式,但直肠的始末两端均在正中平面上。

　　对于男性,腹膜外直肠前面相邻的结构由下向上为前列腺、精囊、输精管壶腹、输尿管和膀胱壁。所以外科常通过肛门指检,隔着直肠前壁,触摸上述结构以诊断疾病。腹膜内直肠的前面隔着直肠膀胱陷凹,与膀胱底的上部和精囊相邻,有时回肠袢和乙状结肠沿着直肠壁伸入到直肠膀胱陷凹内。

对于女性,腹膜外直肠直接位于阴道后壁的后方。腹膜内直肠隔着直肠子宫陷凹,与阴道后穹隆及子宫颈相邻,直肠子宫陷凹内也常有回肠袢和乙状结肠伸入。

直肠不仅是排便的通道,而且具有一定的储粪功能,其储粪、排空功能与年龄、性别有一定关系。直肠由于其具有的顺应性,对保持肛门自制亦有一定作用。

五、结肠

(一)结肠的解剖特点

1.结肠带

结肠带是结肠纵肌层聚集而成,有 3 条在结肠表面,距离相等,宽 0.6 cm,其中一条位于横结肠系膜附着处,称结肠系膜带;另一条在大网膜附着处,称网膜带;两者之间的一条为独立带。三带在盲肠端集中于阑尾根部,在乙状结肠与直肠的交界处分散为直肠纵肌。

2.结肠袋

由于结肠带比结肠短 1/6,从而使结肠壁皱缩,形成一系列袋状突起,称结肠袋。

3.肠脂垂

肠脂垂是由结肠表面浆膜下的脂肪组织集聚而成,沿结肠带两侧分布,在结肠近端较扁平,在乙状结肠则多呈蒂状。肠脂垂的外面被腹膜所包裹,有时内含脂肪量过多,可发生扭转,甚至陷入肠内,引起肠套叠。

(二)结肠各段特点

1.升结肠

升结肠长 12～20 cm,直径为 6 cm,位于腹腔右侧,上至肝右叶下方,向左弯成结肠右曲而移行于横结肠,下端平右髂嵴,上端在右第 10 肋处横过腋中线。结肠右曲位于第 9、10 肋软骨深面,后面与右肾前下外侧部相邻;上面及前外侧与肝右叶的下面接触;内侧前方紧靠胆囊底,胆石有时可穿破胆囊到结肠内;内侧后方有十二指肠降部,在行右半结肠切除术时,应注意防止十二指肠的损伤,尤其在粘连时更应注意。

2.横结肠

横结肠长 40～50 cm,在胃大弯下方,两端固定,中部呈弓形下垂,是结肠最活跃的部分。横结肠完全包以腹膜,并有较长的横结肠系膜,平卧时横结肠在脐上方,站立时其最低位可达脐下,有的可下降至骨盆腔。女性横结肠位置较低,容易受盆腔炎症性疾病侵犯与盆腔器官粘连。横结肠上有胃结肠韧带连于胃大弯,下有大网膜附着。横结肠系膜根部与十二指肠横部、十二指肠空肠曲、胰腺关系密切,在胃、十二指肠、胰腺等手术时,系膜内的结肠中动脉可能被损伤,造成横结肠的缺血性坏死。分离横结肠右半时应防止损伤十二指肠和胰腺。

3.降结肠

结肠左曲垂直向上,并稍向内至髂嵴平面一段,称降结肠。降结肠长 25～30 cm,前面及两侧包有腹膜,有的有降结肠系膜。降结肠后方有股神经、精索或卵巢血管、腰方肌及髂外血管,内侧有左输尿管,前方有小肠。降结肠较升结肠距正中线较远,口径较升结肠小,其位置也较深。

4.乙状结肠

乙状结肠位于盆腔内,由降结肠下端至第 3 骶椎前方,在正中线左侧与直肠相接。乙状结肠的长度变化很大,有的长 13～15 cm,有的超过 60 cm,平均长约 40 cm,平常在盆腔左半,如长而活动的可到右髂部。乙状结肠因长而活动容易外置,也容易扭转。乙状结肠通常有 2 个弯曲:由起端向下至盆腔上口附近形成第一个弯曲,然后转向上方,再转向下形成第二个弯曲,继续移行于直肠。

六、盲肠

盲肠是大肠起始部,一般在右髂窝内,但如胚胎发育过程中肠的回转有异常,盲肠的位置也可能高达髂嵴以上,低至骨盆腔内,或者甚至位于腹腔左侧。盲肠的长度与宽度相似,为 6～8 cm。盲肠与升结肠移行部的左后壁有回肠通入大肠的开口,名回盲口,此口的上下各有一半月形皱襞,名回盲瓣或结肠瓣。回盲瓣有上、下二唇,呈水平位,此瓣的作用是阻止小肠内容物过快地流入大肠,以便食物在小肠内充分消化吸收,并可防止盲肠内容物逆流回小肠。

七、肛门括约肌

(一)肛门内括约肌

肛门内括约肌为直肠环肌在下部增厚的部分,从肛直肠线到白线围绕肛管中上部,属平滑肌、不随意肌,没有肌内神经节,只需以极少的能量消耗即能维持长时间的收缩状态而不疲劳,又有帮助排便和括约肛门的功能,具有消化道环肌层易痉挛的固有特性,故而肛管的炎症刺激可引起痉挛性肛门狭窄及肛裂等病变。

(二)肛门外括约肌

肛门外括约肌是随意肌,围绕肛管,按其纤维走向可将其分为皮下部、浅部和深部3层。

(三)肛提肌

肛提肌组成盆膈,由第2、3、4骶神经的肛神经或会阴神经支配,其作用为载托盆内脏器,固定直肠,并能升降盆底和肛管,使肛管和直肠保持一定角度,可随意启闭肛门,维持肛门自制和帮助排便。

肛提肌为随意肌,薄而阔,左、右各一,联合成盆膈,其上、下面覆盖着盆膈上、下筋膜。根据肌纤维的不同排布可分为耻骨直肠肌、耻骨尾骨肌、髂骨尾骨肌。

1.耻骨直肠肌

耻骨直肠肌是肛提肌中最为粗厚强大的部分,起自耻骨下支和尿生殖膈上筋膜,行向背侧与对侧的肌纤维交织并参与肛尾韧带的组成。在肛尾韧带的前下方,两侧的耻骨直肠肌绕过直肠与肛管的后方,形成较为发达的"U"形吊带。当耻骨直肠肌收缩时,可减小直肠与肛管向后开放角度,起到意志性地阻止粪块从直肠进入肛管的作用,以延缓排便的时间。耻骨直肠肌的这一功能也减轻了肛门外括约肌的负担。

2.耻骨尾骨肌

耻骨尾骨肌为肛提肌的重要组成部分,起于耻骨弓后面和肛提肌腱弓前部,其肌纤维向内、下、后走行。内侧部肌纤维经前列腺或阴道和尿道两侧成"U"形祥,一部分肌纤维止于其壁上,一部分止于会阴体,故而在男性又名耻骨前列腺肌,在女性名耻骨阴道肌,可以协助阴道括约肌使阴道口缩小。外侧部肌纤维向后止于尾骨尖及两侧缘的骶髂前韧带、肛尾韧带。

3.髂骨尾骨肌

髂骨尾骨肌主要起自肛提肌腱弓后部和坐骨棘内面,为一退化性肌肉,其前部肌束在肛尾缝处与对侧相续,后部肌束附着于骶骨下端,正中肌束附着于肛门和尾骨之间,止于尾骨。

(四)肛管直肠环

肛门外括约肌的深、浅部,肠壁的纵行肌,肛门内括约肌,耻骨直肠肌环绕肛管直肠连接处所形成的肌环,称为肛管直肠环。指检时,在肛管后方及两侧有"U"形环带感。肛管直肠环作用是维持肛门括约功能。肛管直肠环收缩时,"U"形肌束的左右两支如张开的血管钳压迫肛管侧壁使其闭合,同时将直肠向上托起使之与肛管形成一个80°~90°的肛直角,肠壁后壁黏膜向腔内突进形成瓣膜样突起,阻挡粪便下降,起到机械屏障作用。

八、直肠肛管周围间隙

直肠肛管周围间隙中含有脂肪结缔组织,是感染的常发部位,可以波及邻近组织,即黏膜下、皮下及骨盆腔等。肛周脓肿及肛瘘大多发生在肛门周围定型的组织间隙内,但也有发生在非定型的组织,因此了解这些间隙的解剖结构具有重要临床意义。

(一)肛提肌下间隙

1.中央间隙

中央间隙是肛周的主要间隙之一,具有重要的临床意义。该间隙向外通向坐骨直肠间隙,向内通向黏膜下间隙,向下通入肛门周围间隙,向上通进肛门内、外括约肌间隙,并经此间隙与骨盆直肠间隙、直肠后间隙相通。肛门感染后在此处形成中央间隙脓肿,脓液可沿上述途径蔓延至其他间隙;反之,来自其他各间隙的脓液在未通向皮肤和肛管之前均先汇集于中央间隙,为肛管感染蔓延的重要途径。

2.坐骨直肠间隙

坐骨直肠间隙又称坐骨直肠窝,在肛管两侧左右各一,为楔形。坐骨直肠间隙下端为肛门与坐骨结节之间的筋膜与皮肤;上端为闭孔内肌筋膜与肛提肌筋膜交界处;内侧为肛管、肛门内括约肌、肛门外括约肌;外侧为坐骨结节、闭孔内肌筋膜;前有会阴浅横肌和会阴筋膜;后有臀大肌和骶结节韧带。坐骨直肠间隙内充满脂肪,有血管、神经通过,血流缓慢,抗病力较弱,容易产生脓肿。其容量为 50 mL 左右,如积脓过多而致间隙内张力过高时,脓液可穿破肛提肌,进入骨盆直肠间隙。因为肛提肌上下窝内的脓肿较大,而连通的瘘管一般较细,可形成哑铃形脓肿。

3.肛门周围间隙

肛门周围间隙位于坐骨肛管横隔以下至皮肤之间,左右两侧也与肛管后相通,亦称浅部肛管后间隙。

4.肛管后间隙

肛管后间隙位于肛管与尾骨之间,上界为肛提肌筋膜,下界为肛门后部皮肤和肛门周围筋膜。肛门外括约肌浅部及肛尾韧带将其分为深、浅两部,即肛管后深间隙和肛管后浅间隙。肛管后深间隙位于肛尾韧带深面,与两侧坐骨直肠间隙相通,其前为肛门内括约肌和肛门外括约肌深部,脓液可经此向一侧或两侧坐骨直肠间隙内蔓延,形成严重的后蹄铁型肛周脓肿、瘘管。肛管后浅间隙位于肛尾韧带的浅面,两侧与肛周筋膜连接,常是肛裂引起皮下脓肿所在的位置。

5.肛管前间隙

肛管前间隙位于肛管与会阴体之间,上界为会阴深横肌筋膜,男性与尿道及生殖器相邻,女性与阴道后壁相邻,下界为肛门会阴部皮肤和肛门周围筋膜,前侧为会阴体,后侧为肛门外括约肌。会阴浅横肌筋膜将其分为肛管前浅间隙和肛管前深间隙,浅间隙在会阴体的浅面可与肛周皮下间隙相连,深间隙位于会阴体深面与两侧坐骨直肠间隙相连。

6.肛门内、外括约肌间隙

肛门内、外括约肌间隙共有 4 个。①最内侧间隙位于内侧纵肌与肛门内括约肌之间,借穿行肛门内括约肌的纤维与黏膜下间隙沟通;②最外侧间隙位于外侧纵肌与肛门外括约肌之间,借穿行肛门外括约肌浅部的纤维与坐骨直肠间隙沟通;③内侧纵肌与中间纵肌之间的间隙向上与骨盆直肠间隙沟通;④外侧纵肌与中间纵肌之间的间隙向外上方与坐骨直肠间隙的上部沟通。所有肛门内、外括约肌间隙向下均汇总于中央间隙,是感染沿肛管扩散的重要途径。

(二)肛提肌上间隙

1.黏膜下间隙

黏膜下间隙位于肛管齿状线以上黏膜与肛门内括约肌之间,向上与直肠的黏膜下层连接。黏膜下间隙内有来自动静脉吻合网的内痔静脉丛、弹性纤维结缔组织、淋巴管丛、黏膜下肌等。

2.骨盆直肠间隙

骨盆直肠间隙位于骨盆内直肠两侧肛提肌的上方。其上为腹膜,下为盆膈上筋膜,后有直肠与侧韧带。男性前有膀胱和前列腺,女性有子宫及阔韧带。骨盆直肠间隙内有疏松结缔组织,此间隙的脓肿称为骨盆直肠间隙脓肿。因间隙位置深隐,发生脓肿常不易发现,其感染常由肛门内、外括约肌间隙到中央间隙,再向坐骨直肠间隙及肛周皮肤蔓延。

3.直肠后间隙

直肠后间隙又称骶前间隙,位于骶前筋膜之前,直肠之后。此间隙上为腹膜,下为盆膈上筋膜,与骨盆直肠间隙有韧带相隔。间隙内有骶丛神经以及骶中动脉等。此间隙的脓肿称为直肠后脓肿。

4.肛提肌直肠间隙

肛提肌与直肠壁相接处盆筋膜分为上、下两层,两层间的裂隙环绕于直肠后外侧,称肛提肌直肠间隙,为肛提肌上、下间隙感染互相蔓延的通道之一。

九、肛管、直肠血管

(一)动脉

肛管、直肠动脉主要来源于肠系膜上、下动脉的分支。直肠的血液来源还包括髂内动脉及腹主动脉的分支。

1.肠系膜上动脉

肠系膜上动脉起自腹主动脉前面,约第1腰椎平面,位于腹腔动脉起点以下1.0～1.5 cm处。该动脉在胰腺后面和十二指肠横部前面穿出,随即进入小肠系膜,其分布于右半结肠的主要分支。

(1)中结肠动脉:在胰腺下缘起自肠系膜上动脉,在胃后进入横结肠系膜,分成左、右支。右支在肝曲附近多与右结肠动脉的升支吻合,分布于横结肠右1/3。左支多与左结肠动脉的升支吻合,分布于横结肠左2/3。因其主干在中线右侧,其左侧横结肠系膜有一无血管区,因此常可在此区穿过横结肠系膜进行手术。

(2)右结肠动脉:在中结肠动脉起点下方1～3 cm处起于肠系膜上动脉,主要分布于升结肠。

(3)回结肠动脉:在右结肠动脉起点的下方或与后者同时起于肠系膜上动脉。该动脉经腹膜后向下、向后分成升支和降支,升支与右结肠动脉降支吻合,降支至回盲部分前、后支,分布于回肠末端、回盲部和升结肠下端。

2.肠系膜下动脉

肠系膜下动脉约在腹主动脉分叉处以上至少4 cm,起自腹主动脉前壁。此动脉的起始处常被十二指肠横部掩盖,所以直肠切除时如在腹主动脉处高位结扎该动脉,须将十二指肠稍向上、向右移动。该动脉的走行呈弓状,向下、向左跨越左髂总动脉延续为直肠上动脉。其分支如下。

(1)左结肠动脉:起点距肠系膜下动脉根部2.5～3.5 cm。该动脉在腹膜后向上、向外,走向脾曲,分升、降支。升支进入横结肠系膜与中结肠动脉吻合,分布于横结肠左1/3和脾曲;降支则分布于降结肠,并进入乙状结肠系膜与乙状结肠动脉分支相吻合。

(2)乙状结肠动脉:数目不等,一般分2～4支,其起点也不一致,有的可自肠系膜下动脉先分出一个主支,再分成2～4个小支,或者几个小支均直接自肠系膜下动脉分出。有的乙状结肠动脉起于左结肠动脉。

13

（3）直肠上动脉：是肠系膜下动脉的终末血管，由直肠系膜的根部进入盆腔。当直肠系膜在盆腔腹膜的反折处终止后，该动脉继续在直肠后壁的中部下行至第3骶椎平面分为左、右支，动脉分支平面可有个体差异。直肠上动脉的分支最初在直肠的后面，之后绕至外侧，每支再分数支穿过直肠壁达黏膜下，其终末支相互吻合，并与直肠下动脉、肛动脉的分支在齿状线以上亦有吻合。

（4）直肠下动脉：为髂内动脉前的一个分支，在腹膜下向前内行，达直肠下段的前壁，主要分布于直肠肌肉，其终末支与直肠上动脉、肛动脉均有吻合。

（5）肛动脉：通过阴部内动脉间接起自髂内动脉，经过坐骨直肠间隙时再分为数支，主要分布于肛提肌，肛门内、外括约肌和肛管，也分布至下部直肠。肛动脉与直肠上、下动脉虽也有吻合支，但一般很小，不会导致大出血。

（6）骶中动脉：起自腹主动脉分支部上方约 1 cm 处的动脉后壁，沿第4、5腰椎和骶尾骨前面下降，行于腹主动脉、左髂总静脉、骶前神经和直肠的后面，其某些终末分支可沿肛提肌的肛尾缝下降至肛管和直肠。骶中动脉在外科上的意义是切除直肠，将直肠由骶骨前面下拉与尾骨分离时，切断此动脉有时会引起止血困难。

(二)静脉

大肠的静脉多呈单干，与同名动脉伴行。结肠的静脉主要汇集成肠系膜上、下静脉，最后加入门静脉。直肠、肛管的静脉则构成丰富的静脉丛，因分布的位置不同，又分为直肠上静脉丛和直肠下静脉丛。

1.直肠上静脉丛

直肠上静脉丛最发达，位于齿状线以上直肠柱的黏膜下层内。此丛由静脉球组成，穿行于直肠环、纵肌层之间，以小支与上位的黏膜下神经丛、下方的皮下丛、尿道及生殖器的静脉相吻合。

2.直肠下静脉丛

直肠下静脉丛是由位于齿状线以下，肛管的皮下静脉、肛门外括约肌附近的皮下丛、居于丛肌层与直肠筋膜间的筋膜下丛所构成。此丛的下部经肛静脉加入阴部内静脉，中部经直肠下静脉加入髂内静脉，上部和直肠上静脉吻合。

由于阴部内静脉、髂内静脉属下腔静脉系；直肠上静脉丛主经直肠上静脉，注入肠系膜下静脉，属门静脉系，无瓣膜，所以下腔静脉系和门静脉系在肛门附近吻合交通，成为侧支循环的径路之一。当患有门静脉高压时，常发生痔静脉曲张，严重时静脉管壁破裂，引起便血。

十、肛管、直肠淋巴组织

肛管、直肠淋巴组织可分为上、下两组,通过吻合支紧密连接。

(一)上组

上组在齿状线以上,包括直肠黏膜下层、肌层和浆膜下的淋巴网,相互交通,在直肠壁外形成淋巴管丛,可向上、向两侧、向下引流。

(1)向上沿直肠上动脉到肠系膜下动脉旁淋巴结,这是直肠最主要的淋巴引流途径。

(2)向两侧经直肠下动脉旁淋巴结引流到盆腔侧壁的髂内淋巴结。

(3)向下穿过肛提肌至坐骨肛管间隙,沿肛管动脉、阴部内动脉旁淋巴结到达髂内淋巴结。

(二)下组

下组在齿状线以下,有 2 个引流方向。

(1)向下外经会阴及大腿内侧皮下注入腹股沟淋巴结,然后到髂外淋巴结。

(2)向周围穿过坐骨直肠间隙沿闭孔动脉旁引流到髂内淋巴结。

上、下组淋巴网有吻合支,因此,直肠癌有时可转移到腹股沟淋巴结。

十一、肛门、肛管、直肠神经

(一)直肠神经

直肠神经由自主神经(交感神经和副交感神经)支配,其组成成分主要来自腹主动脉丛的骶前神经丛(交感神经)和来自第 2～4 骶神经的盆神经(副交感神经)。

1.交感神经

直肠的交感神经由骶前神经(即上腹下丛)和盆神经丛(即下腹下丛)而来。骶前神经在第 4、5 腰椎椎体和第 1 骶椎椎体前方分出一对腹下神经,在直肠两侧向下、向外到膀胱底后方盆神经丛并与副交感神经相连,由此发出神经纤维,分布于直肠、肛门内括约肌、膀胱和外生殖器,有抑制肠蠕动并使肛门内括约肌收缩的作用。

2.副交感神经

副交感神经由骶神经(第 2～4 骶神经)而来,组成盆神经丛后,随直肠下动脉分布于直肠、膀胱、阴茎、阴蒂和肛门内括约肌等,是支配排尿和阴茎勃起的主要神经,有增加肠蠕动、促进分泌、使肛门内括约肌松弛的作用。

副交感神经对直肠的功能调节很重要。直肠的痛觉是由副交感神经传入，而与交感神经无关。它还具有控制排便作用的感觉神经纤维，可感知直肠被粪便充满或完全膨胀的胀满感及排便的紧迫感。直肠内引起胀满感觉的感觉器上部较少，越往下越多。如手术中切除直肠过多，容易发生自我控制不良，严重时还会发生肛门失禁。盆神经除分布于直肠外，还分布于膀胱、尿道和生殖器官。由于盆内手术时副交感神经易受损伤，常会引起膀胱尿道功能损伤和性功能障碍，术中应予保护。

(二)肛管和肛门周围皮肤神经

1.自主神经

自主神经由骶神经和盆神经丛而来，分布于肛管和肛门周围皮肤内的腺体、血管和皮肤。

2.脊髓神经

脊髓神经主要由第3～5骶神经(或第2～5骶神经)和尾神经而来，合成肛门神经，支配齿状线下部肛管、肛门周围皮肤、肛门外括约肌和肛提肌，也有神经纤维分布于会阴部和阴囊皮肤。

阴部神经支配尿道括约肌，第3、4骶神经分布于膀胱、前列腺、尿道、子宫和阴道，并与肛门神经有密切联系。因此，肛门病变和手术后疼痛刺激可引起泌尿生殖系统的反射性功能紊乱，出现排尿困难、尿潴留、月经失调和痛经等。肛门神经和股后皮神经、坐骨神经也有联系。肛门疾病也可引起腰部、髂嵴、骶骨、股后部疼痛。

肛门周围的神经丰富，感觉敏锐，炎症或手术刺激均可使肛门外括约肌和肛提肌痉挛而引起剧烈疼痛。

第二节　肛肠的生理

一、中医对大肠肛门生理功能的认识

中医学的形成和发展是建立在对人体解剖和生理研究基础之上的，对一切生命现象和疾病变化的认识都离不开有关解剖和生理，中医也由此逐渐发展形成了脏象学说、经络学说、精气血津液学说、病因病机理论、四诊理论、辨证施治理论等。由于文化、历史等因素,中医学对人体生理有着自成一体的独到认识,早在2 000多年前的古文献中就有许多关于人体生理的记载。中医对大肠生理的认识具有丰富的内容,这是中医认识和诊治大肠疾病的重要理论基础。

中医认为,包括结直肠在内的大肠在五行属金,与肺相表里,主要功能包括传输、排泄糟粕,吸收食物残渣中的水分,使肠中糟粕变化成形等。中医认为大肠吸收糟粕中的水分也是人体津液代谢过程中的重要环节,故有"大肠主津"之说。

(一)传输排泄糟粕

大肠与小肠相接于阑门,承接经过小肠泌别清浊后形成的食物残渣,大肠通过蠕动将糟粕逐渐向肛门方向传输,直至排出体外。大肠的传导功能正常则大便定时排出,如传导失常则表现为便秘或腹泻,且常伴有腹胀、腹痛等症状。

(二)吸收糟粕中的水分

食物的糟粕以水样或稀糊状进入大肠,大肠在缓慢地蠕动过程中不断吸收糟粕中的水分,逐渐使之形成粪便,传送至大肠的末端,经肛门有节制地排出体外。大肠吸收水分的功能正常,则大便成形、质软,排出顺畅;反之,则会出现便秘或泄泻。

(三)大肠与肺相表里

大肠与肺通过经脉的相互络属而成表里相合的关系。大肠的传导功能与肺气的肃降功能相辅相成,相互为用。大肠传导正常,糟粕下行,则有助于肺的肃降和呼吸功能;肺气清肃下行,气机调畅,津液布散,则可促进大肠传导下行。肺主肃降是大肠传导功能的动力,肺主通调是大肠主津功能的保障。肺通调水道,有促进水液代谢和维持水液平衡的作用,故又称"肺为水之上源"。

肺与大肠的表里关系临床表现明显,如肺有热则常便秘、大肠气机不利等。肺与大肠共应皮毛多为人们忽视,大肠的某些病变,如多发性肠息肉可见有口唇周围、颊黏膜、手指与足趾的皮肤和黏膜出现色素沉着,即波伊茨-耶格综合征;再如痔、息肉病常见腰骶部、口唇带处出现红斑及肥大颗粒等,此都是大肠应皮毛的征象,值得进一步地观察和验证。

(四)肛门功能与五脏相关

肛门是控制和排泄粪便的重要器官。中医认为人是一个有机的统一整体,五脏均对肛门控便功能起着重要作用。

五脏之中脾气升提作用和肾气固摄作用对肛门控便和排泄有着重要的影

响,同时,肺、肝、心三脏的作用也不容忽视。

肺与大肠表里相合。肺气充足则肛门开合有度;若肺气虚弱或宣降失常,可致浊气不降,肛门失司、肛门失禁或大便困难。

肝主疏泄,调畅气机,有助于脾胃之气升降,肝失疏泄可致大肠肛门气机不利,出现排便障碍。

心为"五脏六腑之大主",大肠传导、肛门开合均在心的主宰下进行。心血不足可致大肠、肛门失养,心气不足可致大肠、肛门血行不畅,上述情况均可导致排便障碍而发生大便不畅。

二、西医肛肠生理学

(一)大肠的消化、吸收及分泌

1.消化

胃和小肠是人体消化功能的主要场所,大肠本身不分泌消化酶,无消化功能,但肠道菌群的存在使得大肠间接获得了特殊的消化功能。

健康人体中,肠道内的细菌总重量可达 $1.0\sim1.5$ kg,包含的细菌数量则可以达到 10^{14} 个。其中大肠埃希菌最为常见,此外还有链球菌、变形杆菌、葡萄球菌、嗜酸乳杆菌,也有少量原生物和螺旋体。肠细菌如双歧杆菌、嗜酸乳杆菌等能消化纤维素,合成多种人体生长发育必需的维生素(如 B 族维生素、维生素 K 等),还能利用蛋白质残渣合成人体必需的氨基酸,如天冬氨酸、苯丙氨酸、缬氨酸和苏氨酸等,并参与糖类和蛋白质的代谢,同时还能促进铁、镁、锌等矿物元素的吸收。这些营养物质对人类的健康有着重要作用,一旦缺少会引起多种疾病。如果长期大量使用抗生素,造成肠道菌群失调,可导致维生素合成和吸收不良,引起维生素缺乏症。

2.吸收

直肠和结肠都有一定的吸收功能,但以右半结肠更为显著,主要是吸收水分和钠,也吸收少量钾、氯、尿素、葡萄糖、氨基酸、胆酸和一些药物。

大肠对水分的吸收能力次于小肠,正常成人的肠道 24 小时内共有约 8 000 mL 的液体。这些水分大部分在小肠内吸收,每天仅有 $500\sim1\,000$ mL 的液体量以乳糜状进入大肠,在大肠内进一步吸收,最终排出 $100\sim150$ g 粪便。大肠以被动的方式吸收水分,肠道与肠壁之间的渗透压是大肠吸收水分的主要动力。当肠壁细胞主动吸收钠离子,会导致肠壁细胞间隙组织液渗透压升高,与肠腔形成渗透压差,从而造成水分从肠腔吸收,进入肠道细胞组织。

　　大肠的另一重要的吸收功能是对钠的吸收。钠离子是大肠吸收最多的阳离子,每天约有 196 mmol 进入大肠,其中绝大部分被大肠吸收,最多仅 2 mmol 的钠离子随粪便排出体外。大肠以主动吸收的方式在升结肠和横结肠内完成对钠离子的吸收。大肠对钠离子的吸收主要靠钠-钾泵。钠-钾泵存在于大肠黏膜的上皮细胞内,它将细胞内的钠离子泵出细胞外,使细胞内钠离子浓度下降,造成肠腔与细胞内钠离子浓度出现较大梯度,从而使钠离子被主动吸收。钠-钾泵的存在有重要意义,钾离子的分泌、其他电解质的吸收都依赖钠-钾泵的功能来实现。

　　大肠对氯、镁、钙也有一定的吸收作用。大肠对氯的吸收也是主动吸收,逆着浓度梯度和电位梯度把肠腔的氯离子运到血液中。镁的吸收主要在小肠,醛固酮可减少肠道对镁的吸收,增加尿中镁的排出;维生素 D 可使肠道对镁的吸收增加。钙以离子的形式才能被人体吸收,肠黏膜上有钙结合蛋白,钙离子通过钠-钙交换进入细胞及血液。

　　大肠对氨及胆汁酸的吸收也对人体具有重要意义。大肠是氨产生的主要场所,进入大肠的食糜中残留的蛋白质或其他含氮物质,经肠道细菌分解,最终生成氨,每天约有 4 g 的氨经肠道吸收,经肝脏合成尿素,然后参与蛋白质的合成或经汗液、尿液排出体外。大肠也是肝肠循环的重要组成部分,肝脏分泌的胆汁进入肠腔后,大部分在回肠吸收,少部分在大肠吸收,剩余的从粪便排出。被吸收的胆汁酸经门静脉入肝,重新组合成胆汁酸,再排入小肠,这个过程称为胆汁酸的肠肝循环。

　　3.分泌

　　大肠黏膜没有绒毛,但有许多分泌腺,又称隐窝,隐窝间的黏膜为柱状上皮细胞。结肠的隐窝和上皮细胞中有密集的含黏液的杯状细胞,因此,结肠的分泌物富含黏液,水样液的分泌很少。直肠内杯状细胞较多,分泌黏液量也多,结肠远段分泌黏液更多,如炎症、化学刺激和机械性刺激,都可以导致黏液分泌增加。大肠分泌的黏液具有保护结肠和直肠黏膜、润滑大便、协助排便的作用。由于大肠以 HCO_3^- 和 Cl^- 交换扩散的方式进行分泌黏液,故肠液呈碱性。而食物残渣在肠道细菌的作用下发酵,产生酸性物质,肠液与其中和,使得粪便表面可维持中性,以保护肠黏膜,避免过酸、过碱对肠道形成刺激。但是粪便的中心部分往往接触不到肠液,其 pH 值可达 4.8。大肠黏液中有丰富的黏液蛋白,它既能润滑粪便,使粪便易于下行,保护肠壁免受机械损伤,又能隔离细菌的侵蚀,起到保护肠黏膜的作用。同时大肠分泌物中还含有少量的溶菌酶及淀粉酶等,它们的主要作用是分解细菌、保护防御,对粪便的分解作用不大。大肠黏膜在吸收钠时排出钾,钾离子从组织液中进入肠腔,从而使钠、钾离子在肠腔内得到交换。粪便中钾离子的浓度高于血浆,当出现多次剧烈腹泻后,往往造成钾离子大量丢失,需及时补钾治疗。

大肠除了分泌黏液,还具有一定的内分泌功能,它能分泌血管活性肠肽、肠高血糖素、生长抑素、5-羟色胺、P物质等。这些内分泌激素往往分泌量较少,作用较弱。

(二)大肠的运动

大肠的运动依赖大肠肌肉的活动来完成,具有自己独特的运动方式和特点。大肠的运动对维持大肠对水、电解质及其他物质的吸收,贮存、运送粪便等生理功能有重要意义。大肠的运动形式主要有 5 种:袋状往返运动、分节推进运动、多袋推进运动、蠕动、集团运动。

1.袋状往返运动

袋状往返运动是空腹时大肠最多见的一种运动形式,由大肠壁的环肌无规律的收缩引起。它的主要作用是使肠腔内容物向两个方向做短距离的移位,但并不向前推进。这种作用类似于缓慢的揉搓,能促进肠腔内容物互相均匀混合,增加与肠黏膜的接触,从而促进大肠的吸收作用。当进食或副交感神经兴奋时,大肠的这种运动就减弱。

2.分节推进运动

分节推进运动是指一个结肠袋收缩,其内容物被推移到下一结肠袋的运动。当结肠袋收缩时,其内容物可同时向上、向下两个方向运动,但是一般情况下,大肠整体运动趋势是向肛门方向,故向下运动要远远大于向上运动,使粪便得以向肛门移动。散步和进食均可刺激分节推进运动的产生和增强,而睡眠可使分节推进运动减弱或消失。

3.多袋推进运动

多袋推进运动是分节推动运动的增强。在一段结肠同时发生多个结肠袋协同收缩,将肠内容物推移到下段肠腔内,接受推移内容物的肠段也可同样方式进行收缩,即为多袋推进运动。这种运动可使肠内容物向前进行更长距离的推移。

4.蠕动

蠕动是消化道管壁的顺序舒张与收缩而完成的一种向前推进的波形运动,由大肠的纵行肌和环行肌协调、连续性收缩而形成。肠腔内容物后方肌肉收缩,前方肌肉舒张,形成蠕动波,将肠内容物缓慢向前推进。蠕动常从肝曲开始,正常人的结肠内容物向肛门端推进的速度平均为 8 cm/h,进食后可增至 10 cm/h。

5.集团运动

集团运动是起自横结肠,由胃肠反射引起的行进速度快、推进距离长、收缩强烈的运动,每天发生 3～4 次。这类运动通常见于进食后,因胃充盈引发胃肠反射。当谈论、联想食物或者排便相关事情时,也会引发。集团运动可使肠内容物迅速进入乙状结肠和直肠,从而引起排便感。纤维素可以促进集团运动,从而使大便顺利、通畅,膳食中适量的纤维素有助于大肠正常运动。此外,睡眠时集团运动消失,因此,长期卧床患者易出现便秘。

(三)肠道的菌群及气体

1.肠道菌群

健康人的胃肠道内寄居着种类繁多的微生物,这些微生物称为肠道菌群。在人类胃肠道内的细菌可构成一个巨大而复杂的生态系统,一个人的结肠内就有 400 个以上的菌种。大肠内的细菌主要来自空气和食物,并由口腔入胃,最后到达大肠。大肠内的酸碱度和温度等环境因素对一般细菌的繁殖极为适宜,所以细菌得以在这里大量繁殖。

粪便中的细菌占其固体总量的 20%～30%,结肠内每克内容物含细菌数为 10^9～10^{11}。大肠内细菌种类很多,能合成多种人体生长发育必需的维生素,还能利用蛋白质残渣合成必需氨基酸,并参与糖类和蛋白质的代谢,同时还能促进铁、镁、锌等矿物元素的吸收,属于益生菌。

但肠道菌群并非全都是益生菌。大肠中有些细菌所含的酶能使植物纤维和糖类分解或发酵,产生乳酸、醋酸、一氧化碳、沼气等;有些细菌能使脂肪分解成脂肪酸、甘油和胆碱等;有些细菌能使蛋白质分解成氨基酸、肽、氨、硫化氢、组胺和吲哚等。细菌分解蛋白质又称腐败作用,其产物有毒性,可能引起机体中毒。

2.肠道气体

正常情况下,结肠内气体约 100 mL,其中氮气占 60%,二氧化碳占 10%,甲烷占 25%,硫化氢占 5%,还有少量氧气。这些气体 60%～70%是经口吞入的空气,其余部分是肠道细菌发酵产物。正常成人每天一共有约 1 000 mL 的气体排出肛门。

肠内适量气体的存在可使结肠轻度膨胀,促进蠕动。肠内气体越多肠的活动越多,腹内有微细肠鸣音。肠内气体向上可由食管排出,向下由肛门排出,或在肠内被吸收到血液循环中。高空作业的人肠内气体体积增大,高于海平面 4 000 m

时,肠内气体膨胀率超过气体排出和吸收率,此时人经常感到腹胀;超过海平面9 000 m时,人体内肠内气体体积可增加 4 倍。

(四)排便

1.定义

排便是由人体内部错综复杂的各种反射活动协调动作的结果,包括随意和不随意的活动。排便是一种既协调又准确的生理反射功能。

2.排便反射

排便反射弧包括感受器、传入神经、神经中枢、传出神经和效应器。平时粪便贮存于乙状结肠内,直肠内无粪便。当结肠出现蠕动时,粪便下行至直肠,使直肠扩张,刺激感受器而引发便意。如粪便稠度正常,肛门节制功能和本体感受作用、反射功能正常时,排便活动先由胃结肠反射引起,或由习惯,如起床时、食物通过幽门等引起。粪便进入直肠,使直肠扩张,刺激直肠下部肠壁内和肛管直肠连接处的感受器,感觉会阴深处或骶尾部沉重,引起冲动,产生排便感。

3.便秘

排便次数因人而异,一般每天排便 1 次。健康人群中,有些人会在每餐后排便1 次,也有的人每周排便 1 次,且都不感到排便困难,排便后都有舒适和愉快的感觉。因此,不能只按排便次数多少确定便秘,应按个人排便习惯来确定。

4.肛门失禁

粪便节制作用有两种:①储存器节制作用,或称结肠节制。②肛门括约肌节制作用。

结肠节制不依赖于肛门括约肌作用。左侧结肠能蓄积一定量的粪便,如超过某一数量时,可刺激结肠,使粪便进入直肠。括约肌节制作用即是肛门括约肌抵抗结肠蠕动向前推进力的作用。肛门括约肌收缩力必须胜过结肠推进力量,才有节制作用,否则会出现肛门失禁现象。当结肠切除后,回肠与直肠吻合,此时肛门括约肌虽然完整,但因上方推进力太大、节制作用不良,可有肛门失禁现象。

直肠与肛门内括约肌之间、直肠与肛门外括约肌之间都有神经反射作用存在。肛门括约肌随意收缩,对结肠收缩无直接作用。肛门外括约肌反射与大脑皮质有密切联系。脊髓损伤患者的肛门外括约肌收缩力可以保留 40%～80%,但稀粪不能节制,干粪则有便秘。排便时肛门张开,并不是肛门外括约肌失去紧张力的真正松弛,而是由于上方向下的推进力,使有紧张力的肌纤维扩张,同时再加以肛门内括约肌反射功能的作用而致。如肛门外括约肌无紧张力,即可发生肛门失禁。因此排便也是一种抵抗肛门外括约肌紧张力的作用力。

肛肠手术如需保持完好的节制作用,必须保留齿状线以上 4～7 cm 的一段直肠。因为此区域内的本体感觉感受器可引起肛门内、外括约肌反射功能的作用。如将这一段直肠切除,手术后可发生肛门失禁,必须等结肠节制功能形成后,肛门失禁才可好转。术中如只保留肛门外括约肌及其运动神经,不能保证节制作用。

肛管和直肠连接形成的角度有时比直角还小,因此直肠内存积粪便不达到相当数量,不能压迫齿状线,引起排便反射。肛提肌的耻骨直肠部常向上向前牵拉肠管上部,以增加肛管和直肠所形成的角度。如手术时在肛门后方切开过深或因其他原因改变这一角度,使直肠与肛管成一垂直管状,破坏了直肠的容器作用,亦可造成肛门失禁。

第二章

肛肠疾病的病因与病理

第一节 中医病因病机

一、阴阳失调、脏腑本虚是发病的内因

人们所处的客观世界,本来就是一个整体,存在着依存制约、平衡协调的统一关系。中医学用阴阳学说来概括人体的生理功能和病理变化。在正常情况下"阴平阳秘,精神乃治""五脏安和"。

先贤在长期医疗实践中发现,肛肠疾病的发生与阴阳失调、脏腑本虚有着重要的关系。肛肠疾病虽生于局部,然而疾病的进展却与脏腑的功能密切相关,脏腑本虚包涵了禀赋不足、后天失调、气血亏虚、阴阳失调等诸多因素。

(一)禀赋不足

1.先天不足

胎儿在孕育期间,母亲营养不良,早产或先天发育不全,致胎儿出生后先天不足,脏腑虚弱,或脏腑器官畸形而为病,如先天性肛门闭锁畸形、先天性直肠阴道瘘等;或由于先天不足,易发下利、脱肛等病。

2.遗传发病

早在400多年前,古人对遗传因素影响痔的形成就已有认识,临床可见父子、母女同患痔者;某些大肠肿瘤,如家族性息肉病更能说明具有遗传性。

(二)后天失调

1.劳倦内伤

正常的劳动和体育锻炼有利于气血通畅,增强体质。但长时间过劳,包括劳力过度、劳神过度、房劳过度等就会成为致病因素而使人发病。

(1)劳力过度:劳力过度则伤气,久之则气少力衰,神疲消瘦。直肠肛门位于躯干下部,其经脉回流易于受阻,如长期负重远行,或久站、久坐、久蹲等,皆可出现气滞血瘀或中气下陷,久之则筋脉横解为痔或直肠脱出等。

(2)劳神过度:心主神志,脾在志为思,劳神过度易耗伤心血,损伤脾气,气虚则血行不畅,日久则表现出气滞血瘀或气虚不摄的病理变化,容易形成痔等肛肠病变。

(3)房劳过度:肾藏精,主封藏,肾精不宜过度耗泄,若房事过频则易伤肾精,肾精不能化生阴阳,致肾之阴阳不足,表现为腰膝酸软、眩晕耳鸣、性功能减退,还可出现便秘或泄泻等胃肠道症状。

2.七情过度

七情是指喜、怒、忧、思、悲、恐、惊7种情志变化,是机体正常的精神状态。正常情况下七情一般不会致病,只有突然强烈或长期持久的情志刺激,超越了人体本身的可调节范围,使人体气机紊乱,脏腑阴阳失调,才会发病。

(1)喜伤心:心气虚则无力推动血行,气血运行不畅,气滞血瘀,筋脉交错而成痔;心主神明,为五脏六腑之大主,神明失养,则五脏不安,产生脏腑功能失调之症候,如脑功能紊乱、过敏性结肠炎等。

(2)怒伤肝:肝失调达,化火伤阴,阴虚内热则便秘;火伤脉络,迫血妄行则便血;肝气郁结,横逆犯脾则泄泻;肝疏泄失常,气血不和,筋脉失养,则魄门挛缩,排便不利等。

(3)思伤脾:脾运化失职,一是气血生化之源不足,可致津枯肠燥而便秘,二是运化失常,影响到大肠的传导及变化,常出现泄泻或完谷不化,并可继发其他肛肠疾病。若脾气亏虚、中气下陷,则可出现脱肛等病症;若脾不统血,血溢于脉外则便血。

(4)悲忧伤肺:肺与大肠相表里,肺失清肃,津液不能下达润滑肠腔,或肺气虚弱,大肠传导乏力,可出现便秘。如肺阴亏损,虚热灼液成痰,痰热蕴于肛门或肠腑,则可出现肛门大肠肿瘤或肛痈等。

(5)恐惊伤肾:肾虚不司大便,或肾阳不能温煦脾阳,脾虚失运,均可致慢性泄泻,甚则魄门失约,导致大便失禁、黏膜脱垂。

(三)气血亏虚

气血是维持人体生命活动的物质基础,在人体脏腑功能活动中起着重要作用。气血的产生及发挥作用须依赖脏腑正常的功能活动,而脏腑正常生理功能的维持,须靠气的推动、血的濡养。如果先天禀赋不足、体质虚弱,或因饮食失调、生化之源不足,或因劳倦过度、耗伤正气,或因年老体弱、气血虚衰,或因久病重病、慢性消耗,或因各种原因所致急、慢性出血等均可导致气血不足,气血不足会导致脏腑功能的减退,引起早衰的症状。

气虚即脏腑功能衰退,抗病能力差,表现为畏寒肢冷、自汗、头晕耳鸣、精神萎靡、疲倦无力、心悸气短、发育迟缓。

血虚则面色无华萎黄、皮肤干燥、毛发枯萎、指甲干裂、视物昏花、手足麻木、失眠多梦、健忘心悸、精神恍惚,使脏腑功能活动失常,导致脏腑本虚而发病。气不摄血,则可见便血,气虚无力鼓动血行,可致魄门筋脉瘀滞,扩张而成痔疾;也可使大肠传导乏力而便秘;气虚下陷则可出现肛门坠胀、脱肛等。

(四)阴阳失调

阴阳失调是机体在各种致病因素的作用下,引起阴阳消长,失去相对平衡所出现的病理变化,同时也是脏腑、经络、气血等相互关系失调的病理概括。疾病的产生及证候虽复杂,但总不外阴阳两大类别。在肛肠疾病的发生及演变过程中,可出现阴虚阳亢或阳虚阴盛等阴阳失调之征。

总之,肛肠疾病的产生,最根本的原因是脏腑本虚、阴阳失调,而任何能使脏腑亏虚、功能失调之病因,均能诱发肛肠疾病的产生。因此,在临床上诊断和治疗肛肠疾病时,要考虑到脏腑虚损的本质。

二、饮食不节、邪之作用等是发病之外因

(一)饮食不节

正常的饮食是机体摄取营养物质的主要保证。若饮食不节、饥饱失常、饮食偏嗜或饮食不洁,均可导致脾胃损伤、气血乏源、脏腑失养、功能失调而发病。

1.饥饱失常

过饥或素有脾胃虚弱之人纳食减少,以致机体气血生化之源不足,久之则出现气血亏虚,从而可导致腹泻、脱肛、痔等肛肠疾病。过饱即饮食过量,超越了机体的需求能力,经常暴饮暴食易使胃肠积滞,气机不利。

2.饮食偏嗜

正常的饮食应适当调配,若任其偏嗜,则易引起部分营养物质缺乏,导致机体阴阳的偏盛偏衰,从而发生疾病。

(1)若恣食生冷,则易损伤脾阳,而致寒湿内生,出现腹痛、腹泻等症。

(2)若过食醇酒肥甘,以致湿热内生,下迫大肠肛门,致使气血瘀滞或壅遏不通,日久可出现大便下血、肛周脓肿等。

（3）若偏嗜辛辣刺激性食物,可致燥火结于胃肠,灼津伤液,粪便干结,或形成肛裂。

3.饮食不洁

饮食污秽腐败或误食毒物等,以致浊秽虫毒直接伤于胃肠,引起多种胃肠道疾病,出现腹痛、吐泻、痢疾等;或引起寄生虫病,如蛔虫病、蛲虫病等。

（二）风、燥、湿、热合而致病

风、寒、暑、湿、燥、火六淫之气皆与肛肠疾病有关,但尤以风、燥、湿、热四邪更为密切,古人对此论述较多。

1.风

风者善行而数变,风为阳邪,其性开泄,易伤阴液。风邪内客肠道,则可致肠风下血,其色鲜红,点滴而下或呈喷射状,且时发时止;风邪浸淫肛周肌肤,导致营卫不和,则可出现肛门瘙痒;风邪伤肺,可使肺气宣肃功能失常,出现咳嗽气喘,继而可产生脱肛、排便异常;风伤中焦则可出现腹泻下利。

2.寒

寒为冬季的主气,寒为阴邪,易伤阳气,阳气受损,失去正常的温煦作用,则可出现功能减退的寒证。若寒邪直中脾胃,脾胃受损,就有脘腹冷痛、呕吐、腹泻的反应;若脾胃阳虚,功能衰退,温运无力,则可出现下利清谷、滑脱不禁、脱肛等病症;寒性凝滞,若阳虚而阴寒偏盛,则可使气血涩而不行,产生疼痛症状。

3.湿

湿有内、外之分,外湿多因久居潮湿之地,内湿多因饮食不节,损伤脾胃,运化失司所致。湿性重浊,常先伤于下,故肛门疾病中,因湿而发病者较多。湿与热结,蕴于肛门,经络阻塞,气血凝滞,热胜肉腐,易形成肛周脓肿。湿热注于大肠,气血凝滞,易发为直肠息肉,本有痔者,复感湿热之邪,可引起痔核肿痛。

4.燥

燥为深秋之气,以其天气不断敛肃,空气中缺乏水分的濡润,以致出现秋凉而劲急干燥的气候。燥有外燥、内燥之分,导致肛门直肠疾病者多为内燥。常因饮食不节、恣饮醇酒、过食辛辣等导致燥热内结,耗伤津液,津液亏乏,无以下润大肠,则大便干结;或素有血虚,血虚津乏,肠道失于濡润,而致大便干燥,临厕努责,常使肛门裂伤或擦伤痔核而致便血等。

三、局部损伤

肛肠疾病常见的外伤致病因素有排便损伤、外力伤害等。便秘患者由于粪便干硬,排出困难,加之强力努挣而致肛门破损;异物致损者多因误食坚硬锋锐之物,排便时异物随之下行损伤肛门;外力伤害者可因跌仆、坠堕、刀刃等使肛门破损;妇女妊娠分娩亦可损伤肛门。

四、季节及气候的影响

春季多风,秋季多燥,风燥之邪外袭肌表,可诱发或加重某些肛肠疾病。长夏多湿,可致肠炎、痢疾等病,形体丰腴多湿之人在长夏气候炎热、潮湿之际,肛门都常潮湿不清,甚或瘙痒等。可见气候和季节的变化对肛肠疾病亦有一定影响。

第二节　西医病因病理

一、病因

肛肠疾病的病因尚未完全阐明,目前认为其是由多种因素造成的,归纳起来可分为内因和外因。

(一)内因

1.解剖因素

肛门直肠部有大量特殊性结构,如肛窦、肛腺、肛乳头、直肠瓣和特殊的血管构造。直肠静脉中缺少静脉瓣,血液易于淤积。门静脉系和腔静脉系在直肠下端有许多静脉丛和吻合支,静脉壁薄弱,对压力的抵抗力减低,直肠黏膜下组织疏松,有利于静脉扩大曲张,容易形成痔。

2.生理因素

结肠、直肠为运送食物残渣、存留粪便的主要器官,而食物经体内分解吸收后,残渣中常带有大量有害物质,长期滞留在结肠、直肠中,可诱发肿瘤。

3.遗传因素

因遗传基因的缺陷,可产生多发性肠息肉、波伊茨-耶格综合征等遗传性肛肠疾病。

4.胚胎发育异常因素

肛门直肠部是人体在胚胎发育过程中内胚层与外胚层相互融合而成。如发育过程出现异常,可在肛门直肠部发生许多先天性肛肠疾病,如先天性肛门闭锁、先天性直肠阴道(尿道)瘘、先天性巨结肠等。

(二)外因

1.不良的排便习惯

如厕时下蹲位看书、看报,造成下蹲和排便时间延长,容易导致肛门直肠内瘀血而诱发疾病。如厕时吸烟能缓冲大脑的排便反射,极容易造成便秘。排便时有一些人不管排便感受是否强烈,盲目不停地猛力努挣,使直肠肛门和盆底肌肉增加不必要的负担与局部淤血,导致疾病发生和发展。

2.排便异常

腹泻和便秘均是肛肠疾病的重要发病因素。便秘是最大的祸根,直肠内长期滞留有毒物质不仅可诱发直肠癌,且粪便堆积会影响血液循环。便秘会使人用力解出干燥粪块,导致肛门承受较大压力,产生淤血、胀肿、裂口等一系列病理改变。腹泻常是结肠疾病的临床表现,腹泻会使肛门局部感染机会增多,产生肛窦炎、炎性外痔、肛周脓肿等疾病。

3.饮食因素

日常生活中,饮食规律或饮食品种难免发生改变,如食物质量的精粗,蔬菜种类的改变与量的增减,蛋白质、脂肪、淀粉、纤维素等含量的多少,水分摄入情况等,都能直接影响粪便成分,引起肛门直肠疾病。长期饮酒或喜食辛辣食品的人,因酒和辛辣食品可刺激消化道黏膜,造成血管扩张和结肠功能紊乱,从而使肛肠疾病的发病率明显上升。全国普查资料说明,喜食辛辣者肛肠疾病发病率为 61.6%,喜饮酒者肛肠疾病发病率为 64.6%,均明显高于总的发病率。

4.职业性因素

部分职业使人会长期站立或久坐。人在保持直立或静坐姿势时,肛门直肠居人体下部,静脉回流不畅,从而引发肛肠疾病。

5.慢性疾病

慢性疾病患者通常长期营养不良,体质虚弱,可引起肛门括约肌松弛无力。长期患慢性支气管炎、肺气肿的患者,由咳喘造成腹压上升,使盆腔淤血,引发肛肠疾病。慢性肝炎、肝硬化、腹泻、结肠炎等均是肛肠疾病发生的诱因。

二、常见病理改变

(一)发育畸形

1.肠憩室

(1)梅克尔憩室:消化道最常见的一种先天性畸形,是卵黄管未完全闭锁的结果,好发于小肠,尤以距回盲瓣 100 cm 之内的回肠为多见,结肠和阑尾则少见。本病儿童多见,亦可见于成人,男性多于女性,其比例约为 3∶1。患者多无症状,4% 病例可出现肠套叠、憩室炎或肠出血等。

(2)假憩室:病因尚不清楚,多因肠壁环行肌有薄弱处(如系膜脉管和神经进入处),慢性便秘导致肠腔内压持续性升高,年龄增长和肥胖引起的组织变性,导致肠壁黏膜和黏膜肌层呈憩室状突出而发生,多见于肠壁的系膜侧。假憩室壁通常只含有所在部位的黏膜、黏膜肌层及黏膜下层。

2.异位组织

(1)异位胰腺组织:即肠壁内存在的灶性的胰腺组织,可见于胃、十二指肠,其次是空肠、梅克尔憩室、回肠。其组织学结构可有两种,一种是以胰腺腺泡和导管组成的小叶为主要成分,且含有正常胰岛组织;另一种是由胰腺导管和平滑肌组织构成。后者少见。

异位胰腺组织可发生各种病变,如急性或慢性胰腺炎、胰腺囊肿、胰腺癌和胰岛细胞瘤等。

(2)子宫内膜异位:子宫内膜异位可发生于小肠和阑尾,也可见于肛管、直肠和乙状结肠。

3.巨结肠

(1)先天性巨结肠:是一种比较常见的先天性消化道畸形,从新生儿直至老年均可发生,但以新生儿和幼儿为多见。先天性巨结肠是由于结肠位于黏膜下的神经丛(Meissner 神经丛)和位于肌层的神经丛(Auerbach 神经丛)缺少神经节细胞所致。由于部分肠段发生痉挛,肠蠕动消失,导致肠内容物积聚,肠腔发生代偿性扩张和肠壁肥厚而形成巨结肠。

在大多数病例中,无神经节细胞的肠段是直肠或乙状结肠,少数病例累及全结肠乃至回肠末端 20 cm。近端肠管明显扩张,肠壁各层明显增厚如皮革状,结肠袋不明显,袋形也消失,浆膜变厚而粗糙。以常见型为例,右半结肠极度扩张,肠壁变薄,肠腔内积粪,形成粪石,扩张肠段的黏膜可因长期受压而发生炎症和溃疡。

在狭窄痉挛的肠段内,壁内 Auerbach 和 Meissner 神经丛神经节细胞完全消失或数量大减,神经节细胞较正常者小,且有空泡变性,神经纤维由于胶原化而增粗,施万细胞数目增加,根据无神经节细胞的范围(即长度)分为超短段型、短段型、常见型、长段型、全结肠型和全肠型 6 型。

(2)后天性巨结肠:是由于炎性病变或肿瘤引起的肠腔狭窄,肠壁的神经分布正常,肠腔扩张程度很轻。

(二)炎症

1.克罗恩病

本病病因不明,病变常为复发性肉芽肿,属全身性疾病,有时可伴有关节炎、葡萄膜炎、结节性红斑、胆石和其他肠道以外的病变。80%的病例累及回肠,常同时累及结肠。典型的好发部位是距回盲瓣 15～25 cm 的末端回肠,偶见病变仅累及结肠而不累及回肠者。消化道的其他部位如食管、胃、十二指肠等也可累及。临床上患者常有腹痛、体重减轻、腹泻、呕吐、恶心、发热、大便带血、食欲差、便秘等。

病变的肠段界限清晰,有时多个病变肠段间有正常肠段,形成跳跃式病变。急、慢性期的肠道病变形态有不同。

(1)急性期:急性期属早期病变,肠道表现为红肿,肠壁增厚,浆膜面有纤维性炎性渗出物,肠系膜对侧的肠黏膜面有浅表溃疡形成。

(2)慢性期:病变的肠段肠壁增厚而变硬,呈管状或圆柱状,浆膜面呈颗粒状,色暗淡。增生的脂肪组织常覆盖于肠的表面。剖开肠壁见肠各层增厚,尤以黏膜下层为著,呈灰白色。肠壁黏膜可有溃疡形成,其间黏膜常增生肥厚,呈块状突起,硬如石子,或呈息肉状。肠腔明显狭窄,甚至阻塞。肠系膜也增厚。近端的肠腔常发生扩张。

本病镜下所见病变早期主要表现为黏膜水肿和肉芽肿形成,呈鹅卵石样改变,有巨噬细胞和异物巨细胞,并伴有血管和淋巴管扩张,黏膜上皮杯状细胞轻度增生及黏膜裂缝状溃疡形成。病变后期则以慢性炎细胞浸润和纤维化为主要特征,多发于黏膜下层和浆膜下。

2.溃疡性结肠炎

本病病因不明,以肠黏膜广泛急性和慢性炎症伴溃疡形成为特点,为全身性疾病,部分病例可伴游走性多关节炎、关节和连性脊椎炎、葡萄膜炎、肝非特异性炎症和各种皮肤病变。本病好发于女性,青年和老年人都可患此病。

(1)肉眼观所见。早、晚期肠道病变肉眼观所见有所不同,可分为急性期和慢性期。①急性期(活动期):黏膜面形成许多呈深紫红色的出血点,部分病例尚伴有化脓形成的隐窝脓肿,黏膜呈颗粒状,伴周围出血、糜烂和溃疡。此脓肿可随病变的加剧而增大,并扩展至黏膜下层,少数严重病例可穿透肌层或浆膜层而形成结肠周围脓肿。②慢性期:长期反复发作的病例病变可新老不一,出现节段性分布的急性炎性溃疡。至病变晚期,肠壁明显增厚、纤维化,肠腔狭窄,黏膜有息肉形成。

（2）镜下所见：溃疡性结肠炎是一种非特异性炎症，病变早期以隐窝脓肿为特征，可有中性粒细胞浸润。如脓肿互相融合并向表面溃破则形成溃疡。慢性期病变可累及肠壁深层，以单核细胞浸润为主。溃疡边缘上皮可发生腺体增生和异型增生，后者可能是发生癌变的基础。

3.肠结核

肠结核好发于淋巴组织丰富的回盲部，占全部病例的85%，很少局限于小肠或结肠。根据肠结核病变的不同可分为以下类型。

（1）增生型：肠壁局限性或弥散性增厚，黏膜面形成弥散性分布的小息肉，肠腔狭窄或梗阻。镜下主要特征为结核性肉芽肿伴有干酪样坏死。

（2）溃疡型：较多见，溃疡常呈多发性，形态不规则，边缘不齐如鼠咬状，溃疡的长轴与肠的长轴相垂直，此系病灶沿带状分布的淋巴管方向扩展所致；病灶若累及深部，可致肠的浆膜面形成粟粒状小结节。

4.肠血吸虫病

此病的肠道病变常由血吸虫虫卵引起，病变部位常见于回肠末段、结肠、直肠等。在结肠中，以盲肠、乙状结肠和降结肠病变为著。

（1）早期病变：主要累及肠固有膜和黏膜下层，表现为局部黏膜充血水肿、点状出血和浅表小溃疡形成。在镜下可见灶内有大量嗜酸性粒细胞浸润，并可形成嗜酸性脓肿，重者局部组织坏死严重，且伴有大量中性粒细胞浸润，表面黏膜上皮破溃而形成溃疡。有时可见到黏膜固有层内有新鲜而成堆的虫卵沉积或由上皮样细胞及多核巨细胞组成的假结核结节。

（2）晚期病变：肠壁明显增厚，黏膜可增生呈颗粒状，粗糙不平，甚至形成息肉，或黏膜萎缩，皱襞消失。在增生和萎缩的肠黏膜间夹有浅灰色的小溃疡。切面可见肠壁内有黄色质硬的小结节，此系钙化虫卵集结处。有时肠道可有局部肿块形成，通常由增生的纤维细胞、黏膜上皮、沉积的虫卵所组成，可被误认为肿瘤。

镜下可见病变深处沉积的虫卵部分钙化或全部钙化，以黏膜下层为最多。由于虫卵的不断沉积，黏膜部分腺体被破坏而发生萎缩，表面上皮破溃则形成浅溃疡。因受慢性刺激，部分腺体发生息肉状增生，含有虫卵的息肉则称为虫卵性息肉。少数病例可形成管状或绒毛状腺瘤。

(三)良性肿瘤及肿瘤样病变

1.良性上皮性肿瘤

根据组织学观察及生物学行为特点,结肠黏膜表面上皮和腺体增生而突出黏膜者大致可分为两大类:一类为新生物,称为腺瘤;另一类为非新生物,仍以息肉称之。

(1)腺瘤:腺瘤可发生于整个胃肠道,以直肠和乙状结肠为最多见,小肠少见。腺瘤可单发或多发,单发性腺瘤按其形态可分为管状、绒毛状及管状绒毛状腺瘤,以管状绒毛状腺瘤多见,其次为管状腺瘤、绒毛状腺瘤。

(2)多发性腺瘤与腺瘤病:本病为结肠黏膜上存在着数目众多的腺瘤,这些腺瘤通常是管状腺瘤,但也可见绒毛或管状绒毛状腺瘤。两者的区别是前者一般不超过60个,而后者往往为1 000个左右。根据世界卫生组织大肠肿瘤组织学分类标准,少于100个的称多发性腺瘤,而多于100个的则称为腺瘤病。

家族性腺瘤性息肉病是一种常染色体显性遗传性疾病,在同一家族中约有半数的子代可发病。患者结肠和直肠黏膜有弥漫分布的多发性腺瘤,其数目常达数百直至上千个,一般左半结肠多见,直肠则最少见,有时可扩展到十二指肠和胃。腺瘤大小不等,小者直径仅数毫米,大者可达数厘米,多呈结节状,有蒂,或基底较宽。

镜下可见大部分腺瘤的组织形态同一般的管状腺瘤,少数则似绒毛状腺瘤,两者表面上皮均可有不同程度的不典型增生或癌变。同时由于大部分腺瘤常有不典型增生,因而极易发生癌变。

(3)幼年性息肉和幼年性息肉病:幼年性息肉多数有蒂,多呈圆形或卵圆形,表面光滑,或呈颗粒状,或有糜烂和渗出物覆盖。切面有大小不等的囊腔,内含黏液。在镜下可见息肉表面部分仍为结肠黏膜上皮所覆盖,部分则为肉芽组织所代替。腺上皮通常呈高柱状、立方形或扁平状。部分腺腔扩大,腔内充满黏液;部分腺管可发生破裂,黏液溢入固有层而引起异物巨细胞反应。腺管上皮一般无不典型增生。息肉蒂部表面仍覆正常结肠或直肠黏膜,中心则为纤维结缔组织,内有扩张的小动脉、静脉或毛细血管。

(4)波伊茨-耶格综合征:是一种较少见的家族性遗传性疾病。有学者曾先后将此病归纳为3个特点:①胃肠道息肉病;②黏膜色素沉着;③具有孟德尔显性遗传特征,国内已有不少报道。

(5)炎性息肉和假性息肉病:①炎性息肉为肠道长期慢性炎症引起,常见于溃疡性结肠炎、克罗恩病、肠结核等。炎性息肉通常体积较小,直径约0.5 cm,外形较细长,有蒂,偶尔体积较大,直径大至 4 cm,且底较宽。②假性息肉病又称多发性息肉样病变,可见于小肠和大肠的慢性炎症,如慢性痢疾、克罗恩病、溃疡性结肠炎等。肉眼观见息肉呈两种形态,一种呈细手指样突起,可有分支或搭桥,呈灶性或弥漫性分布;另一种则是结节状团块,底较宽,孤立存在或互相融合,偶可形成巨大块物,多见于回肠。镜下见前者通常由肉芽组织和覆盖再生的上皮所组成,黏膜和黏膜肌层常伴有程度不等的炎症;后者主要由黏膜及黏膜肌层组成,黏膜下层重度水肿伴淋巴管扩张。

2.非上皮性肿瘤

血管源性肿瘤可见于各段肠道,单个或多发,可引起出血或肠阻塞。组织学类型可分为毛细血管型、海绵状和淋巴血管型。结肠和直肠的血管瘤可引起出血,偶尔可因大出血而危及生命。

(四)恶性肿瘤

肠道的恶性肿瘤多起源于上皮,尤以腺癌最为多见,其次是类癌,而鳞状细胞癌则在肛管为常见。

1.腺癌

腺癌好发于大肠,其中 65% 的病例发生于直肠和乙状结肠,其次为盲肠,其余部位发生机会大致相等。

在镜下根据腺癌的病变发展过程可分为原位癌、早期浸润癌和浸润癌。

(1)原位癌:指癌变组织仅限于上皮基底膜内者。镜下示上皮或腺上皮细胞不典型增生,核异型、核深染、核分裂象多见,无分泌功能。本型常发生于肠黏膜的浅表部分、腺瘤顶部或深部腺体。

(2)早期浸润癌:亦称黏膜内癌,腺体增生呈不规则形,与邻近腺体合并或共壁,癌细胞突破基底膜,在固有层内出现微小的癌细胞浸润灶,一般累及或破坏黏膜肌层。

(3)浸润癌:最多见,癌肿突破黏膜肌层或进入黏膜下层。由于该处组织疏松,富有血管和淋巴管,故易发生肿瘤的扩散。

2.鳞状细胞癌

本病多发生于肛管,偶发生于直肠。发生于肛管的鳞状细胞癌由于其起源组织的不同,癌的成分和癌的分化程度也不同。肛管近端即齿状线以上部分由泄殖腔演化而来,故其癌肿呈现多样化,有时可伴有移行细胞癌、黏液表皮样癌。鳞状细胞癌以低分化、无角化和间桥的类型为多见。腺鳞癌十分少见,故诊断时必须以见到细胞间桥和角化细胞为依据。

3.类癌

本病亦称嗜银细胞癌,阑尾最常见,但也可见于小肠、结肠和直肠。

类癌体积较小,一般直径<1.5 cm,最大不超过3.5 cm。瘤体位于黏膜上皮之下,在黏膜深部及黏膜下层,可向肠腔突出,其表面覆盖薄层黏膜,有时表面可有溃疡形成。如累及浆膜层,则常引起纤维增生、粘连和收缩,可导致肠阻塞。

类癌细胞分化可由典型分化良好的直到分化低的小细胞性类癌。典型的类癌细胞呈现多边形,胞质中等,核圆而染色不深,细胞大小、形状、染色均匀一致,有时呈卵圆形,少数呈柱形或短梭形。类癌的恶性程度取决于生物学行为,除非是低分化类癌。肿瘤直径<1 cm者较少转移,直径>2 cm者几乎都有转移,但分化良好者即使有转移,也能存活数年。

4.非上皮性恶性肿瘤

非上皮性来源的恶性肿瘤以平滑肌肉瘤为最多见。平滑肌肉瘤可发生于空肠、回肠、十二指肠,也可见于大肠。肿瘤可向肠壁外突出,或向肠腔内生长,大小不等,质软,常伴坏死。镜下诊断依据有以下几点:①每10个高倍镜视野下见有5个以上核分裂;②细胞异型;③细胞坏死。如核分裂少于5个而后两者存在,也足以诊断为恶性。

第三章

肛肠疾病的检查方法

第一节 局部检查

一、检查体位

肛肠专科的检查,为了能充分暴露病变位置,便于观察病情,临床上常采用特殊的体位,同时应根据患者的病情、身体状况再选择最合适的体位。肛肠专科检查的常用体位如下。

(一)侧卧位

患者侧卧,两腿屈起靠近腹部,小腿稍伸直(图 3-1)。左侧、右侧均可,一般取右侧卧位。侧卧位是检查肛门直肠疾病及治疗时最常采用的体位。侧卧位较舒适,体弱者或者需要较长时间操作时可以采用。此外,侧卧位主要适用于内痔注射、切开浅部脓肿、不能起床、疼痛、关节活动障碍、心脏病患者。

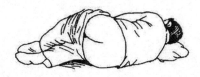

图 3-1　侧卧位

(二)膝胸位

患者俯卧,双膝屈起 90°跪伏床上,胸部着床,臀部抬高,头偏向一侧,两上肢沿床面前伸,使双膝、胸部与臀部形成一个三角形,而以前两者为支撑点(图 3-2)。这时脊柱与床呈 45°角,是乙状结肠镜检查的常用体位,对身材矮小、肥胖患者最为适合。但此种体位舒适度差,患者难以耐受长时间检查,对病重或年老体弱者不很适用。

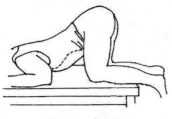

图 3-2 膝胸位

(三)截石位

截石位又称膀胱截石位,患者仰卧,两腿放在腿架上,将臀部移至手术台边缘(图 3-3)。加强截石位是患者仰卧在床上,两大腿分开向腹部侧屈,使双膝尽量靠腹壁,两侧小腿下段近于踝关节的稍上方放在腿架上,臀部靠近床边。对于肥胖患者,因侧位不易暴露其肛门,因此常采用此种体位。但此体位上、下手术台费时,如做示教手术,观察空间亦较小,又因患者两腿抬高,助手活动不便。

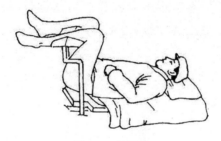

图 3-3 截石位

(四)倒置位

倒置位又称颠倒位或折刀式,患者俯卧,两臂舒适地放于头前,两膝跪于床端,臀部高起,头部稍低(图 3-4)。这种体位在施行肛门直肠手术时,可以减少因静脉充血引起的出血或其他病理改变,利于暴露直肠下部,手术方便,可以避免肛门直肠内容物流出污染手术区,且术者操作方便,生殖器暴露少。此体位也适用于直肠窥器和乙状结肠镜检查。

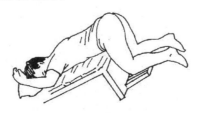

图 3-4 倒置位

(五)蹲位

患者下蹲,用力努挣,增加腹压(图 3-5)。此种姿势可以用来检查低位直肠息肉、肛门乳头瘤、晚期内痔、静脉曲张性混合痔并有肛管外翻者、直肠脱垂等。

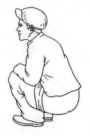

图 3-5　蹲位

(六)弯腰扶椅位

弯腰扶椅位又称站立躬身位,患者上身向前弯腰,双手扶椅子,髋关节呈 90°屈曲,头稍抬高,裤子下脱至肛门部暴露良好为度(图 3-6)。此体位不需特殊设备,简便易行,适用于人数多的检查,但暴露不够充分。

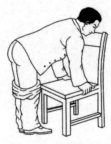

图 3-6　弯腰扶椅位

(七)屈膝仰卧位

患者仰卧在床上,两腿屈膝向腹侧弯曲,患者两手搬扶两腿关节(图 3-7)。此体位可增加腹压,使乙状结肠、直肠下降,一般只适用于肛门的检查。

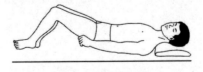

图 3-7　屈膝仰卧位

二、检查方法

肛门直肠疾病具有特殊性,病变往往只发生在局部,只在严重情况下才影响全身。因此,对局部的视诊、指诊、肛门镜检查等,是诊断和鉴别肛肠疾病的重要手段,是肛肠科医师必须掌握的技巧。

（一）视诊

检查时,嘱患者脱去外衣,解去腰带,侧卧位于检查床上,对好灯光。肠腔内病变检查之前,最好不灌肠或冲洗肛门,以免改变肛门直肠内的分泌物性状、数量、气味。

1.肛门的形态和位置

正常情况下,肛门应该在两个坐骨结节连线的中点,观察肛门有无位移或者变形。如肛肠术后,更应注意有无肛门的变形、肛门前移。小儿患者应注意观察有无先天性肛门闭锁或者先天性肛门直肠畸形。

2.肛周皮肤及肛毛

观察肛周皮肤的颜色、润燥、瘢痕、溃疡、脱屑、分泌物、肛毛的分布。肛门瘙痒症多可见肛周皮肤色白,有抓痕,分泌物增多;肛门术后者,可见手术瘢痕;有红肿及破溃者,应考虑肛周脓肿及肛瘘;肛管皮肤有裂痕、血迹,应考虑肛裂。

3.肛周肿物

应注意观察肿物的大小、形态、颜色、位置、有蒂无蒂等情况。与皮肤色同,形状不规则者,多为外痔;色红,椭圆形隆起者,可能是脱出的内痔;颜色暗红,伴坏死者,多为嵌顿痔;有蒂,色粉红或白,多是肛乳头瘤;小乳头状,集群分布,色灰白者,多为肛门尖锐湿疣。

4.肛周污物

查看肛门部有无血、脓、粪便和黏液,可判断疾病的性质。如内痔、肛裂常有血迹;肛瘘和肛周脓肿常有脓汁和波动的肿块;肛门失禁则见肛周内裤有粪便;直肠脱垂、内痔嵌顿常有黏液;肛门湿疹、肛管上皮缺损或肛门松弛多见肛门潮湿、渗液较多。

（二）指诊

1.步骤及注意事项

检查前嘱患者排空大便,选择适当体位后,医师右手戴消毒手套或示指戴指套,先触诊肛周病变,再行肛内指诊。肛内指诊前先在示指端涂少许润滑剂,示指与肛门平面呈45°,轻轻按摩肛缘,使肛门括约肌松弛,然后沿脐部方向将手指缓缓插入肛管。检查时,动作应轻柔、仔细,避免暴力操作造成肛门括约肌受刺激而产生痉挛、疼痛,既影响检查效果,又给患者带来痛苦。从下至上,左右前后各壁凡手指可及范围,均应触摸,以防遗漏。指诊完毕,应注意查看指套有无脓性分泌物或血迹,必要时取样做化验检查。

肛裂患者检查时,示指进入肛门内,则可感到肛门紧缩,若进一步将手指探入肛管,则可引起疼痛。此时一般不再深入肛管直肠指诊,如确切需要再进一步检查,应在麻醉下进行。

手指进入肛管后,在肛门两侧皮下可扪得肛门外括约肌皮下部,在此部位的上缘可扪得白线,是肛门肛门内、外括约肌交界的临床标志。指诊时可以了解到肛管皮肤有无硬结、齿状线处有无凹陷、肛门括约肌的紧张度,正常时肛管仅能伸入一成人示指,若肛门括约肌松弛,说明有肛门失禁,应查明原因。

再向上检查肛管直肠环,此环由肛管内括约肌及肛门外括约肌深、浅两部和耻骨直肠肌共同构成,呈环状,由于耻骨直肠肌在后方发达,故指诊时,在肛管后方易于触及。

到达直肠壶腹时,应呈环状扪诊。感受直肠黏膜下是否有颗粒状改变,直肠腔内是否狭窄及有无占位性病变,应注意占位与粪便嵌塞的区别。在男性可扪及前列腺及膀胱,检查前列腺时,应注意其大小、硬度、有无压痛及硬结、中央沟是否存在。正常前列腺外形如栗子,底向上而尖向下,底部横径约 4 cm,纵径 3 cm,前后径 2 cm,包绕于膀胱颈下方,触诊时应边界清楚、光滑无结节、无压痛。在女性可扪得子宫颈,有时可在直肠前壁触及质硬的子宫颈,要与病理性肿块区别。两侧可触及坐骨肛门窝、骨盆侧壁,其后方可扪及骶骨和尾骨,指诊可以触到瘘管走行方向、内口部位及肿块大小等。也可用双合诊法,即一指在直肠内,一指在肛门周围或阴道内,检查有无肿块、异物、阴道直肠瘘。

指诊的高度一般可达 8 cm 左右,也可因检查者手指的长短而异,麻醉下可达 10 cm。手指的感觉敏锐,活动灵活,可以在直肠黏膜、肛管皮肤区发现很小的结节,指套上带血迹、脓液,可以帮助早期发现直肠癌、肛裂、肛瘘、痔核等,是器械不可代替的检查方法。

2.可鉴别的疾病

通过指诊,可以初步鉴别以下肛肠疾病。

(1)直肠癌:在肠壁上可扪及高低不平的硬块,其表面可有溃疡,肠腔常伴有环状或半环状狭窄,指套有黏液,质稠味腥是其特点。

(2)内痔:位于直肠末端,有柔软的小隆起,于 3、7、11 点位明显,若行硬化剂注射后,可触及光滑的硬结。

(3)直肠息肉:可扪及质软而可推动的圆形肿块,常有蒂,指套上常染血迹。

低位息肉可被手指拉出肛外。

（4）直肠脱垂：在肛门内可触及柔软而松弛的直肠黏膜堆积在肠腔内，伴有肛门括约肌松弛。

（5）直肠间质瘤：在直肠内可触及光滑的肿物，表面无溃疡及出血，不活动，偶有压痛。直肠间质瘤生长速度较快，大便形状变细是突出症状。

（6）肛瘘：可扪及瘘管自肛缘向肛内潜行，呈条索状，肛门内齿状线处可触及瘢痕、凹陷，有压痛。

（7）肛周脓肿：骨盆直肠脓肿及直肠后间隙脓肿在直肠内可扪到压痛性肿块。其他间隙脓肿可用拇、示指作双指触诊检查，即示指在直肠内，拇指放在肛周皮肤上。拇、示两指触诊，可以发现坐骨直肠间隙脓肿。

第二节　全身检查

一、望诊

肛门直肠疾病虽然表现为局部病变，但与人体各个脏器密切相关。其中不少疾病有明显的全身变化，如长期便血可以引起贫血症状；肺部活动性结核可同时并有结核性肛瘘；糖尿病合并肛周感染等。所以对肛门直肠疾病的诊查，必须要重视局部和全身症状，综合分析之后下结论。

医师用望诊方法初步了解患者全身情况后的感性认识，往往可以帮助诊断，并为决定治疗方案、判断预后提供依据。如内痔便血的患者，常合并有面无血色，这就提示医师不仅要进行局部治疗，而且要采取全身治疗来改善贫血症状。肛门直肠肿瘤患者出现恶病质时，对判断肿瘤的病期、预后、决定治疗方法有很大帮助。如肛门局部外伤、肛周脓肿、内痔嵌顿等疾病，常伴有走路困难、痛苦面容、步态异常的改变，这就反映出疾病一般比较严重。婴儿哭闹不安、大便排泄异常或困难，要想到肛门闭锁、肛门狭窄、异位肛门或炎症可能。一般来说，肛肠科除望全身的神色形态外，应重点观望以下内容。

（一）望排出物

望排出物主要是望二便及脓液的色、质、量及其变化情况，以帮助诊断。

1.大便

大便稀溏如糜,色深黄而黏,多属肠中湿热;大便稀薄如水,有不消化食物,多属寒湿;便如黏胨,有脓血,多为痢疾;色白为气分,色赤为血分,赤白相加为气血俱病;先血后便,其色鲜红为近血,先便后血,其色暗红为远血;中年以上便带暗血并有肛门下坠者应考虑为直肠癌。

2.小便

小便清澈而量多者,属虚寒;量少而色黄者,属热症;尿血者属热伤血络。

3.脓液

脓液稠厚,味臭者,表示身体较好;淡薄者,表示身体虚弱;薄脓转为厚脓,为体质恢复;若厚脓转为薄脓,为体质渐弱;若溃后脓水直流,其色不晦、味不臭者,不属败象;若脓稀似粉浆污水,或挟有败絮,色晦腥臭者,为气血衰竭;脓液色绿多为铜绿假单胞菌感染;脓液色黄白而臭多为大肠埃希菌感染;脓液稀薄,呈米泔样或挟有败絮状物,多为结核分枝杆菌感染;脓中带血表示溃破不久。

(二)望肛门

首先望肛外有无肿物、赘生物,并判断其属性。如便时有柔软肿物脱出,色紫暗,便后能还纳者为内痔;如脱出物为樱桃状带蒂的鲜红肿物为直肠息肉;若脱出物为环状,外观呈球形、圆锥形、牛角形并伴有表面黏液或溃疡糜烂者,多为直肠脱垂;如脱出物质硬、色白、带蒂、不易出血者为肛乳头瘤;如肛门出现单个或多个皮肤色柔软肿物为结缔组织性外痔;如突然出现光滑、色紫暗的肿物考虑为血栓性外痔,若环状伴有水肿甚或糜烂者应注意嵌顿痔的可能;如肛门外有不规则的毛刺样肿物,形如菜花者考虑为肛门尖锐湿疣。

其次望肛门有无裂口及溃破口,并注意位置、数目、与肛门距离。如肛门前后有梭形溃疡,或出现溃疡口皮赘时多为肛裂;肛门外有溃口伴有脓性分泌物者为肛瘘。

最后观察肛门皮肤情况。若肛周出现皮肤糜烂或有密集的小丘疹,潮湿发痒多为肛门湿疹;如肛周出现大块的皮肤颜色蜕变并苍白者为肛门白斑。

二、闻诊

闻诊包括嗅气味、闻声音两方面。医师通过鼻的嗅觉分辨分泌物和脓液的气味帮助诊断。恶臭的脓汁多为大肠埃希菌感染;分泌物多有臭味,往往是急性炎症,少而无味为慢性炎症;脓液略带腥味、质稠、无异常臭味者病轻邪浅,为顺症;脓液腥秽、恶臭质薄者病重邪深,为逆症;分泌物恶臭伴有脓血便,应考虑肠道内癌变。听声音,如肛周脓肿患者毒素吸收、高热,可有谵语、狂言;肛门癌患者剧烈疼痛,可有呻吟呼号;实证多声高气粗,虚证多声低气微;直肠癌晚期肠腔出现不完全梗阻时,听诊可闻及气过水声。

三、问诊

问诊在肛肠疾病中占有很重要的地位,通过问诊了解病史,可以帮助分析病情,作出诊断。

(一)问病因

主要询问本次发病的原因或诱因,如是否酗酒、过食辛辣,或工作劳累、休息不佳,或排便干燥、腹泻等。如患者连续便干,后出现便血伴有肛门撕裂样疼痛,考虑为肛裂发作;如腹泻后出现便血、肛门内肿物脱出,往往提示痔核或直肠脱出;如连日酗酒再加身体疲劳,出现肛门骤痛,伴有发热者,考虑为肛周脓肿。

(二)问发病时间

一般来说,患病时间短者病轻易治;发病时间长,甚至多次手术未愈者,病重难治。如肛瘘在肛门周围有多个外口,要问是哪一个外口先破溃化脓,通过原发外口可查到主管与内口。问肛周脓肿初起至破溃或前次手术的时间,可以根据时间的长短来判断脓肿部位的深浅,时间长表明部位深,反之脓肿表浅。

(三)问既往史

问患者既往有无结核、肝硬化、酒精性肝病等疾病,有无出血体质及过敏史等,对决定治疗方案有帮助。此外,了解患者有无高血压和血液系统的疾病,尤其是凝血机制的障碍,防止术中、术后发生意外和出血。糖尿病可影响创面的愈合,应在问诊中询问有无该病病史,应在问诊中询问有无该病病史。对严重的心肺疾病患者和老年患者,可通过问诊选择麻醉方法,如心电图提示室性心动过速,麻醉最好选用利多卡因。对胃肠疾病,如腹泻 1 天 2 次以上,或习惯性便秘等要注意通过问诊了解后,选择适当的手术时期和治疗方法。对高热、肛门灼痛,但肛门红、肿、热、痛局部症状不够明显的患者,要考虑到直肠周围有无深部脓肿可能。反复低烧,肛门局部流稀薄脓液,如米泔水样,要考虑到结核性肛瘘。对长期原因不明的黏液便,不仅要考虑溃疡性结肠炎,还要考虑到阿米巴痢疾。对老年男性伴有慢性前列腺炎和前列腺肥大的患者,要注意术后防止尿潴留。

(四)问局部症状

如有便血,应分前后。先便后血为远血,色紫暗,见于上消化道出血;先血后便为近血,色鲜红,多为肛门直肠疾病。疼痛与大便有密切关系,每于便后出现灼热样疼痛为肛裂;肛门骤然疼痛,体温增高,伴有搏动性跳痛多为肛周脓肿;疼痛呈持续性,发病急剧与大便无明显关系,伴有肛周肿块者为血栓性外痔;晚期直肠癌疼痛则多呈慢性进行性钝痛,且多放射到腰骶部。

(五)问全身情况

肛肠疾病局部病变严重者可影响全身。如长期便血,可致头晕、心悸、面色苍白、乏力、舌质淡、脉细数等贫血症状;局部感染重者可出现发热、面色潮红、口渴、舌质红、脉弦数等实热症状;结核性肛瘘有全身乏力、盗汗、低热、脉细数等全身症状。

四、切(叩、触)诊

通过切脉和触诊检查,来了解患者全身各部情况。

(一)切脉

医师可通过切脉了解患者全身虚实情况。脉沉细无力多为虚证;脉弦有力多为实证;脉紧多为寒证和痛症;脉数有力多为热证;脉数无力常见于贫血、体弱、阴虚内热、低烧者。

(二)触诊检查

除常规一般触诊外,主要对肛门局部进行触诊。

1.温度

肛管皮肤灼热、局部肿痛者,属阳证,见于肛旁脓肿、坐骨肛门窝及直肠后脓肿;若局部漫肿隐痛,皮肤不发热者,多为阴证,见于肛门或直肠疽症。

2.肿块

触诊检查应注意肿块部位、范围、大小、硬度、活动度等,如肛缘外有圆形或椭圆形紫色肿块,压之疼痛,多为血栓性外痔;肿块红肿疼痛,压之有波动感,表示有肛周脓肿形成;肛内如触及带蒂肿块,且活动范围较大,多为直肠息肉;齿状线处有米粒大小的硬结,多为肛乳头肥大;如直肠内触及有肿块,不活动,质硬而脆,易出血,表示为直肠癌。

3.瘘管及肛门括约肌

触诊检查可触及患者是否有瘘管及肛门括约肌的功能障碍。如有瘘管应查明其走向、深浅、内口的位置等。

第三节　内　镜　检　查

一、肛门镜检查

(一)定义

肛门镜检查是肛门直肠疾病的常规检查方法之一,适用于肛管、齿状线附近及直肠末端的病变。常用的肛门镜的长度约 7 cm,内径有大(2.20 cm)、中(1.75 cm)、小(1.43 cm)3 型,是观察直肠黏膜下段的很好仪器。

(二)分类

根据形状,肛门镜临床又分为喇叭状圆形肛门镜和分叶肛门镜。喇叭状圆形肛门镜包括圆口镜、斜口镜、缺边镜、螺旋口镜、喇叭口镜、直筒镜,可用于检查肛管、直肠、内痔、息肉、肛乳头肥大,也可用于内痔注射和直肠内用药等。分叶肛门镜包括四叶镜、三叶镜、二叶镜,可用于检查直肠、肛瘘内口,还可用于手术较大、深区域的操作。

(三)操作方法

肛门镜检查操作时,一般采用左侧或右侧卧位。检查前选好合适的肛门镜,检查肛门镜筒、栓是否配套,并在肛门镜头及前部涂抹一层水溶性油剂或用润滑性药膏涂抹。首先在肛门口轻揉数下,同时令患者呼气放松,医师右手握住肛门镜的柄,左手紧压筒芯徐徐向肚脐方向插入,顶端越过肛管直肠环再向骶骨方向前进,直至肛门镜全部插到壶腹部,取出镜芯,借助专用灯观察有无充血、糜烂、水肿、溃疡、出血点、黏膜松弛的程度、肿物等情况;然后将肛门镜慢慢退至齿状线处,观察肛窦有无发炎、充血、凹陷、分泌物等。如需要可反复进退肛门镜以利于更好的检查,若筒状肛门镜观察不理想,可选择分叶镜、斜口镜帮助检查。

(四)适用范围

肛门镜主要用于常规肛肠科检查、肛管直肠手术时暴露手术视野、术后复查及局部取活组织检查(简称活检)。但是,肛门狭窄、肛裂及女性月经期,不宜行肛门镜检查。

二、乙状结肠镜

(一)定义

乙状结肠镜在肛门直肠疾病中的诊断有很重要的意义,它可以早期发现直肠和乙状结肠的疾病。在常规的乙状结肠镜检查中可发现腺瘤、息肉、肿瘤,在溃疡性结肠炎检查时可以发现溃疡、假性息肉、出血点、肠腔黏膜水肿或萎缩缺乏弹性等。通过乙状结肠镜可以直接观察直肠及乙状结肠的肠壁黏膜等的形态,并可实施活体组织采取术。所以此种检查方法较指诊、X 线检查更具优越性。

(二)分类

乙状结肠镜较为普遍,基层医疗单位易掌握。乙状结肠镜长 25~35 cm,直径 1.5~2.0 cm,光源灯泡装于前后端均可。接目镜为一种低倍放大镜,装于镜管后端,上有通气管连接橡皮球。有的乙状结肠镜附带吸管,可吸出血和黏液,镜筒内有闭孔器(即芯子),当镜管放入肛门内 5~7 cm 后即可取出。另外还有棉球夹、活组织钳、导线和电源等。

(三)操作方法

患者大多采用膝胸位或倒置位,术者先用示指检查肛门直肠后,再将涂有滑润剂的镜筒插入肛内。开始时指向脐部,进入肛门后,放入直肠内 5~6 cm 的深度时,拿掉闭孔器,开亮电源,装上接目镜和橡皮球,打气。一边观察一边把镜体缓慢放入,切勿用力过大。再将镜端指向骶骨,进入直肠壶腹部。在距离肛缘 6~8 cm 处可见到直肠瓣。当镜体进入 14~16 cm 处,可见肠腔变窄和黏膜皱襞,为直肠与乙状结肠交界处,此处弯曲多偏向右下,循此方向前进,常需充气,使肠腔充盈,此处是穿孔的好发部位,要十分小心。当进入乙状结肠下段时,患者常感下腹不适或微痛。进入乙状结肠的标志为黏膜皱襞较小而数目多,呈环形走向;可见左髂动脉的搏动(传导至乙状结肠壁)。

当镜体进入到需查看的部位后,要以螺旋式慢慢退出,同时观察肠腔四周:①脓血、黏液是否由上向下流,若由上方向下流,表示病变位置大多在上方;②黏膜的颜色、瘢痕,是否发炎、充血,有无出血点、脓性分泌物和黏膜下结节;③溃疡的位置、形状、大小、是否分散或簇集以及周围黏膜的情况;④肠壁周围如有瘘口,大多表示有憩室或脓腔;⑤肿瘤、息肉或肠外肿瘤是否压迫直肠壁;⑥直肠黏膜是否光滑、肥厚,血管纹理是否清晰。

(四)适用范围

1.适应证

(1)大便次数增加或形状的改变。

(2)肛门排出明显的异常黑便或流出新鲜和陈旧的混合血迹。

(3)距肛门 8 cm 以上直肠内的肿块。

(4)慢性腹泻和习惯性便秘。

(5)自肛门内流出脓液和黏性分泌物。

(6)会阴部、下腹部或腰骶部原因不明的长期胀痛。

(7)直肠和乙状结肠疾病作细菌或活组织检查。

(8)原因不明的慢性贫血或长期发热。

(9)用于肛门直肠术前和体检。

2.禁忌证

(1)感染,如腹膜炎患者肠穿孔伴有腹膜刺激征;肛管直肠周围急性感染或疼痛剧烈,如肛裂和肛周脓肿。

(2)肛管、直肠狭窄,乙状结肠梗阻或扭转。

(3)肠内异物未取出。

(4)精神疾病患者和不合作者。

(5)妊娠期妇女和妇女月经期。

(6)严重的心、肺、肾疾病,高血压患者,高龄患者。

(五)注意事项

1.检查前的准备

(1)做好术前解释工作,消除患者的紧张情绪,讲明检查目的。

(2)细致了解病情和病史及以往检查情况。

(3)病变部位不详,胃肠道有手术史者,最好参照钡剂灌肠拍摄的 X 线片,以利于掌握镜体的操作。

(4)患者检查前 2 小时或检查前当天早上作清洁灌肠。亦可于检查前一天晚上用番泻叶 10 g,泡水 200 mL 内服,以加快排便,清洁肠道。

(5)使用器械物品是否准备齐全,取用方便;电源是否安全,有无漏电现象。

(6)仔细询问患者平时服用过何种药物,如阿司匹林长期服用者,活检时要注意出血问题。

(7)必要时可使用解痉和镇静药物。

2.操作轻柔

操作应轻柔,一定要在直视下看清肠腔后才可以将肠镜向前推进。切忌盲目和暴力操作,以免造成肠壁损伤甚至穿孔。

3.影响因素

影响检查结果和对病变观察的原因有肠镜插入深度不够、粪块堵塞视野、肠内分泌物过多等。一旦发现可疑病灶应作活检,取活组织时应注意避开血管,不要切割过深至黏膜下层,严禁撕拉,以防出血或穿孔。

4.卧床休息

检查完毕,嘱患者卧床休息片刻。如取活检后应平卧 24 小时,并注意当天大便有无便血或持续性下腹部疼痛。

5.常见并发症及处理

(1)腹膜反应:由于检查刺激腹膜,患者感觉下腹部胀痛。应注意操作时轻柔,尽量避免不必要的刺激。

(2)穿孔:这是一种严重的并发症。原因有暴力操作,未在直视下将镜体推入直肠;肠腔狭窄,如有肿瘤、炎症;充气过度,张力太大;肠壁较薄,取活检时钳夹过深或撕拉;肠吻合口瘢痕挛缩,强行将镜体通过。一旦发现穿孔,应立即开腹做手术修补。必要时做肠造瘘,更要注意采用抗感染治疗。

(3)出血:经常发生在取活检后,由于钳夹时损伤黏膜下血管或患者有高血压、出血性疾病、血小板计数减少、凝血机制障碍,也可由操作不当、镜筒内壁口擦伤黏膜所致。一旦发现出血,应立即采取止血措施,运用止血药物或进行局部止血。

三、纤维结肠镜检查

(一)定义

纤维结肠镜可以在直视下观察全部大肠,为采取活检标本进行病理分析和疾病的早期诊断提供了重要的手段。纤维结肠镜对有蒂息肉的切除、结肠内的给药治疗、术中帮助术者探查肠腔内的病变、避免误诊和遗漏等起到了不可或缺的作用。

(二)操作方法

1.正确持镜

操作时应将操作部、镜身前端部以及连接装置 3 个部位同时握在手中。左手握住操作部,拇指控制上、下角度钮,示指负责吸引钮,中指负责送气/送水钮;

右手拇指、示指控制左、右角度钮。纤维结肠镜检查一般由术者和助手共同来完成,术者主施肠镜操作,指挥助手缓慢进镜身及实施操作方法。

2.操作步骤

患者取左侧卧位,直肠指诊后于肛门及肠镜前端涂润滑剂,助手用左手分开肛周皮肤,暴露肛门,右手握住肠镜弯曲部用示指将镜头压入肛门,缓慢插入直肠。术者左手握住肠镜操作部,左手拇指控制上、下角度钮,示指负责按压送气、送水和吸引按钮,右手负责左、右角度钮。纤维结肠镜通过肛门插入直肠过程中,必定出现视野一片红色现象,并且看不到肠腔,此时可少量注气使肠腔张开,即可窥视肠腔。当肠镜插入直肠后,术者指挥助手进镜或退镜,直视下可见三处交错的直肠瓣,使之抵达直肠乙状结肠移行部,然后循腔进镜通过直肠乙状结肠交界处,见不规则肠腔,即已达乙状结肠。镜头通过乙状结肠时,利用角度钮的配合,采用循腔进镜或勾拉取直法,使肠腔保持在视野内,循腔进入,到达降结肠。降结肠位于腹膜后,三面包以腹膜,比较固定,移动范围小,多呈较直的肠腔,除少数异常走向者外,肠镜一旦通过乙状结肠降结肠移行部,就可比较容易地通过降结肠送达结肠左曲。通过结肠左曲是一个操作难点。通常是 N 型通过者循腔进镜通过结肠左曲;P 型、α 型通过者先顺时针方向旋镜,同时后退镜身以拉直乙状结肠,如不能解圈或解圈中镜头退回乙状结肠者,则应带圈进镜通过结肠左曲,操作时应注意先旋后拉,然后边旋边拉,到达横结肠。横结肠系膜较长,始段及末段于结肠右曲、结肠左曲部固定,多呈 M 型走向,从而使结肠右曲、左曲均形成锐角。一般在横结肠过长并有下垂时采用取直手法,缓慢退镜并抽气,有时需助手顶推下垂的横结肠,使镜身拉平,取直,再缓慢地循腔进镜,达结肠右曲,进入升结肠。结肠右曲是最难通过的部位,通过横结肠多取循腔进镜,结合拉镜法、旋镜法,可通过结肠右曲,必要时变换体位,进入升结肠。通过升结肠应反复抽气,退镜找腔,变换体位大都能通过而抵达盲肠,于升结肠、盲肠交界处的环形皱襞上可见到回盲瓣及阑尾窝。只要能通过结肠右曲,除个别病例外几乎都能通过升结肠抵达回盲部,最后进入回肠末端。如遇到阻力时,绝对不能勉强进镜。

3.操作原则

少充气,细找腔,钩拉取直,解圈防祥,变换体位,循腔进镜,退镜观察。

(三)适用范围

1.适应证

(1)原因不明的急、慢性腹泻。

(2)原因不明的便血(主要指下消化道出血),颜色鲜红和柏油便,或鲜血和咖啡色血迹相混。

(3)黏液脓血便,大便隐血试验阳性者。

(4)原因不明的体重下降并伴有大便次数增加和大便形状异常者。

(5)原因不明的下腹痛及触摸到左、右下腹包块者。

(6)钡剂灌肠 X 线检查后怀疑结肠有占位性病变者,如肿瘤、息肉、狭窄等。

(7)对于各类炎症性结肠疾病的诊断与鉴别。

(8)对已明确的结肠病变进行随访观察,如结肠肿瘤术后的复查等。

2.禁忌证

(1)严重的心肺功能不全,如严重的高血压、心律失常、冠状动脉粥样硬化性心脏病、脑供血不足,包括冠状动脉粥样硬化性心脏病的发作期和高血压的不稳定期。若必须检查,应做好术前准备并有内科医师监护下进行。

(2)精神疾病患者和幼儿不宜。

(3)急性腹膜炎穿孔者、肠道手术吻合口愈合不佳者。

(4)直肠、结肠的急性炎症期,由于肠壁黏膜水肿、质脆,容易造成损伤和穿孔。

(5)术前准备不充分,肠道不够清洁影响视野和镜体插入者。

(6)妇女月经期和孕期、肛门狭窄、肛裂、肛周急性炎症等情况均应注意。

(四)注意事项

1.检查前的准备

医师应向患者交代纤维结肠镜检查事宜,为患者解释操作的必要性,解答患者疑问,为患者消除顾虑和紧张情绪。

肠道准备目前常用聚乙二醇电解质散,用 2 000~2 500 mL 温水冲服,应在 3 小时内全部饮用完,提前 4 小时开始肠道准备。嘱患者小口慢吞咽,至多次排出纯水样便。

2.结肠腔内的正常表现

镜下见到整个结肠黏膜均湿润、光滑,有稀疏的血管分支。回肠黏膜则如天鹅绒状,有环形皱襞,回肠末段可见到分散的淋巴滤泡突起。特征性结构如下。

(1)由升结肠到盲肠可见鱼骨状皱襞,末端分叉呈"Y"形或三叉状。阑尾开口在其中,可呈裂隙状、圆孔状或突起内翻。在分叉的近侧可见回盲瓣开口,呈唇状、裂隙状、宫颈或乳突状,并不时有肠内容物溢出。

(2)升结肠如隧道状,结肠皱襞排列呈正三角形。

(3)结肠右曲较膨大,外侧透过肠襞可见到紫色的胆囊或肝脏。

(4)横结肠如筒状,皱襞排列呈倒三角形,中段可见到由腹主动脉传来的搏动。在下垂角附近可见到一纵形的嵴状皱襞(尤其在插镜时)。

(5)结肠左曲较膨大,肠腔可随呼吸活动,内侧为横结肠进口,下缘往往有一半月形的皱襞,上方常可透见紫蓝色的脾脏。

(6)降结肠如筒状,皱襞少。

(7)乙状结肠从降结肠与乙状结肠交界开始,皱襞变得宽大,并相互掩盖,盲区较多,要仔细反复的检查。

(8)直肠黏膜下血管增多成网状,并可透见黏膜下的紫蓝色静脉。直肠内有3个宽大的直肠瓣,瓣膜反面是盲区应仔细检查,痔的静脉是否充血往往要将肠镜倒转180°才能作仔细观察。退到肛门可见黏膜皱襞入肛管,并可见隆起的肛垫、齿状线和皱缩的皮肤。

3.操作过程

(1)有腹水及出血性疾病检查时,应谨慎操作。

(2)需做息肉切除者应检查凝血时间及血小板计数。

(3)曾做过盆腔手术或患过盆腔炎又确需检查者应十分小心。

(4)月经期间最好不检查以免产生疼痛。

(5)溃疡性结肠炎及痢疾急性期者不要勉强向纵深插入。

(6)进镜一定要在直视下进行。

(7)少注气,因注气过多会引起腹胀、腹痛。

(8)进镜时要慢,边退镜边仔细地观看上、下、左、右壁,发现问题应该记清楚病变性质、范围及部位。

4.并发症及预防

由于结肠的生理特点为长度长、弯曲很多,且活动范围大,因此在纤维结肠镜检查中有一定的危险性。其可能发生的并发症有以下几个方面。

(1)穿孔:为最严重的并发症。穿孔可引起剧烈疼痛。若肠镜穿入腹腔可见到大网膜、肠系膜和脂肪垂等。若为电切或压力升高所致穿孔,由于发现较晚,则有典型腹膜炎的表现,X线腹部透视可发现膈下游离气体。前者多在检查中即可诊断,后者往往术后10~24小时才发现,临床症状较严重,治疗处理原则是尽早手术修补。由于术前已作了肠道准备,可作一期肠切除或修补。若诊断已晚并已形成了全腹膜炎,则应作外伤肠道外置造瘘,3个月以后再行二期处理造瘘。

（2）出血：出血多在活检和电凝、电切后发生。一般情况下肠壁息肉和癌组织活检后有少量出血，不必处理。但息肉电切后和息肉活检损伤蒂部（蒂部血管破裂一半而出血不止），则可能引起严重的出血。对低位出血者可以用直肠局部灌注去甲肾上腺素液，也可通过肠镜做电凝止血。

（3）肠内可燃气体爆炸：由于碳水化合物在无氧代谢以后可产生烷类气体，可自燃。电凝、电切的火花可使之燃烧而爆炸，以致引起肠穿孔。预防方法是准备做电切时不能以甘露醇做准备；电切前尽可能地吸出肠内的气体，换入氮气或二氧化碳气体，防止电切时爆炸。

（4）恶心、呕吐：由于插镜中结肠结圈不断扩大，牵拉系膜可引起呕吐反射；也可能是因注气过多肠道膨胀而出现的反应。应尽量在插镜过程中将结圈解除和少注气体入肠腔。术前适当用镇静剂。

（5）手足搐搦：由于在检查过程中患者怕痛而紧张或呼喊，引起过度换气，并进而造成患者呼吸性碱中毒所致。主要表现为手脚麻木、四肢抽搐及头昏等症状。令患者抑制呼吸即可控制症状。

（五）纤维结肠镜所见疾病

1.溃疡性结肠炎

镜下病变呈弥漫性与连续性分布，开始于直肠。活动期可见黏膜充血、水肿，血管纹理消失，肠壁脆性增加和颗粒样改变，有时见脓血渗出物及小溃疡。慢性期肠黏膜呈恢复性和增生性病变，肠壁僵硬，皱襞变形，有假性息肉形成。

2.克罗恩病

肠黏膜有纵行溃疡、卵石征及肠狭窄。纵行溃疡多呈沟状或线状，溃疡周围黏膜呈铺路石样。克罗恩病的病变呈跳跃式分布，病变之间肠黏膜多无异常改变。早期病变多累及肠管的一侧，晚期肠壁可出现广泛纤维化而引起环行狭窄。

3.结肠息肉

镜下可见息肉的形态大多为圆形或椭圆形，分无蒂和有蒂两种。无蒂息肉基底部宽广，呈半球形隆起。有蒂息肉有细长的蒂，基底小，末端大。息肉外表色泽与肠黏膜色泽一致，由于粪便的污染，表面可发生充血、水肿、糜烂及出血。结肠息肉可单发及多发，多发数目不一，少则数个，多则成百上千，又称为家族性息肉病。

4.结肠憩室

纤维结肠镜检查憩室检出率为 0.2%～4.0%；以回肠末端、盲肠及升结肠多见。憩室一般为直径 0.5～1.0 cm，边缘清楚，呈圆形或椭圆形的洞口，周围黏膜正常,有的憩室内有粪渣。

5.肠结核

肠结核以回盲部多见,病段有多个大小不等的溃疡,溃疡呈环行,边缘潜行性、深浅不一,深的可达肌层。溃疡不规则,边缘隆起,周围黏膜有充血、糜烂,常伴有假性息肉形成,使肠壁僵硬,肠腔狭窄。

6.缺血性结肠炎

病变随肠系膜缺血程度而异,通常呈区域性分布,境界清楚。黏膜出现水肿、出血、脆性增加及黏膜溃疡,少见的为节段性蓝黑色坏疽。随着侧支循环的建立,本病短时间内可以好转或完全恢复。故定期肠镜复查,病变迅速愈合为本病特点。

7.慢性结肠炎

病变可呈连续性或区域性,黏膜有充血、水肿或有散在细小出血点,血管纹理增粗、紊乱、网状结构消失,黏膜皱襞变浅或消失,有的有乳白色黏膜,肠管易痉挛。

8.结肠癌

结肠癌大多数为腺癌,少数直肠及肛门癌为鳞状细胞癌,常发生在直肠及乙状结肠,其次为盲肠、升结肠。结肠癌大体分为肿块型、溃疡型、浸润型3种。

(1)肿块型:肿瘤呈菜花状突向肠腔,表面有糜烂、出血坏死,组织脆、易出血。如肿瘤较大,可导致肠腔狭窄。该型肿瘤在早期表面较光滑,易误诊。

(2)溃疡型:溃疡较大,不规则,溃疡边缘呈结节状的环堤样翻起,似火山口状,溃疡底常有黄白色苔,组织脆,易出血。

(3)浸润型:该型肿瘤因结缔组织明显增生,使病变区变硬,肿瘤呈环行浸润型生长,肠腔狭窄,表面糜烂,有散在的小溃疡。

(六)纤维结肠镜在治疗上的应用

1.肠内腺瘤和息肉的切除

用电圈套器通过肠镜套住肿瘤或息肉的蒂部,用电凝、电切切除息肉;用光导纤维引入激光将肿瘤组织气化而清除。

2.止血

对出血灶和活动性的出血点,将电凝电极通过肠镜对出血病灶处作电凝止血,也可用导管通过肠镜对出血灶注入止血剂。

3.取出异物

可以利用肠镜用圈套器套住异物而取出,取出异物的容易与复杂取决于异物的形状、性质和术者的经验。

4.术中寻找病灶和出血点

手术中,外科医师可通过肠镜从肠道内部直接寻找病灶和出血点,尤其是对散在的孤立病变,通过肠镜可明确位置,便于手术顺利进行。

第四节　实验室检查

一、血常规检查

血常规检查可用于协助诊断肛肠疾病、了解患者身体状况、有无手术禁忌。血红蛋白和红细胞计数不仅能反映患者的贫血程度、贫血种类,还能指示有无继续出血及是否需要及时输血。如下消化道大出血时,血红蛋白含量常下降至 5 g 以下,提示有失血性休克的可能,需补充血容量。白细胞计数与分类对感染性肛肠疾病、肠寄生虫病等均有重要意义。肛肠感染性疾病,如肛周脓肿等均会出现白细胞计数增高,提示需配合抗生素治疗。癌症术后放射治疗(简称放疗)、化学治疗(简称化疗)的患者都能使骨髓受到抑制,使白细胞计数降低,如白细胞计数降至 4.0×10^9/L 以下时,需配合升白细胞药物治疗。

二、尿常规检查

尿常规检查包括尿量、比重、颜色、酸碱反应、尿蛋白、尿糖的检测及显微镜检查等。患者小便赤红,伴有排尿时疼痛,红细胞计数增加,提示有尿道感染;如尿液中带血,应注意是否有肾结石、膀胱或肾肿瘤的存在,需进一步检查;尿糖出现阳性提示糖尿病;尿中出现蛋白或管型,需进一步查肾功能;大出血后,观察尿量有很重要的价值,如尿比重在 1.020 以上,每小时尿量又少于 20 mL,提示血容量不足,应迅速补液。

三、粪便常规检查

粪便常规检查在肛肠科尤为重要,有时通过大便的外观即能做出诊断。粪便常规检查包括观察外形、硬度、颜色、气味,有无黏液、脓血及肉眼所见的寄生虫等。此外,需做显微镜检查。习惯性便秘者,大便为球形;慢性肠炎患者大便不成形;溃疡性结肠炎者伴有黏液、脓血;上消化道出血,大便为柏油色;下消化道出血,大便鲜红;直肠癌大便变细,常伴有黏液、暗血;患细菌性痢疾的患者,粪便次数多、量少而含脓血；阿米巴痢疾者粪便为果酱样。粪便的颜色还有助于疾病的鉴别，如梗阻性黄疸患者粪便为灰白色；结核性腹膜炎患者大便为油灰色。显微镜检查有助于大便隐血检查和对寄生虫的了解。

四、生化及免疫学检查

生化检查主要包括肝、肾、心脏、胰腺等器官检查，如肝功能、血糖、尿糖、肌酐等检查对辅助治疗有很大意义。此外，近年由于艾滋病、梅毒的出现，有条件的医院应在术前进行人类免疫缺陷病毒检查、梅毒血清检测检查。免疫检查主要是自身抗体的检测，如类风湿因子检测等。

第五节　影像学检查

一、X 线检查

X 线检查是临床常用的检查手段，具有费用低廉、操作方便等优点。肛肠科 X 线检查有以下几种应用。

(一)胸、腹部透视

胸部透视可以观察有无与疾病有关的表现，如肺炎、肺结核等。腹部透视对胃肠道穿孔、肠梗阻、肠扭转等急腹症很有诊断价值。

(二)腹部平片

腹部平片对观察有无肠梗阻、巨结肠、间位结肠、胃肠道穿孔、肾结石、胆结石以及其他腹部疾病的钙化等很有帮助，也可显示慢性血吸虫病有无结肠壁钙化。

(三)钡餐

钡餐可用于观察功能性和伴有功能性改变的疾病，如回盲部病变、阑尾炎等。肠坏死、肠穿孔、巨结肠禁用钡餐检查。慢性肠梗阻、老年顽固性便秘者慎用，检查后应设法帮助将钡排出。

(四)结肠钡灌肠造影

结肠钡灌肠造影对于了解大肠器质性病变，特别是阻塞性病变，如大的肿瘤、盲肠、乙状结肠扭转等效果较好,小的肿瘤则容易漏诊。肠坏死、肠穿孔禁用。

(五)气钡双重对比造影

气钡双重对比造影对显示大肠细小病变(小息肉、早期癌变、小溃疡等)、溃疡性结肠炎、克罗恩病、结肠壁浸润性病变等效果很好,为普通结肠钡灌肠造影所不及。

(六)结肠壁造影

结肠壁造影为腹腔和结肠同时充气(或结肠气钡双重)以显示结肠壁的造影方法。主要用于结肠壁内、外病变的诊断和鉴别,对肿瘤是否侵及肠壁外的判断等有帮助。

(七)X线碘油造影

X线碘油造影主要用于复杂性肛瘘的检查诊断。瘘管注入碘化油后,根据管道外口分布选择拍片位置,充分显示瘘管的走行、分支情况、与骶尾骨和邻近脏器的关系,为诊断、治疗提供客观依据。

(八)大肠造口的检查

大肠造口的检查为经造口钡灌肠或气钡双重造影等的方法。此法可用以了解大肠造口近、远段肠管的情况和有否造口旁疝等。

(九)瘘管造影

瘘管造影为用碘剂注入瘘管的造影方法,可用于对肛瘘及其他有关瘘管的诊断。瘘管造影可以了解瘘管的位置、数目、大小、形态、深度及走向。

(十)骶前 X 线检查

骶前 X 线检查一般用于不明原因的骶前窦道检查,用以鉴别是否为骶前囊肿或先天性畸胎瘤,根据各自影像特征进行鉴别诊断。

二、CT 检查

钡剂造影检查和内镜检查对评价肛肠病变是首选的主要方法,但 CT 检查在某些方面仍有其独特价值。钡剂造影检查和内镜检查两者都主要限于检查肠腔的内表面、管径和形态,对壁内或腔外的病变仅能提供间接征象。CT 检查则不仅能显示管腔内病变,更重要的是可直接看到肠壁及其附近的组织和器官。由于 CT 显示的是横断面解剖平面,故可避免体内各种组织的相互重叠。因此,对评价腔外病变显然 CT 检查较钡剂的"腔内造影"优越。目前肛肠外科中的 CT 检查主要用于以下几点。

(1)确定大肠肿瘤的性质,明确恶性肿瘤的分期,以便做出治疗计划。

(2)发现复发的大肠肿瘤,并明确其病理分期,便于临床上尽早处理。

(3)明确大肠肿瘤对各种治疗后的反应。

(4)评价引起大肠移位的原因。

(5)阐明钡剂检查或内镜所发现的肠壁内和外压性病变的内部结构,便于进一步明确其性质。

(6)对钡剂检查发现的腹部肿块作出评价;明确肿块的起源及与周围组织的关系;通过 CT 增强检查还能显示出肿块内部的细微结构。

(7)测定 CT 值可鉴别囊性或实质性病变、脂肪瘤、血管瘤等,还可判断病变有无出血、坏死、钙化和气体存留,这是一般放射学检查所不及的。

三、MRI 检查

MRI 检查除了能够进行肠道显像,协助诊断大肠肿瘤外,在肛肠疾病中还可以配合造影剂,用于肛门疾病如肛门直肠狭窄、直肠憩室等检查。可使用带水或空气的气球,将水或空气充入直肠,使直肠以低信号显示。

四、超声检查

(一)意义

近年来超声技术的发展,使直肠内超声检查得以推广,直肠内超声检查对肛门及周围的炎性病变诊断有一定帮助,肛周脓肿在直肠周围组织中见相对低回声区,有瘘管形成时可能显示不规则的强回声,对肛周肌肉组织有较好的显影。

(二)检查前准备

超声检查前应排便,必要时清洁灌肠,适当充盈膀胱。常规肛门指诊检查,了解有无肿块、出血、狭窄或肛门周围异常。腔内探头套避孕套,排出套内气体,在套外涂用超声耦合剂。

(三)操作方法

患者左侧卧位,双腿紧贴胸前,在肛门松弛状态下,探头缓缓插入,其晶体面对耻骨联合。插入深度一般为探头的顶端达到充盈膀胱的中部,这样前列腺、精囊或子宫均可显示。探头的晶体与直肠壁可直接接触,随着探头手柄的转动,各方位直肠均可探查。

第六节 其他特殊检查

一、直肠肛门压力测定

(一)机制

肛管内、外括约肌是构成肛管压力的基础。在静息状态下,80%的肛管压力是由肛门内括约肌张力形成的,20%是由肛门外括约肌张力形成的。在主动收缩肛门括约肌的情况下,肛管压力显著提高,其压力主要由肛门外括约肌收缩所形成的。因此,在静息及收缩状态下测定肛管压力,可了解肛门内、外括约肌的功能。

直肠肛门压力测定仪器很多,但原理相同,均由测压导管、压力换能器、前置放大器及记录仪4部分组成。测压导管分充液式和充气式,以小直径、充液式、多导、单气囊导管为常用。压力换能器是把测得的压力信号转换为电信号。因换能器输出的电信号较小,要通过前置放大器进行放大,并通过计算机显示数字及分析处理。

(二)检查前准备

检查前应排净大、小便,以免肠中有粪便影响检查。不要进行指诊、镜检及灌肠,以免干扰肛门括约肌功能及直肠黏膜,影响检查结果。事先调试好仪器,准备消毒手套、注射器、液体石蜡、卫生纸等。

(三)操作方法

1.肛管静息压、肛管收缩压及肛管高压区长度测定

患者左侧卧位,将带气体的测压导管用石蜡油润滑后,从肛管测压孔进入达6 cm,采用控制法测定,每隔1 cm分别测定距肛缘1～6 cm各点压力。肛管静息压为受检者在安静状态下测得的肛管内各点压力的最大值。肛管收缩压为尽力收缩肛门时所测得的肛管内各点压力。静息下的各点压力中,与邻近数值相比压力增加达50%以上的区域为肛管高压区,其长度即为肛管高压区长度。

2.直肠肛管抑制反射

直肠肛管抑制反射是指扩张直肠时,肛门内括约肌反射性松弛,导致肛管内压力迅速下降。正常情况下,向连接气体的导管快速注入空气50～60 mL,出现

短暂的压力升高后,肛管压力明显下降,呈陡峭状,然后缓慢回升至原水平。出现上述变化,则称为直肠肛管抑制反射存在。

3.直肠感觉容量、最大容量及顺应性测定

向气囊内缓慢注入生理盐水,当患者出现直肠内有异样感觉时,注入的液体量即为直肠感觉容量,同时记录下此时直肠内压。继续向气囊内缓慢注入液体,当患者出现便意急迫,不能耐受时,注入的液体量即为直肠最大容量,同样记录下此时的直肠内压。直肠顺应性是指在单位压力作用下直肠顺应扩张的能力。

(四)直肠肛门压力测定的正常参考值

由于目前国际上尚缺乏统一的直肠肛门测压仪器及方法,故各单位参考值有所不同,同时还应根据患者具体情况综合分析,不能孤立地根据数值去判断,直肠肛门压力测定各正常参考值见表3-1。

表 3-1 　直肠肛门测压正常参考值

检查指标	正常参考值
肛管静息压	6.7～9.3 kPa
肛管收缩压	13.3～24.0 kPa
直肠肛管抑制反射	存在
直肠顺应性	2～6 mL/cmH$_2$O
直肠感觉容量	10～30 mL
直肠最大容量	100～300 mL
肛管高压区长度	女性 2.0～3.0 cm,男性 2.5～3.5 cm

(五)直肠肛门测压的临床意义

(1)先天性巨结肠患者直肠肛管抑制反射消失,巨直肠患者直肠感觉容量、最大容量及顺应性显著增加。

(2)肛门失禁患者肛管静息压及收缩压显著下降,肛管高压区长度变短或消失。

(3)直肠肛管周围有刺激性病变,如肛裂、括约肌间脓肿等,可引起肛管静息压升高。

(4)直肠脱垂者直肠肛管抑制反射可缺乏或迟钝;直肠炎症性疾病、放疗后的组织纤维化均可引起直肠顺应性下降。

(5)肛管直肠测压还可以对术前病情及手术前、后肛管直肠括约肌功能评价提供客观指标,为临床上疗效判断提供客观依据。

二、盆底肌电图检查

(一)定义

盆底肌电图检查是通过检测肌肉自发或诱发的生物电活动,借以了解神经肌肉系统功能的一种方法,对于研究和诊断盆底的神经肌肉病变十分重要,可精确地反映盆底肌的功能活动,尤其是运动中的功能活动情况。盆底肌电图检查能清楚地显示有些在形态学检查中无法发现的异常表现,如耻骨直肠肌失弛缓症的反常电活动,对先天性或创伤性盆底肌肉缺损有着重要的诊断价值。其另一重要用途是检查盆底支配神经受损情况,如通过诱发肌电图检查运动潜伏期的长短,来判断是否有神经损害。盆底肌电图检查是肛肠动力学研究必要的手段,目前临床上采用不同电极进行肌电图检查。

(二)分类

1.针电极检查法

针电极检查法能较详细地记录到每一个刺激点的肌肉电活动情况,可分别记录肛门外括约肌、肛门内括约肌及耻骨直肠肌的肌电图变化。但针电极检查较痛苦,患者不易接受。

2.表面电极描记法

表面电极有两种,一是肛周皮肤电极;一是哑铃形肛塞电极,塞形电极环与肛管接触处直径为 0.8 cm。此法主要引导电极下肌肉的整合电位,可较大面积地观察肛周肌肉的动作电位变化,尤其对肛门失禁能较全面地反映出肛周肌肉的功能状态。此法操作方便,无痛苦、易掌握,属无创性检查,患者易接受,尤其适于儿童。

此外,还有单纤维肌电图描记法、会阴肛管反射检查法、阴部神经终末电位潜伏期测定法。针电极检查法、表面电极描记法、单纤维肌电图描记法主要判断肌肉失神经支配的客观指标,会阴肛管反射检查法、阴部神经终末电位潜伏期测定法主要判定阴部神经的传导功能状况,临床检查时最好用两种方法来全面判断肛门括约肌的神经肌肉功能情况。

(三)适用范围

凡造成肛门括约肌功能障碍的各种原因,均可进行检查。

(1)肛管、直肠先天性异常。

(2)肛管直肠撕裂伤、肛裂、肛瘘、痔及直肠切除保留肛门括约肌等手术损伤。

(3)粪便嵌塞、老年人和身体衰弱者。

(4)脊髓瘤、马尾部病变、智力发育不全。

(5)直肠脱垂、内痔脱垂、肛管直肠癌等。

第四章

肛肠疾病的诊断与治疗

第一节 辨 证 要 点

一、辨阴阳

阴阳是宇宙中相互关联的事物或现象对立双方属性的概括,在一定情况下相互交感、对立制约、互根互用、消长平衡、相互转化。阴阳是辨证的纲领,辨阴阳是临床辨证的关键。

以天地而言,则"天为阳,地为阴",因为天气清轻向上,地气重浊向下。以水火而言,"水为阴,火为阳",因为水性寒而润下,火性热而炎上。以物质的运动变化而言,"阳化气,阴成形",物质从有形蒸腾气化为无形的过程属阳,物质由无形的气凝聚为有形物质的过程属阴。一般认为凡运动的、外向的、上升的、温热的、无形的、明亮的、兴奋的都属于阳;相对静止的、内守的、下降的、寒冷的、有形的、晦暗的、抑制的都属于阴。因此,凡精神疲惫、声低细微、面色晦暗、畏寒肢冷、排便乏力、便出困难或失禁、舌质淡、脉沉无力等,多属阴证。如肛门内肿物易脱难收,肛门潮湿;肛门直肠起病迟缓,紫暗微热,肿势平坦,脓水稀薄,溃后难敛;大便清稀,完谷不化,肛门松弛,喜暖喜按,反复发作,迁延难愈。凡精神亢奋、声高息粗、面红目赤、身热、便结、舌红、苔黄、脉数等,多属阳证。如肛门内肿物脱出,难以复位,剧烈肿痛;起病急,红肿热痛明显,肿势局限高起,脓液稠厚腥臭,易愈。辨别阴证、阳证的要点如下。

(一)起病与病程

凡发病急、病程短者多属阳证;起病缓慢、病程较长者多属阴证。

(二)病位深与浅

凡病位在皮下或肌腠之中者多属阳证;病位在脏腑或在筋肉骨脉之中者多属阴证。

(三)色泽与温度

凡红肿灼热,红活嫩赤者多属阳证;微热或不热,甚或僵冷,色泽紫暗或皮色不变者多属阴证。

(四)肿势与高度

局部肿势高突,收束有根脚,病位局限,边界清晰者多属阳证;肿势散漫无边,根脚不收,疮形不整,溃口塌陷者多属阴证。

(五)肿块硬度

凡肿块软硬适度,溃后易消易敛者属阳证;肿块僵硬如石或柔软如棉,溃后难消难敛者属阴证。

(六)疼痛的性质

凡疼痛部位局限,灼痛、绞痛者多属阳证;患处不痛或隐痛、冷痛、酸痛、抽痛、钝痛者等多属阴证。

(七)脓血的性质

凡溃后脓出黄稠而厚、略带腥臭,或下利赤白、红多白少,或纯泻鲜血者多属阳证;脓液清稀、色淡似水,或绿黑稀薄、腥秽恶臭,或下利赤白、白多赤少、稀薄如水,或纯下血水者多属阴证。

(八)全身症状

阳证初起常伴有形寒发热、口渴、纳呆、大便秘结、小便短赤,溃后症状逐渐消失;阴证初起一般无明显症状,酿脓期常有骨蒸潮热、颧红、神疲、自汗、盗汗等症状,溃脓后更甚。

二、辨气血津液

气血津液是构成人体生命活动的物质基础,也是维持人体生命活动的基本物质。气是不断运动的、极其细微的物质;血是循行于脉中的红色液体;津液是人体一切正常水液的总称。气血津液是人体脏腑生理活动的产物,又为脏腑经络进行生理活动提供所必需的物质和能量,所以气血津液也是脏腑经络功能活动的物质基础。如气血津液的质与量或运动状态出现异常,可导致人体相关脏腑经络发生病变。气血津液异常是肛门直肠疾病的常见病理变化,因此,气血津液的辨证在肛门直肠疾病诊断中具有重要意义。

(一)辨肛肠疾病的气血异常

肛肠疾病临床常见的气血异常有气虚、气陷、气滞、血虚、血瘀、血热等。

1.气虚

肛肠疾病属气虚证者,常以少气懒言、神倦乏力、头晕目眩、自汗、排便乏力、舌淡脉弱为特征。气虚证常见于久病、重病之人,或先天不足,后天失养,或年老体弱、元气自衰者。若以脾胃气虚为主,可见腹胀纳少,食后胀甚,大便溏薄,面色萎黄,四肢乏力;若脾虚摄血无权则可见便血量多色淡;若肾气虚下元不固,则可见肛门失禁、滑泄不止,伴有神疲、耳鸣、腰酸膝软。

2.气陷

肛肠疾病属气陷证者,以大便溏泄,腹部及肛门坠胀,甚或脱肛,肛内肿物易脱出肛外而难收为特点,伴头晕眼花、少气倦怠等症。本证是气虚无力升举,应升不升反而下陷所致,为中气虚损的进一步发展,常见于先天不足、后天饮食失调,或久病失养、年老体衰之人。

3.气滞

由于情志不调或术后排气不畅,导致气机阻滞,升降失司,表现为腹胀肠鸣、大便秘结,或腹痛即泻、泻后痛减、肛门胀痛,或有内痔嵌顿。

4.血虚

肛肠疾病出现血虚证者,表现为面色淡白或萎黄无华,唇、甲色淡,头晕眼花,心悸多梦,手足发麻,大便干燥难解,舌质淡,脉细无力。此证多见于长期便血或手术过程中失血较多者。

5.血瘀

肛肠疾病有血瘀证者,常表现为疼痛和局部肿块。其疼痛的特征为痛如针刺、刀割,痛处固定不移而拒按。其肿块的特征为范围局限,质地较硬。瘀结于肛周皮下者,肿块呈青紫色,或表面有青紫斑点,按之内有硬结;淤结腹内肠腔者,触之坚硬,推之不移,病位固定。

6.血热

肛肠疾病属血热证者,常表现为便血和肿痛。其便血由热邪内炽、迫血妄行所致,具有下血暴急、量多、色深红的特点。其局部具有红、肿、热、痛俱重的特点。常伴有心烦、口渴、身热、舌红绛、脉滑数等症状。

(二)辨肛肠疾病的津液异常

肛肠在人体津液代谢中具有一定的作用,因此,肛肠功能异常可导致津液异常,而津液异常也可引起肛肠疾病。肛肠疾病常见的津液异常有大肠津亏、津液耗伤等。

1.大肠津亏

大便干结,甚者结块如羊粪,数天一行,解时困难,伴有口干咽燥、口臭、头晕、肛痛、便血、舌红少津、苔黄躁、脉细涩。大肠津亏常见于素体阴亏或素食辛辣醇酒之人。

2.津液耗伤

津液耗伤又称脱液、液耗,属津液损伤较重者。主要表现为咽干、唇舌焦裂、眼眶凹陷、皮肤干燥或枯瘪、渴欲饮水、小便短少、大便干结、气短困倦、表情淡漠、头晕目眩、下肢痿软或痉挛抽痛、形容憔悴、性情狂躁、甚者昏迷、舌红而干、脉细数无力。此证多由壮热、大汗、大泻、大吐以及燥热耗津过度所致。

第二节　常见症状

一、便血

血随大便而下,或血便夹杂,或先便后血,或单纯下血,均称便血。便血又名血便、下血、泻血、结阴等,首见于《五十二病方》,后世医家又以血之清浊而立肠风、脏毒之说,且有"近血""远血"之分。与肛门直肠有关的便血属"近血"范畴,以血出色鲜为诊断要点,是内痔、肛裂、息肉、直肠炎、直肠溃疡、直肠癌等病的共有症状。

(一)病因病机

1.中医

《证治汇补》曰:"纯下清血者,风也;色如烟尘者,湿也;色黯者,寒也;鲜红者,热也;糟粕相混者,食积也;遇劳频发者,内伤元气也;后重便减者,湿热蕴滞也;后重便增者,脾元下陷也;跌伤便黑者,瘀也;先吐后便者,顺也。"由此可见,外感毒邪、饮食不当、起居无时等均可引起肛门血络损伤,使血液从肛门而出。

2.西医

(1)引起便血的病因较常见于下列疾病。①消化道疾病:消化道肿瘤特别是大肠癌是便血的首要原因,其次是肠道息肉、肠道特异性炎症感染性疾病、非特异性炎症感染性疾病、肠道憩室病和憩室炎、肠道血管疾病(如肠系膜动脉栓塞、肠海绵状血管瘤、先天性毛细血管扩张症等)均可引起便血。②肛管直肠疾病:直肠肛管损伤、非特异性直肠炎、直肠息肉、直肠癌、痔、肛裂、肛瘘等。③全身病变:白血病、血小板减少性紫癜、血友病、维生素缺乏症、肝脏疾病、流行性出血热、败血症等。④某些急性传染病、肠道寄生虫病也可影响消化道,引起便血。

(2)根据便血的病因,其发生机制如下。①肠道肿瘤:结肠癌、直肠癌、小肠恶性淋巴瘤等可因癌组织破溃或淋巴瘤组织破溃,而表现鲜红色血便或伴有黏液与脓液的血便。小肠良性肿瘤,如平滑肌瘤、腺瘤等出血较少,但瘤体较大可引起肠梗阻。小肠血管瘤感染、破裂可引起急性大出血。②肠道炎症性疾病:如急性细菌性痢疾、急性出血性坏死性肠炎、肠结核、溃疡性结肠炎等,均是由不同病因所引起的不同部位肠黏膜的充血、水肿、糜烂、溃疡出血甚至坏死。主要表现为脓血便、血水便甚至鲜血便。③肛管疾病:痔出血是由于排便时腹压增高,导致直肠上静脉丛压力增高,加上硬粪块的直接擦损使痔破裂所致。肛裂在儿童可见由于蛲虫感染引起肛周瘙痒,抓破感染而形成,排便时剧烈疼痛伴有便血,量少而鲜红。肛瘘最常继发于肛周脓肿,少数继发于肠结核。

(二)中医辨证

便血鲜红,多因风热所致,风多挟热,热伤肠络,迫血妄行,则血下溢,故见血出如箭;若伴有口渴、便结、尿赤、舌红、苔黄、脉数者,属风热肠燥;若便血,色红稍晦,挟有黄色脂水,且伴口渴不欲饮,大便清泻,泻之不畅或肛门灼热,加之小便短赤,舌红苔黄腻者,属大肠湿热;便血色淡,日久量多,伴有头昏眼花、心悸、便结、面色苍白无华、舌质淡、脉细无力者,属血虚肠燥;便血色淡稍晦,量多,伴有纳呆、神疲懒倦、头晕目眩、便溏、面色萎黄、舌淡脉弱者,属脾气虚弱。

(三)临床表现

凡便血多而无疼痛者,多为内痔;出血而伴刀割样疼痛者,多为肛裂;小儿便血与黏液相混,且大便次数与形状明显改变者,多为直肠息肉;血与黏液相混,其色晦暗,肛门有重坠感者,有患直肠癌(锁肛痔)的可能。

(四)伴随症状

1.便血伴腹痛

便血伴腹痛见于急性出血性坏死性肠炎、肠套叠、肠系膜血栓形成或栓塞等。腹痛时排血便或脓血便,便后腹痛减轻者,见于溃疡性结肠炎、细菌性痢疾或阿米巴痢疾。排血便后腹痛不减轻者,常为小肠疾病。

2.便血伴发热

便血伴发热见于急性传染病(如细菌性痢疾、败血症、流行性出血热、钩端螺旋体病)、急性出血性坏死性肠炎、炎症性肠病等。

3.便血伴皮肤黏膜出血

便血伴皮肤黏膜出血可见于急性细菌性痢疾、流行性出血热、重症肝炎、败血症及某些血液疾病(如白血病、血小板减少性紫癜、血友病等)。

4.便血伴肝掌与蜘蛛痣

便血伴肝掌与蜘蛛痣可能与肝硬化门静脉高压有关。

5.便血伴腹部肿块

便血伴腹部肿块应考虑为小肠恶性淋巴瘤、结肠癌、肠结核、肠套叠以及炎症性肠病等。

6.便血伴里急后重、肛门坠胀、排便不尽感

便血伴里急后重、肛门坠胀、排便不尽感提示为肛门直肠疾病,见于细菌性痢疾、直肠炎、直肠癌等。

二、肛周肿痛

肛周肿痛是指肛门及其周围以疼痛、肿胀为主的一种症状,多由局部气血壅滞不通所致,多因局部经络阻塞、气血凝滞或渗出而形成。《奇效良方》记载:"若夫肠头成块者,湿也,作痛者,风也,脓血溃出者,热胜血腐也,溃成黄水者,湿热风燥也。"

(一)病因病机

1.中医

此症多因局部经络阻塞、气血凝滞或渗出而形成,其中有虚、实之分和寒、热、脓、瘀、气之别。诸邪客于经络,使血行不畅,瘀阻不通,而发生气滞血瘀,肛门发生肿痛。

2.西医

(1)发病因素。①肛门直肠及其周围炎症:如肛窦炎、肛乳头炎、肛周脓肿、肛瘘、炎性外痔、细菌性痢疾、阿米巴痢疾、溃疡性结肠炎等,当其直肠病变较重,或其炎性渗出物经常刺激肛门局部均可引起肛门直肠疼痛。②肛门直肠损伤刺激:如肛裂、肛周皮肤皲裂、肛门异物损伤,或过量摄入辣椒、烈酒等辛辣之品后,粪便中含有刺激成分等,可使肛门疼痛不适。③括约肌痉挛:如肛裂、内痔嵌顿等可引起肛门括约肌痉挛,使肛门产生剧烈疼痛。④血栓形成:如血栓性外痔、内痔血栓形成均可引起疼痛。⑤肛门直肠手术后:如痔、肛瘘术后均可引起不同程度的肿痛。

(2)发病机制:肛管齿状线以下由阴部神经所支配,其对痛觉非常敏感。由于肛周手术后创缘循环障碍,使局部原有的静脉、淋巴循环通路被破坏;创面压迫过紧,局部循环受阻,组织液滞留,导致肿痛不适;术后过早地用力排便,或粪便干燥难解,会加剧肿痛发生;局部的炎症刺激,如术中消毒不严、术后引流不畅、创口局部感染,均可发生肿痛。

(二)中医辨证

若只痛不肿,且痛如撕裂状者,多为肛裂;坠胀刺痛者属气滞血瘀型,多见于血栓性外痔、内痔嵌顿、肛周外伤;钝痛者为肛门经络阻滞,可见于肛管狭窄、骶尾部畸胎瘤;重坠灼痛者为热盛湿阻之阳证表现,可见于肛窦炎、直肠炎、外痔感染或炎性外痔;灼热胀痛且肛周肿痛高突者为湿热下注、气血壅盛之象,可见于肛周脓肿、肛瘘并发感染、肛门被异物刺伤而并发感染者,甚或会阴部坏死性筋膜炎;若灼热跳痛,是热盛肉腐成脓之象;若肛周酸胀少痛,伴有面赤颧红、低热、午后潮热盗汗者,属阴虚内热型,可见于结核性肛周脓肿;若肛周肿块坚硬如石,不痛或微痛,日久渐肿胀,时觉掣痛者,属气虚血瘀,多为肛管直肠癌的晚期之象;肛管直肠周围疾病术后1周内,因血液和淋巴液回流不畅,也会导致肛周肿胀,多属湿热或血瘀型。

(三)临床表现

1.肿痛的时间

疼痛与排便同时出现,排便后疼痛缓解,多见于肛裂、肛门狭窄、肛窦炎、混合痔外痔水肿或炎症等。

2.持续性肿痛

持续性肿痛多见于肛周脓肿、血栓性外痔、肛管癌、肛门直肠手术后并发感染、肛门外伤有异物嵌入肛门。

3.胀痛

胀痛多见于肛门内嵌入异物而不能排出、直肠黏膜下脓肿。

4.阵发性疼痛

阵发性疼痛见于直肠炎症、神经官能症、阴部神经症候群。

5.手术后的肿痛

若疼痛发生于术后,往往由于手术创面神经末梢暴露,局部循环不畅,或受到外界刺激,如粪便、分泌物、药物刺激而引起剧烈疼痛。同时手术麻醉效果欠佳,术后肛内填塞敷料过多、过紧,术后肛门水肿、血栓形成,或受到创口内异物刺激,造成肛门括约肌痉挛性疼痛。有的患者虽创面愈合,但形成瘢痕压迫神经亦会导致疼痛。

(四)伴随症状

1.发热

发热多为各种病原体感染或无菌性坏死物质的吸收所引起。

2.便血

若为肛裂、混合痔常并发有便血症状。

3.流脓

若为肛周脓肿、肛瘘常并发有流脓。

三、流脓

流脓多指肛门周围流脓,系肛周脓肿破溃或久溃不愈,脓水淋漓不尽的症状,也可以包括粪便伴随脓血的临床表现。此症常见于肛周化脓性感染、肛周囊肿、炎性外痔、肛肠疾病手术后感染、癌性病变、肠道炎性疾病等。

(一)病因病机

1.中医

中医认为流脓多为外感风热、燥火、湿邪,郁于肠胃,下迫大肠、肛门,蕴结不散,久则化热,热盛肉腐而成脓;或因过食醇酒厚味,损伤脾胃,脾气亏虚,运化失常;或年老体弱,久病大病后素体虚弱,气血不足,邪气留恋;或素体阴虚,外邪不解,郁久化热,耗伤阴液,热毒蕴结,气血瘀滞,肉腐而为脓。

2.西医

西医认为流脓系疖或(因受伤或疾病而引起的)身体上的类似损害破裂而排出脓性坏死物的过程,常见于以下几种病因。

(1)感染:肛周脓肿、肛裂感染、痔感染、会阴部手术感染、痔注射或手术后感染、产后会阴缝合后感染、前列腺或尿道手术后感染、骶尾骨骨髓炎或骨结核等。

(2)肛门周围皮肤及性传播疾病:化脓性汗腺炎、毛囊炎、肛腺炎、蜂窝组织炎、肛门尖锐湿疣等。

(3)全身性疾病:结核病、溃疡性结肠炎、克罗恩病、糖尿病、白血病、再生障碍性贫血等并发肛周脓肿。

(4)肿瘤:肛管直肠癌破溃或波及深部、平滑肌瘤、血管瘤、脂肪瘤等感染,骶骨前畸胎瘤等。

(5)外伤:枪刀伤、直肠内异物损伤后感染。

(二)中医辨证

脓水色黄、稠厚、量多、臭秽为湿热邪毒蕴结;脓水清稀、色如粉浆、臭腥晦暗则为阴虚毒恋或脾虚湿阻。临证应根据不同情况区别辨之。

(三)临床表现

观察局部脓液及皮肤状态。脓液稠黄量多,多为金黄色葡萄球菌感染所致的急性炎症;脓液色黄而臭,多属大肠埃希菌感染;脓液稀薄如米泔水样,多为结核分枝杆菌感染或体质虚弱者;脓血相混,伴有黏冻样物,应考虑溃疡性结肠炎或肛周癌变可能;皮肤红、肿、热、痛明显是急性炎症的表现;皮肤色泽不变或偏暗,无明显热、痛,多属于慢性炎症。

四、便秘

便秘是痔、肛裂、肛周脓肿、肛管直肠癌的常见症状。主要表现为便次少、排出困难,或两者兼有,多伴有腹痛、腹胀、恶心、口苦、口腻、肛痛、便血、下腹及肛门坠胀、烦躁等不适症状。据国外文献,正常排便次数一般在每周3次至每天3次。

因粪块干硬而难以排出者,多继发于便次少;若粪便并不干硬而依然难以排出者,多为盆底出口因素。应该强调,便秘不是一种独立疾病,只是一种症状,病因非常复杂,需仔细诊断,慎重处理。

中医学对便秘的记载可追溯至春秋战国时期,如《黄帝内经》就对大便难提出过指导性原则:"其下者,引而竭之;中满者,泻之以内",主张治疗便秘应"毒药攻邪,五谷为养,五果为助,五畜为益,五菜为充"。汉代张仲景在《伤寒杂病论》提出了便秘的分类:阳结、阴结、脾约,并提出了相应治法和方药,还首创了肛内栓剂——蜜煎导方。晋代葛洪则发明了灌肠术。后世在辨证治法上进一步发展,金代李杲《兰室秘藏》中的"大抵治病必究其源,不可一概用巴豆、牵牛之类下之",已经意识到治疗便秘不能专用攻下。

(一)病因病机

1.中医

中医传统藏象理论认为,食物的消化吸收依次历经胃、小肠、大肠。

胃主受纳,为仓廪之官,受纳饮食,腐熟水谷,通降为顺。胃为水谷之海,五脏之腑,所谓太仓者也。饮食入胃,经初步消化形成食糜,通降于小肠。

小肠主液,受盛化物,分清泌浊。小肠接受食糜,并停留较长时间以进一步消化,水谷精微及大量水分为人体吸收,食物糟粕则下传至大肠。在中医藏象理论中,小肠的消化功能与胃合参,当胃火炽盛时,会移热大肠。大肠热盛,煎熬津液,燥屎内结,导致便秘。

大肠主津,传导糟粕,吸收水分,为传导之官。大肠接受从小肠而来的食物残渣,进一步吸收水分,形成粪便而排出体外。当食物糟粕在大肠中停留时间过长,粪便不能及时排出,则发为便秘。

除上述受纳传输的三腑外,人的消化吸收过程还依赖于脾。脾主运化,脾主升清,消化系统统属于脾,一者运化吸收水谷精微,上输心肺,布散全身,滋养人体;二者运化水液,吸收输布水液,防止输液异常积聚,维持人体水液代谢平衡。若脾运失调,无力运化,会直接造成食物在消化道内留滞时间过长,发生便秘。此外,脾失健运,可导致消化吸收功能下降,影响全身,造成全身功能低下,同样引发便秘。

肝主疏泄,能调畅人体全身气机的升降出入,调畅情志并疏泄分泌胆汁,使人体内环境平衡有序。一旦肝气郁滞,气滞不行,影响腑气通达,则引发便秘。另外,肝经绕会阴而行,若宗筋郁闭,功能失常,可影响肛门正常排便,造成排便障碍。

肺主气,与大肠相表里,肺气闭塞,则大肠壅滞不通;肺之燥热下移大肠,则大肠津液枯涸,而成便秘。

肾为先天之本,主五液而司二便,若肾阴不足,肠道津枯,则便干难下;若肾阳不足,大肠失于温煦而传送无力,则大便留滞不通,导致便秘。

总之,便秘病位在大肠,并与脾、胃、肺、肝、肾密切相关。此外,好逸恶劳、缺乏锻炼、起居失节、痔裂畏便等都是引发便秘的原因。

2.西医

西医学认识到排便是一个由多系统参与、受多因素影响的复杂生理过程。任何造成肠蠕动减缓或排便不畅的因素,均可导致便秘。

肠蠕动减缓即为慢传输型便秘,影响因素牵涉到大肠结构、功能、肠壁神经丛、肠容积等。一般认为,食物在小肠中的通过时间仅占全肠通过时间的 1/10,所以小肠在便秘的病理过程中不占重要因素。

结肠的结构与功能直接影响结肠运动,与便秘密切相关。某些巨结肠病常导致结肠平滑肌细胞数量减少,并产生纤维化,使肠壁变薄,动力下降。结肠蠕动方式、内压力的改变、神经系统、内分泌系统等,也都会影响结肠功能。肠壁神经丛被称为"肠脑",在某些并没有巨结肠外观的便秘患者中,其结肠切除标本显示有明显的肠肌间神经丛异常。结肠容积和黏膜的吸收功能因素,则会影响肠内容物的运行方式和性状。

固态粪便平时一般储存于乙状结肠,也可能储存于降结肠,被直肠瓣和耻骨直肠肌所形成的肛直角阻挡。少数人可在直肠中存有少量粪便,但不引起便意。当乙状结肠收缩时,粪便被挤压入直肠,直肠扩张,内压上升,刺激直肠壁及盆底反射,使肛门内括约肌松弛,盆底肌、肛门外括约肌收缩,产生便意。若响应便意,放松肛门,解除盆底肌、肛门外括约肌的收缩,肛直角变平变钝,盆底下降呈漏斗状,直肠收缩,排便通道平直缩短,则完成排便。若强忍便意,盆底肌、耻骨直肠肌、肛门外括约肌主动收缩,阻止粪便进入肛管,一段时间后,直肠、结肠会适应性松弛,直肠内压下降,则便意慢慢解除,粪便可在直肠逆蠕动的作用下重回乙状结肠。上述排便反射中的任何一环受到干扰,都将引起排便障碍。

(二)中医辨证

若大便干结,腹部胀满,按之作痛,口干口臭,心烦易怒,身热溲赤,舌红苔黄燥,脉滑实者,多为实热证;若大便不畅,欲解不得,甚则少腹作胀,嗳气频作,舌淡苔白,脉细弦者,多为气滞证;若大便不畅,腹满喜按,临厕无力努挣,挣则汗出气短,面色㿠白,神疲气怯,舌淡苔薄白,脉弱者,多为脾肾气虚;若大便秘结,面色萎黄无华,眩晕时作,心悸,甚则少腹冷痛,小便清长,畏寒肢冷,舌淡苔白润,脉沉迟者,多为肾阳亏虚;若大便干结,状如羊屎,口干少津,神疲纳呆,舌红苔少,脉细数者,多为阴虚肠燥;便秘而腹满胀痛拒按,伴口臭、舌红、苔黄、脉数等,多为肠道实热证;腹满作胀、喜按,伴面色㿠白、头晕心悸、神疲乏力、舌淡、脉细无力等,多为血虚肠燥或脾虚不运。

(三)临床表现

应明确只有自然排便少于每周 3 次,或大便干硬,或大便虽不干硬而排出困难,并伴有不适症状,才能认为是便秘。

需留意粪便的物理性状。长期便秘,排便如板栗状干硬的,可能是结肠问题;软便而排出不畅,粪条细扁的,病位在直肠、盆底。

便秘不是一种独立的疾病,对便秘的诊断应力求病因诊断,而非症状诊断。接诊医师应按常规对患者进行全面、系统的检查,尤其在导致便秘的原发病相对隐匿的就诊初期。在书写病历时,"便秘"的诊断下应列出可能的病因。对一时难以明确原发病的患者,应先排除已知的重大器质性病变,只有在全面系统检查排除后,才考虑进行相关功能性检查。

(四)伴随症状

1.粪便嵌顿

粪便嵌顿也称粪便栓塞,为多量坚硬粪块留滞嵌塞在直肠壶腹,不能排出。嵌顿的粪块在细菌的分解作用下,会产生液性便糊,由粪块周围不时排出,形成假性腹泻,中医称之为"热结旁流"。粪便嵌顿可增加老年人或心脑血管疾病患者排便时猝死的风险,应及时确诊并解除之。

2.粪石

粪便中的异物在消化道内留滞过久,钙化而形成的球状坚硬粪块,称为粪石,常见于长期便秘、巨结肠、乙状结肠狭窄及结肠肿瘤患者。粪石中心多为果实、种子之类。

3.宿便性溃疡

粪便长期滞留肠腔,压迫肠黏膜,可引起结肠、直肠溃疡,普通人群少见,可见于长期营养不良、老年人、肿瘤恶病质及长期卧床者。

4.肛门疾病

痔、肛瘘、肛裂及肛窦炎等肛门疾病与便秘互为因果,多有伴发。

五、腹泻

腹泻指粪便水分及大便次数异常增加,通常 24 小时内排便 3 次以上,排便量超过 200 g,大便的性状比次数更重要。大便质地稀薄,容量和重量增多,或大便含有脓血、黏液、不消化食物、脂肪,或者为黄色稀水,气味酸臭,常伴随有排便急迫感、肛门不适、失禁等症状。腹泻是肛肠疾病的常见症状,有时是一种保护性症状,可将肠道内有毒的和刺激性物质排出体外。但是持续和/或剧烈的腹泻可使机体丧失大量水分、电解质及营养物质,从而导致脱水、电解质紊乱、酸碱平衡失调,甚至营养不良和全身衰竭。

泄泻一病,《黄帝内经》以"泄"称之,汉唐书包括在"下利"之中,唐宋以后才统称"泄泻"。古有将大便溏薄而势缓者称为泄,大便清稀如水而势急下者称为泻,现临床一般统称泄泻。本病与西医腹泻的含义相同,可见于多种疾病,属消化器官发生功能或器质性病变导致的腹泻,如急性肠炎、慢性肠炎、肠结核、肠易激综合征、吸收不良综合征等。

泄泻以大便清稀为临床特征,或大便次数增多,粪质清稀;或便次不多,但粪质清稀,甚如水状;或大便稀薄,完谷不化。常兼有脘腹不适、食少纳呆、小便不利等症状,多由外感寒热湿邪、内伤饮食情志、脏腑失调等形成脾虚湿盛而致泻。暴泻多起病急,变化快,泻下急迫,泻下量多,多为外邪所致;久泻则起病缓,变化慢,泻下势缓,泻出量少,常有反复发作的趋势,常因饮食、情志、劳倦而诱发,多为脏腑功能失调而成。

(一)病因病机

1.中医

(1)感受外邪:以暑、湿、寒、热较为常见,其中又以感受湿邪致泻者最多,因脾喜燥而恶湿,外来湿邪最易困阻脾土,以致升降失职、清浊不分、水谷混杂而下发生泄泻,故有"湿多成五泄"之说。寒邪和暑热之邪,除了侵袭皮毛肺卫之外,亦能直接损伤脾胃,使脾胃功能障碍,引起泄泻,但多夹湿邪。暑湿、寒湿、湿热为患,即所谓"无湿不成泻"。

(2)饮食所伤:或饮食过量,停滞不化;或恣食肥甘,湿热内蕴;或过食生冷,寒邪伤中;或误食不洁,损伤脾胃,化生食滞、寒湿、湿热之邪,致运化失职,升降失调,而发生泄泻。

(3)情志失调:烦恼郁怒,肝气不舒,横逆克脾,脾失健运,升降失调;或忧郁思虑,脾气不运,土虚木乘,升降失职;或素体脾虚,逢怒进食,更伤脾土,而成泄泻。

(4)脾胃虚弱:长期饮食不节,饥饱失调,或劳倦内伤,或久病体虚,或素体脾胃虚弱,不能受纳水谷、运化精微,聚水成湿,积谷为滞,湿滞内生,清浊不分,混杂而下,遂成泄泻。

(5)命门火衰:或年老体弱,肾气不足;或久病之后,肾阳受损;或房室无度,命门火衰,脾失温煦,运化失职,水谷不化,而成泄泻。且肾为胃之关,主司二便,若肾气不足,关门不利,则大便下泄。

2.西医

正常人每24小时有大量液体和电解质进入小肠,来自饮食的约2 L,来自唾液腺、胃、肠、肝、胰分泌的约7 L,总计在9 L以上,主要由小肠吸收,每天通过回盲瓣进入结肠的液体约2 L,其中90%被结肠吸收,而随粪便排出体外的水分不到 200 mL,这是水在胃肠道分泌和吸收过程中发生动态平衡的结果。如平衡失调,每天肠道内只要增加数百毫升水分就足以引起腹泻。腹泻常见发病机制如下。

(1)高渗性腹泻:在正常人,食糜经过十二指肠进入空肠后,其分解产物已被吸收或稀释,电解质渗透度已趋稳定,故空回肠内容物呈等渗状态,其渗透压主要由电解质构成。如果摄入的食物(主要是碳水化合物)或药物(主要是 2 价离子,如 Mg^{2+})是浓缩、高渗而又难消化和吸收的,则血浆和肠腔之间的渗透压差增大,血浆中的水分很快透过肠黏膜进入肠腔,直到肠内容物被稀释成等张为止。肠腔存留的大量液体可刺激肠运动而致腹泻。

(2)吸收不良性腹泻:许多疾病造成弥漫性肠黏膜损伤和功能改变,可导致消化酶、胆酸分泌不足或缺乏,使食物的分解消化发生障碍。此外,疾病还可使肠吸收而积滞减少,以及肠黏膜自身吸收功能障碍、细菌在小肠内过度生长、小肠黏膜病变、先天性选择吸收障碍等而导致腹泻。

(3)分泌性腹泻:肠道分泌主要是黏膜隐窝细胞的功能,吸收则靠肠绒毛腔面上皮细胞的作用。各种病原体感染、中毒、肿瘤及某些胃肠激素分泌增加,刺激或损伤肠黏膜,使其分泌大量的黏液,当分泌量超过吸收能力时可致腹泻。

(4)渗出性腹泻:炎性渗出物可增高肠内渗透压;如肠黏膜有大面积损伤,电解质、溶质和水的吸收可发生障碍;黏膜炎症可产生前列腺素,进而刺激分泌,增加肠的动力,引起腹泻。

(5)运动性腹泻:许多药物、疾病和胃肠道手术可改变肠道的正常运动功能,促使肠蠕动加速,以致肠内容物过快通过肠腔,与黏膜接触时间过短,因而影响消化与吸收,发生腹泻。

(二)中医辨证

1.辨轻重缓急

泄泻而饮食如常,说明脾胃未败,多为轻证,预后良好、泻而不能食,形体消瘦,或暑湿化火、暴泄无度,或久泄滑脱不禁,均属重证。急性泄泻发病急,病程短,常以湿盛为主;慢性泄泻发病缓,病程较长,易因饮食不当、劳倦过度即复发,常以脾虚为主。或病久及肾,导致命门火衰,脾肾同病而出现五更泄泻。

2.辨寒热虚实

粪质清稀如水,腹痛喜温,完谷不化,多属寒证;粪便黄褐,味臭较重,泻下急迫,肛门灼热,多属热证;凡病势急骤,脘腹胀满,腹痛拒按,泻后痛减,小便不利者,多属实证;凡病程较长,腹痛不甚且喜按,小便利,口不渴,多属虚证。

3.辨泻下之物

大便清稀,或如水样,气味腥秽者,多属寒湿之证;大便稀溏,其色黄褐,气味臭秽,多为湿热之证;大便溏垢,臭如败卵,完谷不化,多为伤食之证。

4.辨久泻的特点

久泻迁延不愈,倦怠乏力,稍有饮食不当或劳倦过度即复发,多以脾虚为主;泄泻反复不愈,每因情志不遂而复发,多为肝郁克脾之证;五更飧泄,完谷不化,腰酸肢冷,多为肾阳不足。

(三)临床表现

健康人每天解成形便 1 次,粪便量不超过 200~300 g。腹泻指排便次数增多(每天>3 次)、粪便量增加(每天>200 g)粪质稀薄(含水量>85%)。腹泻超过 3~6 周或反复发作,即为慢性腹泻。腹泻应与肠运动过快所致的排便次数增多和肛门括约肌松弛失禁区别。

(四)伴随症状

引起腹泻的病症很多,症状与变化也较复杂,有必要进一步结合伴随症状相鉴别。

1.腹痛

应首先仔细询问腹痛的性质、部位。痛在脐周,便后不得缓解,而在餐后可诱发者,常为小肠病变;病在脐以下,排便后缓解,常为结肠病变;直肠疾病常位于左下腹,肛门疾病多位于肛管及肛门周围;急性腹痛多考虑阑尾炎、部分肠梗阻、溃疡性肠炎;伴有呕吐,多见于食物中毒、肠变态反应性疾病;腹部隐痛多见于结肠癌、克罗恩病、功能性肠病等。

2.发热

伴随发热时多考虑急性感染性疾病,如急性细菌性痢疾、伤寒、副伤寒等。

3.里急后重

里急后重可见于急、慢性痢疾,直肠癌,溃疡性肠炎,性病淋巴肉芽肿等。

4.贫血、体重减轻、腹部包块

贫血、体重减轻、腹部包块多见于器质性病变,如消化系统肿瘤。

六、瘙痒

瘙痒又称肛门瘙痒,一般可分为原发性瘙痒和继发性瘙痒两类,是指肛门及肛周皮肤因受刺激产生痒感,常需搔抓者。《五十二病方》称之为"朐痒"。临床常见于肛门瘙痒症、肛门湿疹、肛门尖锐湿疣、肛瘘等疾病。

(一)病因病机

1.中医

中医认为本病为风、湿相互为病,风邪浸淫肌肤,湿邪下注肛门,营卫不和,皮肤受损;或肛周肌肤营卫空疏,肌表不固,营血不足,血虚生风,血分生热,则形成慢性病损。故有"血虚则生风,风聚则发痒"之说。

2.西医

西医认为瘙痒是一种自觉症状,其机制尚不明确,病因有全身性及局部性因素两方面。

(1)全身性因素。①内分泌和代谢性疾病:糖尿病、甲状腺功能减退、痛风、妇女及男性更年期等。②肝肾疾病:梗阻性胆管疾病、胆汁性肝硬化、慢性肾盂肾炎及肾小球肾炎所致的慢性肾衰竭。③血液病:缺铁性贫血、红细胞增多症等。④胃肠疾病:慢性及急性腹泻、便秘、胃肠功能紊乱等。⑤恶性肿瘤:霍奇金淋巴瘤、胃癌、肠癌、白血病等。⑥寄生虫:血吸虫病、钩虫病、蛔虫病、蛲虫病。⑦神经和精神疾病:神经衰弱、焦虑症等。⑧药物:如可卡因、吗啡、砷剂、某些维生素、口服避孕药等。⑨食物:对某些食物,如鱼、虾、鸡蛋等的变态反应;酒类、辣椒、芥末、大蒜等对直肠黏膜及肛门皮肤的刺激。⑩其他:某些原因不明的肛门发痒,可能与遗传或知觉异常敏感有关。

(2)局部性因素。①皮肤病变:肛门湿疹、神经性皮炎,各种疣、癣、性病,皮肤、汗腺、皮脂腺分泌的脂肪、蛋白质堆积,粪便留附肛周皮肤皱襞、接触异物(动物毛发、植物细毛、玻璃纤维、干硬纸张及油墨等),刺激皮肤引起瘙痒。出汗过多亦常致肛门发痒。②肛门直肠及会阴疾病:痔、肛裂、肛瘘、肛窦炎、肛乳头肥大、直肠脱垂、直肠炎、息肉、直肠癌;阴道炎、阴道分泌物、女性尿道炎、前列腺炎等。③环境因素:肛门经常摩擦,冬季因皮脂分泌减少而干燥皲裂,夏季高温多湿妨碍汗液发散,均可使肛门发痒。④皮肤寄生虫及感染:疥螨、阴虱、霉菌、滴虫感染。⑤手术后创面愈合期发痒:主要由于创面肉芽组织生长,创面内血管相互交通而致,一般属生理现象。

(二)中医辨证

肛门瘙痒不外乎风,但有风热、风湿、血虚生风之别。临床辨证应分清虚实,虚者多为阴血亏虚,实者多为风、热、湿邪郁阻。其他如虫蛀、痔、肛瘘等引起的肛门瘙痒,则应针对其致病原因进行治疗。

(三)临床表现

病起短暂,肛门皮肤潮湿红润,有粟粒样丘疹,散在或密集成片,局部渗液,痒感较重者为肛门湿疹。病久皮肤肥厚粗糙,色素沉着,弹性减弱,或呈苔藓样改变,奇痒难忍,更有甚者搔抓揉搓不得解,为肛门瘙痒症。肛门作痒,夜间尤甚,有时可在肛周见细小白虫,为肛门蛲虫病。肛门脓水或分泌物刺激一般瘙痒较轻。

第三节 治 疗 方 法

一、内治法

内治法临床大多应用于初期的肛门疾病,如内痔、外痔发炎及年老体弱兼有其他严重疾病的患者(如肝病、肾病、心脏病、肿瘤等),或者是肛裂、肛周脓肿、瘘管发炎期,包括所有的肛门急性感染的初期。内治法总体可概括为消、托、补三大法则,临床上根据病势的不同情况而灵活掌握。

(一)治疗法则

1.消法

该法常应用于疾病的早期阶段,因病邪初犯,邪盛正实,应用消散驱邪药物以消肿驱邪。消法常用于肛周脓肿早期脓未成之时,同时还可运用于内痔嵌顿、炎性外痔、血栓性外痔等。

2.托法

该法常应用于疾病的中期阶段,采用透托和补托的药物扶正祛邪,使毒邪移深就浅,使扩散局限。托法又可分为透托法和补托法。透托法适用于邪盛正不虚者;补托法适用于邪毒炽盛、正气已虚者。应用托法须先辨虚实,正实不可以补,正虚不可言透,以免犯"虚虚实实"之戒。

3.补法

该法常应用于疾病的后期阶段,运用补虚扶正的药物以补益气血,恢复正气,助养新生。补法常用于肛周脓肿溃后日久不愈、肛门直肠疾病术后、直肠黏膜脱垂等。正盛邪实者忌用补法,正虚邪退者方可专补。

(二)内治法的具体应用

上述消、托、补3种方法,是治疗肛肠疾病内治法总的治疗原则。由于致病因素、发病原因不同,病势轻重不一,所以在具体运用上述 3 个总的治疗原则时,治法又多种多样。

1.清热凉血

此法适用于风热肠燥的内痔和肛裂便血、血栓性外痔初起等。方用凉血地黄汤或槐角丸加减。

2.清热利湿

此法适用于湿热下注的肛周脓肿、肛窦炎、肛裂、肛门湿疹、炎性外痔等。方用萆薢渗湿汤或龙胆泻肝汤加减。

3.清热解毒

此法适用于热毒炽盛的肛周脓肿、炎性外痔、内痔嵌顿等。方用黄连解毒汤或仙方活命饮加减。

4.益气养血

此法适用于素体气血不足或久病气血虚弱的内痔、肛瘘、肛周脓肿溃后日久不愈或肛门直肠疾病手术后。方用八物汤或十全大补汤加减。

5.清热通腑

此法适用于热结肠燥便秘的内痔、外痔、肛周脓肿、肛裂等。方用大承气汤或脾约麻仁丸加减。

6.活血化瘀

此法适用于气滞血瘀或瘀血凝结之外痔等。方用活血散瘀汤加减。

7.润肠通便

此法适用于阴血不足或血虚津乏之便秘者。方用润肠汤或五仁汤加减。

8.补中益气

此法适用于中气不足、气虚下陷、升举无力的直肠脱垂、内痔脱出等。方用补中益气汤加减。

9.滋阴清热

此法适用于阴虚湿热下注的肛瘘、肛周脓肿等。方用滋阴除湿汤加减。

10.温经散寒

此法适于体虚、寒痰凝结的肛瘘、肛周脓肿等。方用阳和汤加减。

以上各种内治疗法,虽各有其适应证,但肛肠疾病病情的变化错综复杂,在具体运用时需数法合并使用。因此,治疗时应根据全身和局部情况,病程阶段,按病情的变化和发展,抓住主要矛盾,辨证选方用药,才能取得满意的治疗效果。

二、外治法

肛肠疾病的外治法是运用手术和一定的器械,配合使用药物等,直接作用于体表的病变部位,以达到治疗疾病的目的。与内治法相比,外治法在肛肠疾病中是主要的治疗手段。此法可以配合内治法提高治疗效果,缩短疗程。外治法的运用必须同内治法一样,进行辨证施治,以疾病的不同发展过程和性质,使用不同的治疗方法,大致归纳为药物疗法、手术疗法、其他疗法等。

(一)药物疗法

1.熏洗法

该法是指将药物水煎或用开水浸泡后,利用蒸汽熏蒸,熏后进行患部洗浴的一种治疗方法,又称"坐浴法"。熏洗法在临床运用十分广泛,疗效显著,除了具有局部清洁作用外,还有疏通腠理、清热解毒、消肿止痛、活血通络、祛风燥湿、杀虫止痒、生肌敛疮等作用。

熏洗法适用于肛门直肠疾病急性发作期、局部肿痛、肛门皮肤病、肛门直肠疾病术后、直肠脱垂等。常用的熏洗配方有苦参汤、五倍子汤等。常用药物如蛇床子、苦参、黄柏、苍术、防风、五倍子、地肤子、金银花、红花、当归、马齿苋、芒硝、赤芍、虎杖根等。一般每天2次,早晚或便后进行,每次10～15分钟。

2.塞药法

该法是指将外用膏剂(或软剂)和栓剂纳入肛门的一种治疗方法。由不同药物制成的膏剂(或软剂)和栓剂纳入肛内,在体温的作用下,在直肠下段的肠腔内自行溶化,经黏膜吸收后直接作用于患处。此法具有清热解毒、消肿止痛、止血通便、生肌收敛等作用。

塞药法适用于各种肛门直肠疾病或肛门直肠疾病术后。常用的有消痔膏、黄连膏、痔疮栓等。每天1～2次,每次1枚,在便后及熏洗后使用,使用前在肛门内外涂少量的膏剂疗效更佳。塞药时要轻柔,避免损伤肠壁和引起疼痛,如术后塞药更应注意。

3.敷药法

该法是指运用各种膏剂、散剂等直接涂抹于患处的一种治疗方法。此法具有清热解毒、活血消肿、除湿止痒、止痛止血、生肌收敛等作用。

敷药法适用于各种肛门直肠疾病局部肿痛、皮肤潮湿、溃烂瘙痒,以及术后常规换药等。常用的膏剂有九华膏、金黄膏、红油膏、青黛膏、生肌玉红膏等;常用的散剂有金黄散、青黛散、九一丹、八二丹、枯痔散、止血散、白及散、生肌散等。

4.灌肠法

该法是指将配置的药液借助灌肠器灌入肛门直肠内,以达到治疗目的的一种治疗方法。一般根据药液在肠腔中存留时间,可将此法分为清洁灌肠和保留灌肠2种。

清洁灌肠灌注量较多,反复灌洗直至排出物为清水样无固体状粪块,适用于肛门直肠疾病手术前或内镜检查前的肠道准备,灌肠液常用生理盐水、医用液体石蜡等。保留灌肠灌注量一般较少(<150 mL),且在肠腔内停留时间较长,并经黏膜吸收而起清热解毒、活血化瘀、止血止痛等作用,适用于结直肠炎性疾病、肛窦炎、大肠肿瘤等,灌肠液为中药煎剂、散剂等。灌肠时注意灌肠液的温度应严格控制在38 ℃左右,以避免烫伤肠黏膜。

(二)手术疗法

对于较为严重的肛肠疾病,经内治、外治等保守治疗无效时,可采用手术方法治疗。虽然手术疗法是目前治疗肛门直肠疾病的主要方法之一,但因其对人体有一定程度的损伤,如处理不当可引起并发症和后遗症,所以应注意严格掌握适应证。

1.结扎疗法

该法是最具代表性的传统治疗痔的方法,迄今已有近千年的历史。结扎疗法是用丝线结扎于患处,使患处局部血液供应阻断,造成缺血性坏死,直至脱落,从而达到治疗目的。此法又分为单纯结扎、贯穿结扎、套扎等数种,主要适用于Ⅱ度内痔、Ⅲ度内痔、低位直肠息肉、肛乳头肥大等的治疗。临床上常与注射、外剥等方法结合运用,疗效确切。

2.枯痔疗法

枯痔疗法是一种传统的治痔疗法,主要是将枯痔钉或枯痔散插入痔核内或涂抹于痔核表面,使痔核干枯、坏死、脱落,从而起到治疗作用。枯痔法又分枯痔散疗法、枯痔钉疗法,其中所用的药物又有含砒和不含砒的不同,主要适用于Ⅱ、Ⅲ度内痔与混合痔的内痔部分。本方法在运用时病程较长,疼痛较剧,个别患者有出血现象,使用时应注意观察。

3.注射疗法

注射疗法是将配置的药液注入痔核内使痔核萎缩或坏死,从而起到治疗作用。注射疗法分为硬化萎缩法和坏死枯脱法两种。其中前者主要适用于内痔、混合痔的内痔部分和直肠脱垂等,目前临床常采用此法,常用药液如消痔灵注射液、1%～4%明矾注射液、5%鱼肝油酸钠等;后者仅适用于内痔,由于术后出血较多,临床已经极少运用,常用药物包括内痔枯脱油、10％氯化钙等。

4.切开疗法

该法是一种将组织或脓肿按一定规律用手术刀给予切开,使病变部位引流通畅,从而达到治疗目的的方法。此法主要适用于肛周脓肿成脓期、肛瘘管壁期、肛窦炎等。切开时应当注意避免切开附近重要的血管、神经、关节、肌肉等组织,以免损伤和造成难以挽回的后遗症;脓肿引流时应注意引流通畅,肛门部位多采用放射状、弧形切口,术中应彻底打开脓腔间隔,避免复发。

(三)其他疗法

1.针灸法

针灸治疗肛门直肠疾病有着悠久的历史,具有行气止痛、活血化瘀、清热解毒、温经散寒、补气升提等功效。此法包括体针、耳针、挑治、穴位注射和埋藏等方法。

(1)体针:实证多用强刺激手法,即泻法;虚证则宜用补法。常用穴位有承山、长强、八髎、足三里、百会、气海、关元、三阴交、阴陵泉、肾俞、中脘等。

(2)耳针:肛门直肠疾病在耳轮上常能够找出反应点,耳针具有清热消肿、止血通便等作用。耳钉法常用穴位如大肠、直肠、肛门、皮质下、神门等。

2.挑治法

该法是在人体特定的部位(即对应的痔点)上挑破或放血,从而达到治疗痔目的的一种传统治疗方法。如上唇系带处有白色滤泡,局部消毒后用三棱针将其挑破或适当放血,按压止血;背部找出痔点,局部消毒后以三棱针挑破痔点处皮肤,再向深层挑刺,挑断部分白色纤维,局部盖贴敷料,具有清热消肿、止血通便等作用。此法主要适用于嵌顿痔、外痔水肿、便血等。

3.穴位注射和埋藏

该法为中医传统的治疗方法,即在足三里穴位注射维生素 B_1、长强穴埋置羊肠线等。此法主要适用于各期痔、肛裂、便血、手术后创口难愈等。

其他如冷冻疗法、激光疗法、微波疗法等,可根据病情不同阶段选择运用。

第五章

肛肠疾病的围术期管理

第一节 术 前 准 备

一、心理准备

一般患者对手术均有顾虑,如手术是大手术还是小手术、能否成功、手术是否打麻药、术后是否疼痛、术后是否复发等。因此,医务人员必须耐心、细致地做好患者术前的思想工作,以极高的责任感和高度负责的精神对待患者,使其消除顾虑。

医师术前应进行详细的病例讨论,选取最适合患者的手术方案,并将手术的必要性和可行性以及手术方式、可取得的效果、手术的危险性、可能出现的并发症及预后等,向患者家属或患者本人交代清楚,得到患者家属或患者本人的理解和认同。并对手术前后的一些特殊要求,如饮食、体位、二便、引流管、尿管等交代清楚,取得患者及家属的配合,提高患者战胜疾病的信心。

二、患者全身情况准备

(一)病史和体检

医师应详细了解患者病史,对患者的局部情况和全身情况有充分的了解,掌握病变局部的范围、大小及与周围组织或器官的关系。应于术前完成有关实验室检查,确定临床诊断,明确手术的适应证和禁忌证。医师重视患者的全身情况,如是否有高血压、心脏病、糖尿病、肺功能不全、贫血、血友病、凝血机制障碍、肝硬化、性病等,并在术前给予充分的纠正。如果忽视了这些问题,轻者影响手术效果,重者可能危及患者生命。

(二)辅助检查

对于一般肛门会阴部手术应作血常规、尿常规、粪便常规、凝血、传染病、X线、心电图等检查。对于结直肠或肛门较大手术应作肝、肾功能检查,电解质检测及血型确定。对于年龄较大的患者、怀疑有结直肠肿瘤者应行结肠镜或钡灌肠等检查。肠道恶性肿瘤患者手术前后可作肿瘤标记物检查,对检测手术的彻底性及手术后是否复发可能有帮助。部分结直肠肿瘤的患者怀疑有肝转移等情况时,可行CT检查或MRI检查。

(三)休息

根据病情对患者进行分级休息。病情严重者如重度感染、大出血、重度贫血、休克等,应限制患者下床活动和任何过多运动,实行一级休息。病情较重者如严重贫血,手术后应限制其下床活动,实行二级休息。如患者一般情况良好,术后恢复期可做适当活动,但要避免活动过度,实行三级休息。

(四)饮食

肛门直肠一般手术术前对患者不限制饮食或少渣饮食。在临床上可根据手术种类和患者的不同情况具体安排。术后饮食如常,鼓励患者多吃富含纤维素饮食,如蔬菜水果、粗粮等,以利于粪便的排出。

(1)直肠脱垂手术前一天禁食或少渣饮食。

(2)肛门成形术、骶前囊肿和复杂性肛瘘者,术前两天进流食或半流质饮食,利于控制大便。

(五)手术区的准备

手术前一天患者应沐浴、洗头、修剪指甲、更换内衣、剔除手术区的毛发,可将手术区用温皂水擦洗,涂以75%的酒精,手术当天再重复一遍。

(六)肠道准备

1.灌肠

门诊手术一般术前可以不灌肠,仅嘱患者排空大、小便即可。住院手术一般多是较大手术,术前应先作常规灌肠准备,并根据手术种类的要求不同选用不同的灌肠方法。

(1)一次性灌肠:对于痔、肛瘘、直肠脱垂、肛裂等肛门部手术,适宜在手术的当天早晨常规灌肠1次。用肥皂水500～1 000 mL,可以达到清洗肠道粪便的目的;也可用生理盐水灌肠,但要注意不可停留时间过长,以免水分被肠道吸收。

（2）清洁灌肠：对较大而复杂的手术，如直肠脱垂注射术、肛门成形术、骶前囊肿、肛门直肠狭窄、结肠手术、缝合创口手术要求肠道清洁时，应清洁灌肠。常用生理盐水反复灌肠，直到液体内无粪渣为止。

2.服用药物

有些手术为了减少肠内感染、保持创面清洁、为手术创造良好条件，可服用抗菌药物。

第二节　手术麻醉

一、局部麻醉

局部麻醉是用药物暂时阻断身体某一区域神经传导的麻醉方法，简称局麻。具体方法是将麻醉药物注射于肛门周围皮下组织及两侧坐骨肛门窝内，用以阻滞肛门神经，使其传导消失，达到肛周麻醉的目的。

（一）适应证和禁忌证

局部麻醉适用于痔、肛裂、单纯性肛瘘、直肠脱垂、肛乳头肥大、浅部肛周脓肿等手术，要严格注意无菌操作。对较大肛周脓肿、复杂性肛瘘和直肠深部手术等均不宜使用局部麻醉。

（二）常用麻醉药物

常用局部麻醉药物有利多卡因，浓度为 0.25％～0.50％，一次用量最多不超过 0.4 g；丁哌卡因 0.25％，15 mL，一次用量不得超过 0.1 g；普鲁卡因，常用浓度 0.5％～1.0％，一次用量 10～30 mL，每小时用量最多不超过 1 g。

（三）操作方法

在肛周常规消毒后，做肛周局部浸润麻醉。局部麻醉常用梭形麻醉法，即在肛周6点、3点、9点处，距离肛缘 0.5～1.0 cm 用一般注射针头接 5 mL 注射器，内装 0.5％～1.0％利多卡因 5 mL，左手扶住注射针头和注射器，将针头斜面紧贴皮肤，针身倾斜几乎与皮肤平行。在针头逐渐向皮肤推压的同时，右手推注麻醉药物。此时皮肤上出现色白、上带橘皮样小凹点的皮肤小泡，这就是皮丘。每个皮丘以直径 0.5～1.0 cm 最合适。下一步局麻药注射针就从皮丘处徐徐刺入，这样可以减轻患者的疼痛。

如果是较深的肛周脓肿和肛瘘做深部浸润麻醉时,可用左手示指放入肛门内作引导进针,勿使针刺穿肛管,另一手持有麻醉药物的注射器进针注药。每处注射药量为 3～5 mL,每侧总量不宜超过 10 mL。为使麻醉时间延长、减少出血,可于每 10 mL 麻药中加入 0.1% 肾上腺素 1 滴,对高血压、心脏病患者慎用。

若较单纯的疾病如血栓性外痔、炎性外痔、肛乳头肥大或乳头状纤维瘤等,可在病变基底周围注射少量局麻药物,即可达麻醉目的,进行手术。对于麻醉效果不充分,或重点手术区域可适当多注射麻醉药物。

(四)注意事项

(1)速度宜慢不宜快。

(2)年老体弱或心脏功能较差者麻醉药物浓度需低。

(3)天气较冷时,麻醉药物浓度稍高;天气热时,麻醉药物浓度稍低。

二、骶管阻滞麻醉

骶管阻滞麻醉是肛肠科常用的麻醉方式,也是硬膜外阻滞麻醉的一种。此法是以骶管裂孔为穿刺进针的标志点,将麻醉药物注入骶管腔内,阻滞骶、脊神经的一种麻醉方法,因骶管裂孔正是针灸学中督脉腰俞穴的位置,临床又称之为腰俞麻醉,此法最早应用于术后封闭止痛,之后广泛用于肛肠科手术。特点是操作简便,安全性高,最适用于肛门会阴部手术。但由于骶管裂孔在解剖学上变异较多,有时因定位不准,穿刺不顺利,造成麻醉不理想。

(一)适应证与禁忌证

骶管麻醉适用于肛门、肛管、直肠下段及会阴部的各种手术,如内痔、外痔、肛周脓肿、肛瘘、肛裂、直肠脱垂、肛门畸形、直肠阴道瘘、直肠前突等。对于穿刺部位感染、凝血机制障碍、应用抗凝剂、解剖标志不清等情况不适用。

(二)常用麻醉药物

(1)1%～2% 利多卡因 10～20 mL。

(2)0.25%～0.50% 的丁哌卡因 10～20 mL。

手术时间长者,可于每 100 mL 麻醉药物中酌情加入 0.1% 肾上腺素 4～6 滴,高血压、心脏病患者禁用。

(三)操作方法

患者取侧卧位,双腿尽量向腹部屈曲,将骶部突出,术者以中指触到尾骨尖,沿中线向上摸,可触及骶骨末端呈"V"或"U"形的凹陷,即骶管裂孔。骶管裂孔中心与髂后上棘连线呈一等边三角形。另外,髂后上棘连线相当于第 2 骶椎水平,是硬膜囊终止的部位,骶管穿刺时,针尖不能超过此连线位置,否则有误入蛛网膜下腔,发生全脊椎麻醉的危险。

在穿刺点用 20~22 号穿刺针垂直进入皮肤,当穿过骶骨韧带时有阻力消失感,稍进针抵达骶管前壁,此时将针放平几乎与骶骨轴线平行,再进针 1~4 cm,接上注射器,抽吸无回血即可注药,如果抽出脑脊液或血液,都不应该注药以免发生麻醉药物中毒。但目前多采用简化骶管阻滞麻醉,这种阻滞麻醉已很少应用。

(四)注意事项

(1)确认骶角的正确位置是关键。

(2)骶管穿刺进针的方向如果与皮肤角度过小,即针体放平,针尖必触到骶管后部受阻,若角度过大,针尖常触及前壁。穿刺中如遇到坚硬的骨质,不宜用暴力,应退针少许,再调整针体,倾斜角度进针,以免引起剧痛及损伤骶静脉丛。

(3)穿刺中反复抽吸以测试麻醉平面是保障。

(4)穿刺针细短为宜,进针宜浅不宜深。

(5)利多卡因浓度以 1‰,容量以 20 mL 为宜。

(6)骶管内有丰富的马尾神经和静脉丛,穿刺时如损伤神经或是药物注入血管,可引起中毒,出现烦躁、心慌、头昏、耳鸣等症状,此时应立即停止给药,让患者平卧,吸氧,一般在 15 分钟内症状消失,无须特别处理。严重时可于静脉分次少量注入地西泮 10~20 mg 或者硫喷妥钠 50~100 mg。

三、简化骶管阻滞麻醉

简化骶管阻滞麻醉也是经骶管裂孔注药,适用于直肠、肛门、会阴部手术。麻醉时,药物仅仅注入骶管腔内,也就是硬膜外腔的下部,实际上就是低位硬膜外麻醉。该处的骶管腔内已经没有蛛网膜下腔,因此不会误刺而发生麻醉意外,比较安全。麻醉药物注入骶管腔内使骶神经传导阻滞而发生麻醉,术中无痛,肛门括约肌松弛,便于手术操作,是肛肠科常用的麻醉方法。

(一)适应证与禁忌证

肛门、肛管和直肠下端手术均可采用,其他同"骶管阻滞麻醉"。

(二)常用药物

1.0%~1.5%的利多卡因 20 mL;2%利多卡因 10 mL;0.5%丁哌卡因 10~20 mL。

药物一般在临床上选用利多卡因,取其潜伏期短,药液在注射时弥散广、通透性较强等优点。利多卡因溶液一次最大剂量以不超过 400～500 mg 为宜。注药时先注入 3～5 mL,相隔 5 分钟后,若无脊髓麻醉征象出现即可注入药液。5～15 分钟开始麻醉,药效持续 60 分钟左右。

为延长麻醉时间亦可加入 0.1％肾上腺素 1～2 滴,高血压、心脏病患者禁用。

(三)操作方法

患者取俯卧位或侧卧位,两块臀肌之间塞入纱布,以免消毒液流入肛门会阴。在麻醉区域做常规消毒,铺巾。麻醉时术者站在患者一侧,面向臀部。骶管裂孔的两旁,由第 5 骶骨的关节突形成 2 个突起,能隔着皮肤触到即是骶角,骶角位置在骶管裂孔两旁,是骶管麻醉时进针的最好界标。摸出两侧骶角,各画一个"×"记号或用拇指尖压一个痕迹,骶管裂孔即在骶角之间的地方。摸不清骶角时可先摸清尾骨尖,顺尾骨尖的中线向上 5.0～6.5 cm 即是骶管裂孔位置。

穿刺时,在骶管裂孔两旁做的两个"×"号的正中间作一皮丘,而后浸润骶尾韧带等深部组织,直达骨膜外表。皮下浸润的剂量宜小,否则易使骶角骨性标记摸不清,使穿刺定位有困难。穿刺时,右手持注射器,左手固定针体,由皮丘内刺入,针体先与皮肤呈垂直刺至骨膜后,将针体向尾椎方向倾倒,与皮肤呈 45°角。

当针尖通过骶尾韧带后,则有阻力骤然消失的感觉(即落空感),表明针尖已进入骶管腔。此时,用盛生理盐水的注射器测试有无阻力,或注入少许气体观察是否有负压,此后穿刺再推进时一定要顺着骶管的弧度,针体进入骶管不宜过深,一般以 3.0～4.5 cm 为宜。身体的胖瘦、皮下脂肪的厚薄均应在穿刺时加以考虑。小儿更应浅些,以免误入蛛网膜下腔,针蒂接上盛有药物的注射器后,一定要回吸,无血液和脑脊液才可以开始注药。如果穿刺正确,针尖在骶管腔内,注射药物时阻力极小。骶管麻醉给药方式与硬膜外阻滞相同,先注试验量,然后分次注入其余药量。

临床上骶管麻醉的失效除与穿刺技术有关外,还有解剖上的原因。

(1)骶管裂孔长约 19.8 mm,宽约 15.9 mm,但有少数人(5％)骶管裂孔的开口只有 2 mm 宽,针尖不容易寻找,穿刺就有困难。

(2)骶管裂孔外形不一,多数是呈钝角三角形,少数却有畸形。这就使穿刺针从骶管裂孔进入后,又从它孔出来,影响麻醉效果。

(3)骶管裂孔的位置也有差异,有的裂口在第 4 骶椎,有的位置更上或更下。

(4)椎管的前后壁之间带有纤维组织带,在骶腰部这种组织较为显著,骶管麻醉的效果不佳,很可能与这种结构有关。所以在临床操作时,回吸时见脑脊液、血液及上述个别情况时,可改用其他麻醉法。

(四)注意事项

有 15％的患者骶管裂孔畸形闭锁,骶骨韧带骨化可致使穿刺失败。穿刺针应垂直刺入以防穿过硬脊膜发生意外,注药时回抽无血方可注药,穿刺部位有感染时,不能操作。同时应该注意注入麻醉药物的总量,儿童按体重每千克计算,而且 12 岁以下小孩对麻醉药物敏感,容易发生中毒,应注意。该法麻醉不良反应与骶管阻滞麻醉相同。

四、鞍区麻醉

鞍区麻醉简称鞍麻,是蛛网膜下腔麻醉的一种,麻醉平面低,只阻滞支配会阴及肛门部的神经,是对患者生理影响比较轻的脊髓麻醉方法。

(一)适应证与禁忌证

鞍区麻醉适用于肛门会阴部要求肛门括约肌极度松弛的痔、肛瘘、肛周脓肿、肛门成形术等。对妇女妊娠期、10 岁以下小儿、肾功能不全者应该慎用。对中枢神经性病变感染(败血症、菌血症等)、心血管系统病变(如高血压)、脊柱畸形或损伤等,均不宜采用此种麻醉。

(二)常用药物

普鲁卡因 150 mg,加生理盐水 3 mL 或脑脊液 3 mL,混匀后注入 0.7～2.0 mL 到蛛网膜下腔。

丁卡因溶液:将 1％丁卡因 1 mL、1％葡萄糖 1 mL、3％麻黄碱 1 mL 混匀后注入 1.5 mL 到蛛网膜下腔。

(三)操作方法

患者取坐位,姿势具体见图 5-1,在 $L_{3\sim4}$ 或 $L_{4\sim5}$ 棘突间刺入蛛网膜下腔后,针头开口向下,1 分钟内将麻醉药物注射完,维持坐位 1 分钟后,阻滞平面基本上固定不变,再改变为手术体位。若用普鲁卡因则是在 5～6 分钟后,麻醉平面基本固定不变。

(四)注意事项

麻醉前应尽可能避免使用能降低血管系统代偿功能的药物,如氯丙嗪、利血平等。药物注入蛛网膜下腔后,随着脑脊液移动弥散,麻醉平面不易控制。麻醉后常有头痛、尿潴留发生。

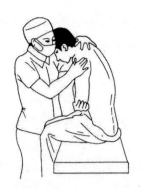

图 5-1　鞍麻时患者的体位及助手扶持患者的姿势

五、蛛网膜下腔阻滞麻醉

蛛网膜下腔阻滞麻醉又称腰麻,借助穿刺将麻醉药物通过脊椎间隙注入蛛网膜下腔,是椎管内麻醉的一种。

(一)适应证

蛛网膜下腔阻滞麻醉适用于下腹部、盆腔、肛门、会阴部及下肢的手术。

(二)常用药物

此类麻醉常用药物为普鲁卡因、利多卡因、丁卡因和丁哌卡因。

(三)操作方法

患者取侧卧位,背部靠近床边与床垂直,屈髋屈膝,双手抱膝,头尽量向胸前屈曲,腰背尽量向后突出,使棘突间隙张开,便于穿刺。取 $L_{3\sim4}$ 棘突间隙或向上向下移一个间隙,可以直入或者旁入,要体会针尖的阻力变化,通过黄韧带时有阻力消失落空感,继续推进会有第 2 个落空感,提示已经穿过硬膜与蛛网膜,进入蛛网膜下腔,如果进针较快,可以只有 1 次落空感。侧方刺入法可以避开棘上韧带,适用于老人、肥胖者、有畸形或者棘突间隙不清者。进入蛛网膜下腔后,拔出针芯有脑脊液流出,如未见流出应该重新穿刺或者另换间隙。

腰麻中阻滞平面高于 T_4 为高平面,$T_{4\sim10}$ 为中平面,达到或者低于 T_{10} 为低平面麻醉。在注药 5～10 分钟内进行调节,麻醉平面越高范围越广,注药速度越快范围越广。

(四)注意事项

术中常见不良反应有血压下降、心率减慢、呼吸抑制、恶心呕吐等。术后可有头痛、尿潴留、化脓性脑脊髓膜炎、脑神经麻痹、粘连性蛛网膜炎、马尾神经综合征等。腰麻后头痛常为低压性头痛,原因是穿刺时刺破硬脊膜或者是蛛网膜,脑脊液从穿刺孔漏入硬膜外腔,导致颅内压降低。腰麻后可以平卧休息,用腹带捆紧腹部,在硬膜外腔注入生理盐水、右旋糖酐、5%的葡萄糖注射液 15～30 mL。

六、硬膜外麻醉

硬膜外麻醉是将麻醉药物注入硬脊膜外腔,使部分脊神经暂时麻醉,躯干某一截段的痛觉消失。

(一)适应证

此种麻醉方法适用于手术时间长的患者,如行直肠癌、骶前囊肿和肛门括约肌成形术等。

(二)常用药物

麻醉前 1～2 小时,给患者口服苯巴比妥或戊巴比妥 0.1 g,必要时酌情给地西泮 5～10 mg,口服。常用麻醉药物有 1.0%～1.5%利多卡因,用量达 400 mg。目前临床上最常用的是短效和长效的局麻混合液,如 1.66%利多卡因和 0.166%丁卡因混合液、1%利多卡因和 0.15%丁卡因混合液。

(三)操作方法

患者取侧卧位,下腹部手术在 T_{12}～L_2 椎体间穿刺。会阴部手术在 $L_{3～5}$ 椎体间穿刺。此时麻醉者最好取坐位,患者两臂紧抱双腿,弯背。

穿刺针进入硬膜外腔后,有负压和回吸现象,再放入导管注入 1.0%～1.5%利多卡因 5 mL。待 5 分钟后,如无腰麻现象,再注药 10 mL。10 分钟后出现麻醉现象,以后可间隔 4～5 分钟再注射 1 次。

(四)注意事项

硬膜外穿刺技术的要求同腰椎穿刺,注意不要误穿入脊髓腔而注入大量麻醉药物,造成医疗事故。如果针刺入硬膜外腔以外的地方,就没有麻醉作用。所以,从安全和效果两方面着想,必须保证针体确实在硬膜外腔内。要做到这一点,应该严格按下列各个步骤进行。

1.第一步

针尖一遇到黄韧带的阻力即停止进针,拔出针心,用注射器将生理盐水从腰椎穿刺针的针栓滴入,使针栓悬挂 1 滴水滴。

2.第二步

两手扶住针栓,一手稍稍用力推针,另一手用同等力量相抵,针很快就穿透黄韧带,这时会有韧带"突破"的感觉(阻力忽然减低),穿透黄韧带不能过分用力,也不可猛刺,以免穿入脊髓腔,穿过黄韧带后立刻停针。在穿透黄韧带的同时,两眼紧盯着针栓,看上面的水滴是否被吸入。水滴的吸入表示针尖已进入硬膜外腔,这是一个重要的试验。也可用小玻璃接管,内装生理盐水接于注射器针栓,观察玻璃管内盐水是否被吸入。

3.第三步

用注射器内装 5 mL 的空气,轻轻按在腰椎穿刺针的针栓上,左手扶住针栓,并用手背靠在患者的背部,不使针尖进退。注入空气时,如毫无阻力,就进一步证实针尖确在硬膜腔内。如注入空气和生理盐水时,患者感觉发紧发冷,或觉下肢热胀轻痛,就是穿刺正确的表示。

4.第四步

用注射器回吸,如未吸出脑脊液,再注入生理盐水或空气 5 mL,仍未遇到阻力,即可注入麻醉药物。注入麻醉药物时,一手必须扶住针栓,不使穿刺针移动,推注射器在不知不觉间穿透硬脊膜进入脊髓腔。注入麻醉药物过程中,术者应经常轻轻回吸,如无脑脊液流出,才可推送药液。

七、全身麻醉

麻醉药物经呼吸道吸入、静脉或肌内注射进入体内,产生中枢神经系统的抑制,临床表现为神志消失、全身痛觉丧失、遗忘、反射抑制和骨骼肌松弛,称为全身麻醉,简称全麻。全身麻醉包括静脉全麻、吸入全麻、复合全麻。

(一)适应证

(1)婴幼儿和儿童。

(2)局麻下难以取得合作的患者,如精神分裂症或强烈要求全麻的患者。

(3)对局部麻醉药物有中毒或过敏史的患者。

(4)局麻操作失败或局麻不能使手术满意者。

(二)常用药物

1.吸入麻醉物

氟烷、恩氟烷、异氟烷、七氟烷、地氟烷等。

2.静脉麻醉药物

硫喷妥钠、氯胺酮、依托咪酯等。

3.肌肉松弛药

琥珀胆碱、泮库溴铵、维库溴铵、阿曲库铵等。

(三)操作方法

1.静脉全麻

静脉全麻是指将一种或几种静脉全麻药物经过静脉注入,作用于中枢神经系统产生全身麻醉的方法。给药方式分为单次给药法、分次给药法、持续给药法。

(1)单次给药用于麻醉诱导和时间短的小手术。

(2)分次给药中,先使用一定剂量的静脉麻醉药物注入,达到适当的麻醉深度和效果后,根据需要分次追加药物以维持一定的麻醉深度,用于大手术或者耗时较长的手术。

(3)持续给药是在麻醉诱导后,采用不同的速度将药物连续滴入或者泵入静脉的方法,目的是维持麻醉深度。

2.吸入麻醉

吸入麻醉是应用挥发性麻药或气体性麻药,经呼吸道吸收入血,抑制中枢神经系统而产生全身麻醉的方法。由于吸入麻醉药物在体内分解代谢少,大部分以原形经肺脏呼出体外,因此有较高的可控性、安全性。

3.复合麻醉

复合麻醉是对患者同时或先后实施静脉全麻、吸入全麻,或辅以其他全身麻醉。根据临床具体情况和需要应用不同的麻醉方法,协同作用发挥不同药物的特点,使手术麻醉得以维持。

(1)全静脉复合麻醉:是指在静脉麻醉诱导后,复合应用多种短效静脉麻醉药物,以间断或连续静脉注射法维持麻醉。现在常用静脉麻醉药物的镇痛作用很差,故在麻醉过程中需用强效麻醉性镇痛药,以加强麻醉效果,抑制应激反应。为了达到肌肉松弛和便于施行机械通气的目的,必须给予肌肉松弛药,这样既可发挥各种药物的优点,又可克服其不良作用,具有诱导快、操作简便、可避免吸入麻醉药物引起的环境污染。如果用药适时、适量,可使麻醉过程平稳,术后恢复也较快。

但是,全静脉复合麻醉由于是多种药物的复合应用,如何根据药理特点选择给药时机及剂量是十分重要的,也是相当困难的。麻醉体征与麻醉分期也难以辨别,麻醉后清醒延迟及肌肉松弛药的残余作用也可带来严重并发症。因此,麻醉科医师必须精通各种药物的药理特点,才能灵活用药,取得良好麻醉效果。同时应严密监测呼吸及循环功能的变化,仔细观察浅麻醉时应激反应的体征,有条件者应监测血药浓度,或根据药代动力学特点用微机控制给药。

(2)静脉-吸入复合麻醉:全静脉复合麻醉的深度缺乏明显的标志,给药时机较难掌握,有时麻醉可突然减浅。因此,常吸入一定量的挥发性麻醉药物以保持麻醉的稳定。一般在静脉麻醉的基础上,于麻醉减浅时间段吸入挥发性麻醉药,这样即可维持相对麻醉稳定,又可减少吸入麻醉药的用量,且有利于麻醉后迅速苏醒。

静脉-吸入复合麻醉适应范围较广,麻醉操作和管理都较容易掌握,极少发生麻醉突然减浅的被动局面。但如果掌握不好,也容易发生术后清醒延迟。

第三节　术后一般处理

一、休息与活动

患者术后需要适当地卧床休息,特别是手术结束刚返回病房时,嘱患者屈膝侧卧位使肛门括约肌松弛,这样可以减少对伤口的刺激,减轻疼痛,避免出血和虚脱。除适当休息外,还应鼓励患者早期离床活动,以利于切口的恢复,活动应以患者无不适和对切口无刺激为度。术后 7~10 天应避免剧烈活动,以防止结扎线脱落引起大出血。直肠脱垂术后应平卧 5~7 天。

二、饮食

术后一般不需要限制饮食。术后当天进易消化半流质饮食,术后第 3 天改为普通饮食。嘱患者多食蔬菜、水果,防止便秘,忌食辛辣刺激、肥甘厚味之物。少数如直肠脱垂、肛管重建、皮瓣移植等术后需控制排便,术后禁食不禁水 2 天,改流食 2 天,半流食 2 天,然后逐渐恢复正常饮食。

三、排尿

术后鼓励患者适当饮水,放松精神与身体,这样大多数患者可自行排尿。如长时间不能排尿,可按摩小腹部或听轻微流水声音刺激排尿。如仍无效可针刺气海、关元、中极、三阴交、阴陵泉和水道等穴。如小腹胀痛,膀胱充盈隆起,可肌内注射新斯的明 1 mg(心肌供血不足者慎用),45 分钟后可排尿,一般不需导尿。如手术后 12~18 小时仍不能排尿,可导尿。

四、排便

一般手术后 24 小时内不宜排便,需控制大便者则应在术后 5～6 天排便,控制排便可服用麻仁软胶囊,每次 0.6 g,每天 1～2 次。或口服复方电解质散,取本品 A、B 两剂各 1 包,同溶于 125 mL 温水中成溶液,每天 1～2 次口服。为防止大便干燥,避免排便时干硬粪便对切口的冲击,术后第 1 次排便或术后 48 小时仍未排便者可服用缓泻药,如麻仁润肠丸等。术后数天未排便者,用温生理盐水 1 000 mL 灌肠,以帮助粪便的排出,但插入肛管时应避免对切口的刺激,禁止硬性插入。若出现粪便嵌塞,应按粪便嵌塞处理,大便次数增多也应处理。

五、疼痛的处理

患者对术后切口疼痛和排便时切口疼痛有恐惧心理,应对其进行有关的心理护理,增加其对疼痛的耐受性。术中良好的麻醉、精细的操作可使术后疼痛降到最低限度。而术后保持大便通畅、便前坐浴和便后热敷是减轻排便时疼痛的重要措施。大多数患者术后疼痛均可耐受,疼痛明显者可服用相应止痛药,或肌内注射布桂嗪 100 mg,必要时用盐酸哌替啶 50 mg,可合用异丙嗪 25 mg,增强止痛作用。

六、抗感染治疗

肛门直肠部位的手术因其位置特殊,且肛门直肠为粪便必经之路,所以避免手术后感染是临床重要环节。可以根据病情、手术情况给予一定的抗感染药物。

(1)一般手术(如痔、低位单纯性肛瘘、肛裂术等)后,可给患者服用复方穿心莲片 6～8 片,1 天 3 次,复方磺胺甲噁唑片 2 片,每天 2 次。对于西药或磺胺过敏者,可在术前 1 天开始服用中药煎剂。

(2)环状混合痔、低位复杂性肛瘘可服用磺胺类药物或诺氟沙星每次 2 粒,每天 3 次,连服 6 天后可改服用中药,也可以用庆大霉素。此外,可以采用输液抗感染治疗,如 5% 甲硝唑 500 mL,每天静脉滴注,连续 5 天。

(3)肛门脓肿、高位复杂性肛瘘、肛门紧缩术、直肠脱垂注射术等,应用青霉素、链霉素、庆大霉素与卡那霉素抗感染,7～10 天后再根据病情改用其他药物。也可以内服清热、解毒、除湿、活血化瘀的中药辅助治疗。较严重的肛周脓肿,伴高热、寒战或出现中毒性休克的患者,需大剂量联合应用抗生素,如伴有产气荚膜梭菌感染者,更应加入大量抗厌氧菌的药物。

总而言之,肛门直肠手术后患者的治疗,选用抗菌药物要随轻、重、缓、急而定,用药得当。

七、肛门坐浴和热敷

坐浴和热敷是肛门直肠术后一种简便易行而重要的有效疗法,肛门局部的坐浴和热敷通过对肛门的加热,能缓解肛门括约肌痉挛,减轻疼痛,减少渗出,促进血液循环和炎症吸收,加速切口愈合。

(一)肛门坐浴

1.熏洗坐浴

熏洗坐浴是利用蒸汽和水温对肛门进行加热,且有局部清洁的作用。水温高时蒸汽熏浴,水温降至适宜温度时坐浴。使用时将肛门切口浸泡在药液中,坐浴时间以5～15分钟为宜,过长时间、过高温度坐浴会引起肉芽组织水肿,影响切口愈合。

2.坐浴药物

患者术后15天内可用中药坐浴,选择具有消肿止痛、促进瘢痕软化吸收作用的中药。伤口愈合后可用花椒盐水坐浴,也可用高锰酸钾、硝矾洗剂等。若肛门局部水肿或有肛门湿疹等,可用中药煎水熏洗、坐浴,常用苦参汤化裁。

(二)热敷

热敷分为湿热敷和干热敷两种。湿热敷指用药物将纱布浸湿,稍拧干,敷于肛门处;干热敷常用热水袋置于肛门处。

(三)其他方法

其他方法如红外线、电热、痔疮治疗机照射,每天1～2次,每次3～5分钟。

八、伤口换药

肛门切口换药前,应浴洗肛门伤口。换药方法、使用药物均要视手术情况而定。

(1)一般痔结扎术、注射疗法等换药,先用生理盐水棉球清洗肛门局部,再向肛内放入九华痔疮栓或抗生素软膏类。便后有痛者可放1粒吲哚美辛栓或氯己定栓。如肛门有下坠感,可用庆大霉素灌肠。

(2)肛瘘、肛裂和肛周脓肿患者换药时,先用1%苯扎溴铵棉球清洗肛门创口周围皮肤,然后用盐水棉球轻轻将创口内分泌物沾掉,干净后用生肌玉红膏纱条塞入创口内。如已置入乳胶管的复杂性创口、较大的肛瘘创口,一般坏死物较多,术后需先用过氧化氢及生理盐水反复冲洗,待数天后,乳胶管内无坏死性分泌物时,拔除乳胶管,改用生理盐水棉球换药。

（3）如肉芽肿过长,可用枯矾散收敛,或以高渗盐水湿敷。如创口久不愈合,应做分泌物涂片查找抗酸杆菌,必要时做病理活检以排除结核。如为结核性创口,可加用抗结核药物;如为一般炎症创口,应检查有无其他影响创面愈合因素,并及时处理,或外敷补益气血生肌药物,以促进创口愈合。

（4）对有缝线者要常规消毒。由于肛肠外科的特殊性,为防止感染,可做如下处理:①每天口服复方樟脑酊 5 mL,以控制排便 5～7 天;②肛门局部可用75％乙醇纱布湿敷,每天 1 次,直至拆线;③创口如有轻度感染,每天亦可用75％乙醇外敷,若感染较重时,需拆线或扩张后,再予常规换药。

九、伤口检查

术后进行伤口检查可及时了解伤口愈合情况,发现异常并及时处理。伤口检查的动作宜轻柔,避免暴力,减少检查次数,避免疼痛。

(一)注射硬化剂而肛门无切口的检查

术后 2～3 天,可行指诊和肛门镜检查,了解有无硬结形成、黏膜有无坏死及感染情况。

(二)肛门切口的检查

应避开结扎线脱落时间,即术后 7～10 天,避免因检查引起结扎线过早脱落导致大出血。减少肛门镜的使用,减轻对切口的刺激。指诊和肛门镜检查可以了解痔核脱落及萎缩、引流、切口愈合、肛门功能等情况。

(三)套扎与硬化术后的检查

应避开套扎线脱落时间,即术后 7～10 天,避免因检查引起套扎线过早脱落导致大出血。同时了解硬化剂后硬结是否形成、黏膜有无坏死及感染情况。

第四节　术后常见并发症的处理

一、出血

肛门直肠部位的手术常为开放伤口,此处血管又十分丰富,出血是术后比较棘手的并发症。临床上将其分为原发性出血和继发性出血。

(一)病因

1.原发性出血

出血发生在术后 24 小时内,多因手术操作处理不当引起,常见的有以下几种情况。

(1)内痔结扎时,结扎线不牢固,或内痔残端保留过少又未采用缝扎,术后活动过度等,造成结扎线松动脱落而致出血。发生此种情况多因术者经验不足、麻醉不好、视野不清楚、盲目操作所致。有术者为避免结扎线松脱采用双线结扎,这是完全错误的,两股丝线互相摩擦,不但不会增强固定作用,反而会互相滑脱,造成出血。

(2)齿状线以上肠腔,从黏膜层到黏膜下层和肌层之间,血管极为丰富,如处理不当容易导致出血。内痔缝扎时,缝针贯穿过深,伤及肌层血管,当痔核坏死脱落时,深部创面的动脉闭塞不牢而发生出血。

(3)手术切除范围广,创伤面积大,损伤深部组织,由于术中小血管暂时收缩,出血不明显,未引起重视,或出血点结扎缝合不牢固,或术后创面压迫不充分等,术后血压回升,引起创面出血(高血压患者多见)。

(4)注射硬化坏死剂时,药量或浓度过大,操作方法不正确,如注射过深或过高,腐蚀肌层血管,创面过深过大,发生大出血。

(5)涂用腐蚀性药物,使痔核坏死、溃疡,发生感染,侵及血管而致出血。

2.继发性出血

此类出血在术后 24 小时后发生。

(1)内痔结扎术后 7~12 天内痔核坏死脱落期间,剧烈活动或大便干燥、排便用力过猛、扩肛使创面损伤和血栓脱落可致出血。内痔结扎 7 天后,患者无任何原因的出血,有一个不可忽视的原因,即痔核结扎过深,脱落后创面直达肌层而引起出血。

(2)术后痔核坏死,结扎点部位继发感染,组织坏死,血管破裂而致出血。

(3)注射硬化坏死剂时,药量或浓度过大,操作方法不正确,如注射过深或过高,腐蚀肌层血管,而在痔核脱落时,因痔组织等坏死较重、创面过深过大,发生大出血。

3.疾病因素

(1)凝血功能障碍:如血液病、白血病引起血小板计数减少,纤维蛋白、凝血因子缺乏等。

(2)门静脉高压症:肝硬化、腹内肿瘤、腹水等引起门静脉回流障碍,产生原发性出血和继发性出血。

(二)处理

术后少量出血可服止血药物或加强包扎压迫,注意观察而不予特殊处理。多量出血应及时处理,并详细观察病情,密切护理,注意血压、脉搏等变化。

肛门疾病术后出血,其四大处理要点为及时制止出血,安静卧床休息,控制饮食及大便,动态监控生命体征。

1.原发性出血

(1)原发性创面渗血可用吸收性明胶海绵、云南白药、止血粉等覆盖创面,加压包扎,压迫止血。患者卧床休息,同时服用口服止血药物或肌内注射、静脉滴入酚磺乙胺等止血药物,必要时加用抗生素以避免感染加重出血。

(2)对内痔结扎术后因结扎线滑脱而出血者,应在麻醉下寻找准确出血点,做血管结扎或缝扎。止血的同时一定要注意监测患者的血压,血压高时一定要给予降压药物。同时观察患者疼痛状态,及时给予镇痛,避免因疼痛造成的血压升高。

2.继发性出血

(1)凡在术后7~10天内大便带血或者滴血,有暗红血块者,可服用止血药物,如三七粉和维生素K,同时给予润肠剂。如反复多次出血,可在适量使用止痛药物、充分润滑情况下用肛门镜检查肛门直肠内有无出血坏死病灶,以便及时对症治疗。

(2)凡出血较多,经一般处理无效者,大多有搏动性动脉出血,应在骶管阻滞麻醉下用肛门镜充分暴露病灶,寻找出血点。可用示指触摸有无血管搏动,并在出血灶的上缘黏膜上做缝扎止血。

(3)如广泛性渗血不止,可在渗血面基底部用含肾上腺素的湿纱布压迫,或用止血粉、云南白药覆盖渗血处,更换敷料后重新压迫包扎。

3.大出血的全身治疗

(1)对大出血伴有休克者在局部止血时要尽快控制大的活动性出血点,对动脉出血更应重视,迅速抢救。止血同时应吸氧,开放静脉通路,补液、输血以补充血容量。

(2)对有出血倾向者可内服或肌内注射止血药物,如云南白药、三七粉、维生素K、酚磺乙胺等,或辨证使用中药汤剂以益气摄血,凉血止血。

(3)由于肛门直肠手术大多为开放性伤口,又有粪便污染,极易发生感染,因此在处理出血、治疗休克的同时抗感染措施同样重要。

（三）预防

肛肠疾病术后出血原因较多，其预防措施应注意以下几点。

（1）术前详细掌握患者一般情况，如凝血功能，是否有高血压、肝硬化、心脏病、血液病等，科学评估手术风险，重视手术适应证，遵循每种治疗的操作原则，术中止血完善。对搏动性出血一定要牢靠结扎或缝扎。外剥内扎术创面基底尽量不要过大。应用激光切割止血时，尽量减少电弧对深部组织的损伤，止血要充分彻底。

（2）术后休息勿过度活动，多食蔬菜水果，保持大便通畅，避免干燥粪便对切口造成损伤。换药动作轻柔，注意控制感染。

（3）尽量不使用硬化坏死剂，也不要使用大量的腐蚀剂，一旦使用，应严密观察。

二、尿潴留

（一）病因

肛肠疾病术后尿潴留是常见的并发症，可能由于膀胱的神经系统来源于相同脊神经段 $S_{2\sim4}$，神经也是同源（交感神经为骶前神经，副交感为盆神经），因手术中粗暴牵拉神经或手术后的疼痛引起膀胱逼尿肌及尿道括约肌痉挛而产生排尿困难，肛门直肠内填塞物（纱布、棉球等）过多、过紧亦可引起反射性尿道括约肌痉挛而产生排尿困难。

（二）处理

（1）消除患者思想顾虑，选择适当的环境和体位，争取自行排尿，必要时进行会阴部或下腹部的热敷。

（2）肛门内疼痛明显者应先行药物镇痛治疗，肛管内敷料如填塞过紧，可予拔除部分或全部填塞物。

（3）对于膀胱平滑肌收缩无力者，可予新斯的明 0.5～1.0 mg 肌内注射。

（4）当其他方法均无效时，应予导尿。

（三）预防

（1）术前做好患者思想工作，缓解其紧张情绪，有泌尿系统疾病者应先行适当治疗。

（2）进入手术室前排空膀胱。

（3）手术中选择有效的麻醉方法，手术操作避免粗暴缝合、钳夹，避免结扎、牵拉过多的组织。

（4）手术结束后，直肠内填塞不能过多或过紧，且根据饮食情况应控制输液量。

三、发热

(一)病因

（1）患者因手术损伤及毒素刺激引起体温升高。由于手术切割等损伤可使术区部分组织细胞死亡，死亡的细胞术后逐渐被机体吸收，可出现吸收热；术中异物存留，如高位肛瘘挂线、内痔结扎等，局部因异物刺激，可致术后发热；另外，肛瘘、肛周脓肿等手术未彻底清除的残留坏死组织亦引起术后发热。

（2）手术创面感染或伤口引流不畅，创口局部分泌物增多，红肿疼痛，引起发热。

（3）药物反应：如注射硬化剂、插枯痔钉、涂抹腐蚀剂，经常会见到患者有低热反应。但体温超过 37.5 ℃者要引起重视，结合血常规检查，排除其他并发症，及时处理。

（4）患者术后并发症，如上呼吸道感染、尿路感染及局部新发肛周脓肿等均容易引起发热。但要严格鉴别，首先应排除手术局部的问题，再排查其他系统感染。

（5）少数患者出现原因不明的长期低烧，要注意与其他疾病区别，以便得到早期诊断和治疗。

(二)处理

（1）如术后畏寒、发热，伴肛门肿胀、疼痛，应首先察看创口局部是否存在引流不畅，如果切口过小，创面窄而深或外高内低，或有未打开的脓腔，应在良好的麻醉下重新处理伤口。

（2）如肛瘘、肛周脓肿手术原因造成组织损伤、局部炎症刺激、注射术的药液吸收等也可出现低热，不需要特殊处理即可自行消退。

（3）全身或局部感染症状存在时应该按炎症处理，及时合理应用抗生素。

（4）原因不明的低烧要在查明原因、排除系统性疾病后再做处理。

（5）如注射消痔灵引起的白细胞计数升高，发热达 38 ℃并有肛门部不适等，应引起高度重视。处理时注意有无坏死血栓脱落甚至更危险的并发症。一旦发现相关症状，应该及时处理局部并佐以全身抗感染治疗。

（6）如术后发热已排除手术因素，可运用中医的辨证施治来加以治疗。

(三)预防

(1)对于因内科疾病引起的发热,需特别注意,必要时请内科协助治疗。

(2)局部原因引起的发热,如肛周感染、脓肿形成、肛瘘合并感染等需及时再次手术切开引流。手术中务必遵循外科原则,使创面引流通畅。

(3)手术时应注意无菌操作原则。因手术中消毒不严而致感染者已有报道,如注射法治疗直肠脱垂导致直肠广泛坏死、炎症扩散发生脓肿、痔与肛瘘手术引起破伤风等,应当引以为戒。

四、水肿

(一)病因

(1)水肿多由于手术不当而造成,可见于混合痔手术仅对内痔进行结扎,外痔未处理;多个痔核同时处理,创口间保留的桥状瘢痕较小,对其下曲张的血管团未破坏处理;术中对组织钳夹、牵拉过于暴力,切除皮瓣或缝扎不当,电刀损伤过深。以上因素均可影响肛门局部淋巴和血液的回流,造成水肿。

(2)行内痔硬化剂注射疗法时注射不当,药液侵及齿状线以下组织;内痔插钉时,药钉插在齿状线处或齿状线以下,引起水肿。

(3)术后大便困难,或排便次数频繁,久蹲、下努,可加重局部水肿。

(4)肛门局部加压包扎敷料过早松解,或者包扎不对称、压迫不均匀、肛门填塞不均匀,可致局部渗出增加,导致水肿。

(二)处理

1.中药坐浴

肛门局部水肿可用中药坐浴,如肿胀较轻,可用花椒、艾叶等以沸水冲浸放温至 39~40 ℃后坐浴。

2.高渗液湿敷

轻微水肿可以纱布浸 50% 温硫酸镁溶液或 10% 温盐水后湿敷局部,每天 1~2 次,每次 15 分钟左右。

3.局部涂药

炎性水肿者可用四黄膏、活血止痛散、九华痔疮膏涂局部,可与坐浴法配合应用,坐浴后涂药。

4.理疗

水肿患者可用超短波、红外线、肛肠治疗仪、频谱治疗仪等治疗。

5.手术

水肿未形成血栓者不必手术,用药后待循环建立,水肿可吸收。水肿较大可在严格消毒情况下作减压切口。水肿严重,形成血栓时,应予手术摘除血栓。

(三)预防

(1)肛门部手术切口多为"V"形,以小切口为宜,创面应整齐,切口尖端可向外适当延长,以利减压引流。结缔组织性外痔手术时,可据实际情况设计切口形状,但创缘应整齐。

(2)两个以上的创面间应保留足够的桥状瘢痕,桥状瘢痕下的曲张血管丛应尽力破坏,术后均匀加压包扎。

(3)手术操作规范、轻柔,尽量减少对不准备切除组织的损伤。

(4)较大环形混合痔行外剥内扎术,如切口过多,可适当剪断部分浅层肛门外括约肌。这种方法可减轻水肿和疼痛,并可预防肛门狭窄。对环形混合痔合理分段,可减少水肿发作概率,应尽量避免使用切断浅层肛门外括约肌的方法。

(5)内痔行注射、插钉、冷冻等治疗时,应在齿状线 0.5 cm 以上部位施术,避免齿状线下组织受损。

(6)术后注意预防便秘及腹泻,如下坠不适可服补中益气汤、秦艽苍术汤或秦艽片。

(7)术后换药应注意创口处理,合理用药,预防感染,如发现创缘肿胀,应及时处理,避免加重。

五、继发感染

(一)腹腔感染

1.病因

(1)由于结肠壁薄,血液供应较差,肠吻合最容易发生破裂、穿孔等,使含有大量细菌的肠内容物流入腹腔;手术中操作不慎也易引起腹腔污染,形成腹膜炎或盆腔脓肿。

(2)术前肠道准备不充分或围术期未能合理应用抗菌药物。

(3)保留肠管发生扭曲,影响了保留肠管的血液供应,使肠管缺血、水肿、渗出、坏死及肠穿孔等,易引起腹膜炎或盆腔脓肿。

2.处理

(1)穿孔较大,肠内容物流入腹腔多,腹膜炎症状较重,应及时行二次手术,消除感染,在原切口上打开腹腔,尽可能吸尽腹腔内脓液,去除腹腔内异物。严重污染时,要用生理盐水冲洗腹腔,根据情况放置引流管,待腹腔感染局限和未再引出脓性物时,及时拔除引流管。

(2)全身支持疗法:结肠、直肠穿孔,很多大肠埃希菌进入腹腔,需大剂量应用抗菌药物控制感染。一般常用药物为卡那霉素、庆大霉素、磺胺甲基异噁唑加甲氧苄啶、青霉素类、甲硝唑等,还可根据情况选用清热解毒中药。必要时输血、输液,以补充血容量和纠正水、电解质平衡。

(3)盆腔炎症的处理:如为盆腔脓肿,则应采取截石位,用肛门扩张器暴露直肠前壁,在脓肿波动处先行穿刺抽取脓液后,沿穿刺针作一小切口,再用血管钳分开切口排出脓液,最后放置软橡皮管引流。

3.预防

(1)严格遵循手术操作规程,加强无菌观念。手术应细致,防止遗漏纱布、手术器械于腹腔内,术后换药严格遵守无菌操作。

(2)及时合理应用抗菌药物或加以中药辅助治疗。

(二)肛门术后感染

1.病因

(1)因手术创口处理不当,留有无效腔、血肿或引流不畅等导致继发感染。

(2)因手术创口大而深,在换药时将引流物遗留在创口内或手术中将纱布棉球遗留在伤口中,而后形成继发感染,创口不愈。

(3)因手术中消毒不严格,局部麻醉时操作不正规,将细菌脓液随针头或器械带入正常组织内导致感染。

(4)身体虚弱、多次手术、机体抵抗力下降也易继发感染。有免疫缺陷或使用免疫抑制剂的患者更易感染。

2.处理

(1)凡是局部肿痛者全身症状不突出、无发热时,可用中药肛肠洗剂坐浴,外敷四黄膏、金黄膏、活血止痛散。

(2)肛周脓肿已形成者除全身应用抗菌药物外应及时切开引流,以免感染扩散。肛周脓肿初期或范围不大,治疗及时可改善症状,暂不手术。但局部病灶不会消失,还会反复,手术切开引流是根治的唯一手段。

(3)对于术后创口有假性愈合或引流不畅者,应该及时将创口敞开,填入纱条引流,防止创口形成假性愈合。

(4)对继发感染又并有大出血者,如外剥内扎术、痔注射术坏死出血者,在止血处理的同时要控制感染,尤其是给予抗厌氧菌药物。正确合理地应用抗菌药物和局部适时用药,可促进创面修复。必要时对患者进行全身抗感染治疗。

(5)其他治疗:提高患者的抗病能力,对贫血营养不良者给予输血及清蛋白治疗。对有电解质平衡失调者积极予以纠正。

3.预防

(1)术前做好准备,彻底消毒手术部位皮肤。

(2)遵循无菌操作原则,尤其是内痔注射时,消毒至关重要。

(3)术后合理应用抗菌药物,开放创口必须保持引流通畅,防止假性愈合。如为缝合创口,需用无菌操作换药。

六、粪便嵌塞

干硬的粪块滞留在直肠不能排出,引起严重的便秘症状及会阴部疼痛,称为粪便嵌塞,是直肠便秘的一种形式。粪便嵌塞需要及时处理,如持续时间长,则会造成直肠、肛门处损伤,术后患者伤口疼痛剧烈,甚至可诱发低位肠梗阻。

(一)病因

(1)患者术后由于肛门疼痛,不敢排便或刻意控制排便,以致排便间隔过长,使得肠腔存留大便的水分被吸收过多,而造成大便干硬,引起便秘。

(2)排便动力不足常见于身体衰弱、长期卧床的老年人,由于直肠的运动功能减退及直肠收缩无力,加之术后活动减少,常无力排便。产妇有时也会出现粪便嵌塞,主要是活动减少、腹肌松弛,加之粗纤维摄入减少导致粪便停留过久。

(3)肛门直肠手术,如肛瘘、内痔结扎损伤齿状线附近组织过多,致使排便反射减弱而导致排便时间延长,引起便秘。

(4)患者术前钡剂灌肠检查后钡剂未排净,或术后服用四环素、土霉素,使肠蠕动减慢,粪便水分过多被吸收均可引起便秘。

(5)饮食因素亦不可忽视,在肛肠手术中有些患者刻意改变饮食,进食流质或半流质,这些都可引起便秘。

(6)因肛门局部止痛药物的应用,造成肛门周围感觉神经的抑制,患者无便意,引起粪便嵌塞。

(7)患者有习惯性便秘史。

(8)药源性粪便嵌塞:强刺激泻药、平滑肌解痉药、抗抑郁药物的不合理应用,或吸毒患者,均可出现直肠粪便嵌塞。

(9)精神因素:各种因素导致精神过度紧张,交感神经兴奋,结直肠处于痉挛状态,不能正常蠕动,导致粪便嵌塞。

(二)处理

1.对症处理

便秘轻者可使用缓泻剂,如麻仁丸、栀子金花丸、酚酞、果导片和液体石蜡等。术后便秘重者可以辨证施治,选用中药大承气汤等方剂化裁治疗,或用番泻叶 5～15 g 泡水服。

2.灌肠

液体石蜡 50～500 mL 保留灌肠;用温盐水,如 42 ℃的生理盐水 500～1 000 mL 灌肠。

3.手指掏便

患者粪块嵌塞严重时,医者可戴手套将其嵌塞粪块掏出。老年患者因胃肠动力不足,口服药物或灌肠不能排出嵌塞的粪块,需要手指掏便。此时应注意不可暴力损伤肛门直肠黏膜及软组织。临床上时有遇到因手指掏便不得法,引起直肠内大出血的案例,应给予足够重视。

4.肠道水疗

通过肠道水疗机把处理过的水灌入肠腔,稀释粪便,使大便顺利排出。

(三)预防

(1)医师与患者加强沟通,消除患者手术恐惧感。

(2)引导患者尽早下床活动增加肠蠕动。

(3)术中尽量减少破坏直肠末端黏膜区,即使结扎也必须留有足够的黏膜桥,以防损伤过多的直肠压力感受器而影响排便。

(4)术后应注意饮食结构的调整,鼓励患者进食粗纤维食品及水果。如有习惯性便秘者,术后可服用麻仁润肠丸、麦麸等保持大便通畅。

(5)术前可以先行几天肠道水疗,让粪便排出,减少术后排便痛苦。

(6)术后第 1 次排便前可予甘油灌肠剂 110 mL 灌肠以协助排便。

七、吻合口瘘

(一)病因

1.术前肠道准备不足

术前肠道准备目的在于清除积存粪便和减少肠内细菌。肠道粪便不清除,即使应用高效的杀菌剂,也难以发挥作用。

2.肠吻合口供血障碍、张力过大

肠吻合口供血障碍、张力过大是发生吻合口瘘常见原因之一,这与直肠解剖学特点有关。肠系膜的边缘动脉有分支通向肠脂垂,断端肠管肠脂垂清除范围不得超过 1 cm,缝合针距应在 0.2~0.3 cm,做低位直肠前切除时,若直肠残端过长,有时因局部血液循环不良,往往会出现缺血性肠坏死。或因近侧结肠损伤,肠系膜张力过大扭转而直接影响吻合口血液供应,导致局部愈合不良。

3.吻合口病变残留

结直肠切除术多半因肠坏死、肿瘤以及肠梗阻等进行肠管吻合,吻合口段有水肿、充血、变脆及肿瘤的侵犯都会影响吻合口愈合。

4.术后护理不当

过早进食、频繁排便刺激、指诊或扩肛不当都可引发吻合口瘘。另外,引流管滞留过久,对吻合口压迫,影响血液循环造成外源性感染,也会促进吻合口瘘的发生。

(二)处理

(1)对于较小的裂开和粪瘘,没有肠梗阻和不出现全身性中毒症状,可只给予抗生素治疗。

(2)对于中、大型肠吻合口瘘,要密切观察,争取时间,积极抢救。首先给予充分引流,并给予适量抗生素溶液冲洗防止炎症进一步扩散;如中毒症状明显时,应尽早行瘘口近端肠造口术,使粪便转流,同时放置盆腔引流管;如腹腔感染严重,肠管水肿、充血、变脆,全身状况不佳,应作吻合口外置,待病情好转后再做造口还纳手术。

(三)预防

1.充分做好术前准备

术前 2 天开始流食,每晚服用缓泻剂,温盐水灌肠,并开始口服抗生素,也可输液消炎。术前 2 小时清洁灌肠,保证肠道呈空虚状态。对术前有梗阻的患者,可采用三通管灌肠法。

2.手术细致

手术操作要细致,吻合过程中,遇到有肠腔存留粪便,应在切断肠管后清洁干净,不能使肠内容物外溢,污染盆腔。

3.术后选择有效的抗菌药物

术后选择有效的抗菌药物,及时补充营养,输入必要的清蛋白或氨基酸。术后 2~3 天放置肛管排气,以减轻吻合口的压力;保持引流通畅,防止脱管。术后不必过早离床活动,一般 10 天左右可以下床活动。

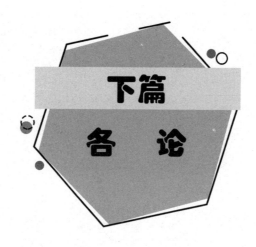

下篇

各论

第六章

痔

第一节 概 述

一、定义

痔是最常见的肛肠良性疾病。肛垫的支持结构、静脉丛及动静脉吻合支发生病理性改变或移位为内痔;齿状线远侧皮下静脉丛的病理性扩张或血栓形成为外痔;内痔通过丰富的静脉丛吻合支和相应部位的外痔相互融合为混合痔。内痔、外痔和混合痔分别属于中医"内痔""外痔""内外痔"范畴。

二、中医病因病机

(1)饮食不节,脾胃受损,水谷不化,积于大肠。

(2)饮食不节,阴阳不和,关格壅塞,风热之气下冲肛肠。

(3)饮食不节,生湿积热,湿热下注肛门。

(4)妇女多次生产或久泻、久痢、久咳等耗伤气血,使气血亏虚。

(5)房室劳伤或房室不慎。

(6)肛周气血运行不畅,结聚肛门。

三、西医病因病理

(一)内痔

1.内痔的病因

(1)解剖学因素:人体常处于直立状态,使得肛门直肠相对于心脏处于较低的位置,肛门直肠部的静脉血液需自下向上回流。在回流过程中,从痔静脉到门静脉没有静脉瓣防止逆流,因此由于重力作用,血液回流向心脏相对困难,易在

111

肛门直肠部形成淤积,从而导致痔的形成和发展。

(2)饮食习惯:长期以肉食为主,进食谷物、蔬菜等粗纤维较少时,粪便量少质硬,并且在肠道停留时间长,对直肠的压力增加,可导致血液回流困难。当干硬的粪块下移时会对肠壁造成较大的压力,使静脉回流困难。而此时抗压能力较强的动脉仍部分开放,血液不断进入静脉系统,由于回流困难,这些血液只能积聚在静脉内,使静脉扩张形成痔。干硬的粪块还可将直肠黏膜向下推动,使其下移,导致脱出。另外,进食辛辣食物后,其中主要引起辛辣刺激味道的辣椒素会存在于粪便中,可刺激直肠黏膜,使黏膜及黏膜下小静脉产生炎症,反复刺激后血管壁脆化、薄弱,引起血液回流困难和静脉曲张。

(3)腹腔压力增高:长时间的腹腔压力增高可影响静脉回流,促使内痔的发生。引起腹腔压力增高的常见因素有妊娠生产、排便过频或久蹲腹部肿瘤、长期咳嗽等。

(4)门静脉高压:门静脉高压可直接影响其远端直肠上静脉丛的回流,导致内痔的发生。引起门静脉高压的常见疾病包括静脉血栓形成、肝硬化、脂肪肝等。

(5)便秘:直肠排空后,随着不断的肠蠕动,粪便也不停地进入直肠,并逐渐存积于直肠壶腹。当存贮相当数量的粪便后,会对直肠壁产生一定压力,反射性地引起便意。如果不能及时排空粪便,其所含水分会被吸收而形成硬块,对直肠壁产生较大压力,影响血液回流,促进痔的发生。此外,便秘还常伴有排便时间增加和排便过于用力,均可加重静脉回流困难,促进痔的发生。

(6)腹泻:各种慢性肠炎都可导致长期或间断的腹泻。稀便的反复刺激,可使直肠黏膜产生炎症,并影响黏膜下小血管,导致静脉曲张的发生。

(7)括约肌收缩力降低:久患慢性消耗性疾病和身体孱弱者,肛门直肠周围肌肉松弛,收缩功能下降,肛管和直肠腔压力同步下降,为维持正常压力,静脉丛代偿性扩张淤血,久之则形成痔。

(8)遗传因素:痔的发病常具有家族聚集倾向,可能与先天静脉壁薄弱而易形成曲张这一遗传因素有关。

2.内痔的病理

内痔的病理改变包括肛门直肠周围动脉供血量增加,静脉回流减少,毛细血管和静脉曲张淤血,血管壁通透性增加,直肠黏膜下组织水肿增厚、结缔组织增生等。内痔组织的病理切片检查可见痔内高度迂曲扩张的血管,以静脉为主,也有部分动脉血管发生扩张,间质组织水肿伴炎症或伴血管内血栓形成。

(二)外痔

1.血栓性外痔

血栓性外痔多由大便干燥、排便时用力努挣、剧烈运动等因素导致。这些致病因素可挤压肛周皮下小静脉并使其破裂,血液流出后淤积在皮下,凝固而成血栓。也有小部分血栓性外痔是因血液直接在小静脉内淤滞凝固而形成。

2.炎性外痔

炎性外痔多因结缔组织外痔,或肛缘皮肤被反复摩擦牵拉,或受内痔、肠炎及湿疹分泌物的反复刺激,充血、水肿而成。

3.结缔组织性外痔

结缔组织性外痔可由炎性外痔或血栓性外痔消退后,部分增生的皮肤及结缔组织不能被吸收,残留而成;也可由肛周皮肤因长期反复摩擦或牵拉等刺激,逐渐增生而成。

4.静脉曲张性外痔

静脉曲张性外痔与内痔病因相同。

四、分类

根据发生部位,痔可分为内痔、外痔和混合痔。发生在齿状线以上的称为内痔,发生在齿状线以下称为外痔,内、外痔相连跨越齿状线者为混合痔,该分类法也是痔的最基本分类方法。

(一)内痔的分类方法

内痔是肛门齿状线以上,直肠末端黏膜下的直肠上静脉丛扩大曲张和充血而形成的柔软静脉团。内痔的主要临床表现是出血、脱出、肛周潮湿、瘙痒,可并发血栓、嵌顿、绞窄及排便困难。目前国内外最为常用的一种内痔分类方法是Goligher 分类法(表 6-1),该方法根据痔的脱垂程度将内痔分为 4 度,临床上一般根据不同分度来选择相应的治疗方案。

表 6-1　内痔的 Goligher 分类

分度	症状
I	明显血管充血;无痔脱出
II	排便时有痔脱出,排便后可自行还纳
III	排便或久站、咳嗽、劳累、负重时有痔脱出,需用手还纳
IV	痔持续脱出或还纳后易脱出,偶伴有感染、水肿、糜烂、坏死和剧烈疼痛

(二)外痔的分类方法

外痔是发生于齿状线以下,由直肠下静脉丛扩张,或直肠下静脉丛破裂,或反复发炎、血流瘀滞、血栓形成、组织增生而成的疾病。急性期以疼痛为主要症状,缓解后有异物感或无明显症状。根据形成原因可分为血栓性外痔、炎性外痔、结缔组织性外痔及静脉曲张性外痔4类。

1.血栓性外痔

皮下小血管破裂后,出血在皮下淤积而成,好发于肛缘截石位3点、9点。

2.炎性外痔

肛缘皮赘或皮肤皱襞因炎症刺激形成。

3.结缔组织性外痔

痔内没有或只有较少的曲张静脉,结缔组织增生较明显。

4.静脉曲张性外痔

由齿状线以下的直肠下静脉丛曲张引起,痔体内是曲张淤血的静脉团块。

(三)混合痔

混合痔是内痔和相应部位的外痔血管丛跨齿状线相互融合成一个整体,主要临床表现为内痔和外痔的症状同时存在,严重时表现为环状混合痔脱出。其分类方法众多。将混合痔按其齿状线以下外痔部分的形态和性质进行分类,可体现出其特点,在临床上较为实用。

1.按外痔形态分类

(1)非环状:有一个或多个痔体,分界清晰且不连续,大小均不及肛缘1/2。

(2)半环状:外痔累及肛缘1/2或更多,但非全部。

(3)环状:外痔累及全部肛缘。

2.按外痔性质分类

按外痔性质可分为结缔组织型、静脉曲张性、炎性水肿型。

在混合痔前加入外痔形态和性质的前缀,如环状静脉曲张型混合痔、半环状炎性水肿型混合痔、非环状结缔组织型混合痔,可将其特点充分描述,有利于临床诊治。

五、临床表现

(一)内痔

1.症状

(1)便血:多见于Ⅰ期、Ⅱ期的血管肿型内痔,是内痔早期的最主要的症状,晚期痔体较大者,由于长期反复脱出刺激,表面黏膜纤维化,出血反而减少。内痔的出血可表现为便后擦血、便时滴血或喷射状出血,特点是不与粪便相混,呈鲜红色,便后即自行停止。内痔出血多为间歇性,粪便干燥、疲劳、饮酒、过食辛辣刺激性食物常为诱因。如持续出血数天不止,常可引起不同程度贫血。女性在月经期前后内痔出血容易发作,可能与月经前期盆腔充血有关。

(2)脱出:见于Ⅱ期或更严重的内痔,由于痔核较大,腹腔压力增高和括约肌松弛时可脱出肛外。其中Ⅱ期内痔仅在排便时脱出,便后可自行复位;Ⅲ期内痔排便下蹲或久行久站、咳嗽、劳累、负重时脱出肛外,需手托或长时间卧床休息方能复位;Ⅳ期内痔持续脱出肛外,手托亦不能复位或复位后很快又脱出,甚至可出现嵌顿水肿。

(3)疼痛:单纯内痔不直接引起疼痛,但当内痔发生嵌顿不能还纳,并引起水肿、血栓形成、糜烂坏死时则疼痛剧烈,并常可因恐惧疼痛导致患者大便排出困难,重者甚至小便亦难以排出,属于临床急症。

(4)黏液外溢:进食辛辣、饮酒等可刺激痔黏膜产生慢性炎症,进而出现分泌物,在肛门括约肌松弛时分泌物可溢出肛门。经常性的黏液外溢可刺激肛门皮肤发生湿疹和瘙痒,检查时可见肛门潮湿和肛周皮肤增厚、皲裂、色素脱失等损害。

(5)便秘:出现便血时,患者常因惧怕出血而控制排便,造成大便存留在直肠内,便中水分被过度吸收,导致大便干燥、排出困难。而干燥的大便排出时更易损伤痔黏膜,加重出血,二者互为因果,常导致病情加重。

2.体征

(1)视诊和镜检:内痔出血时行肛门镜检查,常可见痔核呈暗红色,表面糜烂或有出血点。Ⅱ期内痔多属血管肿型,表面粗糙,色鲜红,常有糜烂,质地柔软;Ⅲ、Ⅳ期多属静脉瘤或纤维化型,前者呈丛状隆起,表面光泽,色紫红,后者表面部分因纤维化而呈苍白或灰白色,质地较硬而富有弹性;Ⅳ期内痔嵌顿者,因循环障碍,痔体水肿并可形成黏膜下血栓,表面光泽,外形饱满,呈暗红色或粉红色,出现坏死后颜色加深变暗。

(2)指诊:一般初期内痔肛门指诊时不能触及痔核,但Ⅱ期以上内痔黏膜表面经常受炎症刺激或摩擦刺激而纤维化,此时指诊常可在肛梳区触及黏膜增厚感。如既往行硬化剂注射治疗,可触及遗留的硬结。内痔脱出嵌顿者常有明显触痛。

(二)外痔

1.血栓性外痔

血栓性外痔表现为肛周皮下圆形或近圆形的暗色隆起,局部胀痛和异物感明显,重者影响行走。

2.炎性外痔

炎性外痔表现为局部灼热、肿痛感,走路摩擦后加重,重者行走不利。检查时可见肛缘处痔体红肿饱满、表面光泽,偶可见分泌物,触压痛明显,常伴有血栓形成。

3.结缔组织性外痔

结缔组织性外痔表面褶皱,颜色多与肛周皮肤类似或稍暗,大小不等,形状不规则,质地柔软,可引起肛门异物感。

4.静脉曲张性外痔

静脉曲张性外痔是沿肛缘形成的环状或其他形状的隆起,触之质地柔软。下蹲或做其他引起腹压增加的动作后可加重,多不引起明显症状。

第二节　诊断与鉴别诊断

一、诊断

诊断痔时,临床医师应有针对性地询问就诊者的病史信息,并行体格检查。痔的局部专科检查可帮助判断痔的类型、严重程度等情况,包括视诊、肛内指诊和肛门镜检查。

(一)病史

全面了解病史特点是明确诊断、制订正确治疗方案、把握手术时机和排除手术禁忌证的重要措施。在体格检查前,应有针对性地询问以下信息。

1.病情

患者的主诉、诱发因素和发病特点。

2.饮食和生活习惯

水和纤维素的摄入情况,卫生问题,排便的频率和粪便性状,是否有久坐、久蹲等不良生活习惯。

3.既往病史

患者的个人病史和肠道肿瘤家族史,对于直肠出血患者,应重点排查结直肠情况。

4.用药史

重点了解患者当前服药情况,尤其是抗凝血药、降压药和降糖药。

5.孕产史和月经情况

如果患者为女性,应询问孕产史和月经情况。

(二)局部专科检查

1.视诊

视诊检查时患者一般采取侧卧位或膝胸位。视诊内容包括查看肛门外是否有肿物存在及肿物的性质,如确诊为痔,进一步明确是外痔还是脱出的内痔,或是混合痔。

2.指诊

检查内容包括肛门内外肿物的质地、是否有触压痛、齿状线上方黏膜是否有肥厚感、手指所及范围是否有其他异常肿物等。质地较硬且触痛明显者,多伴有炎症或血栓形成;痔黏膜肥厚者多为反复脱出的Ⅲ、Ⅳ期内痔。检查完毕后还要观察指套是否染血及染血的颜色,血色鲜红者可能为痔出血,暗红者则需考虑其他肠道疾病。

3.肛门镜检查

肛门镜可用以观察肛内齿状线以上未脱出内痔的情况,检查内容包括肛门镜插入是否顺利,内痔的大小、位置、黏膜色泽以及是否有糜烂、出血,直肠黏膜是否松弛,肠腔内是否有积血、黏液及其色、质、量。

另外,局部检查时还应注意内痔好发部位,截石位 3 点、7 点、11 点为内痔好发区,也称母痔区,其他部位为继发区,也称子痔区。

二、辅助检查

辅助检查的目的是明确诊断,排除是否合并其他严重消化道疾病,如炎性肠病和结直肠肿瘤等,同时了解全身基础情况以排除手术禁忌证。

(一)大便隐血试验

大便隐血试验作为最简便廉价的筛查手段,推荐常规应用,在知情同意下可推荐行粪便基因检测,该方法是一种无须肠道准备的新型肠癌检测技术,具有无创、方便和精准的优势,已经被纳入国际结直肠癌筛查指南。

(二)结肠镜检查

符合以下情况的任何 1 项或多项,需行结肠镜检查。

(1)年龄＞50 岁(近 10 年内未接受过结肠检查)。

(2)有消化道症状,如便血、黏液便及腹痛。

（3）不明原因贫血或体重下降。

（4）曾有结直肠癌病史或结直肠癌癌前病变，如结直肠腺瘤、溃疡性结肠炎、克罗恩病、血吸虫病等。

（5）直系亲属有结直肠癌或结直肠息肉。

（6）有盆腔放疗史。

（7）大便隐血试验结果为阳性。

三、鉴别诊断

（一）低位直肠息肉

低位直肠息肉多见于儿童，易出血，出血与大便相混，较大者可脱出肛外。检查时可见息肉体起源于直肠黏膜，附着在肠壁上，位置一般在齿状线上 3～5 cm 处直肠壶腹。数量上以单发为主，带蒂，质坚实，多发时息肉则个体一般较小，呈颗粒状散在分布。

（二）肛乳头瘤

较大的肛乳头瘤可有脱出，急性炎症期能引起肿痛并伴有分泌物，症状上与痔相似，但检查时可见其起源于齿状线部，质略硬，表面黄白色，一般不出血。

（三）直肠黏膜松弛

直肠黏膜松弛多见于老年人或排便久蹲者，严重者可脱出肛外或导致梗阻型便秘，并有便不净感，一般不引起其他明显症状。镜下可见肠内黏膜松弛堆积在肠腔内，表面光滑，无出血。如松弛黏膜反复脱出肛外，指诊时可扪及括约肌收缩力量下降。

（四）直肠癌

直肠癌多发于中、老年人，导致的便血多为脓血，可伴有黏液，呈暗红色或果酱色，早期也可便鲜血。直肠癌患者大便习惯改变，次数增多，伴有里急后重感。检查时病变位置较低者可于指诊时触及，其表面呈菜花状或边缘隆起中央凹陷的溃疡，不光滑，质地硬，活动性差，触之易出血；高位则需肠镜检查。病理检查后可确诊。

（五）肛管恶性肿瘤

肛管恶性肿瘤临床少见，包括肛门移行上皮癌、基底细胞癌、恶性黑色素瘤等，其临床表现不一，凡可疑者，均应行病理检查确诊。

(六)直肠、肛管及肛周良性肿瘤

直肠间质瘤、肛周皮脂腺囊肿、脂肪瘤等良性病变,均可表现为隆起的肿物,但临床特点各不相同,切除后行病理检查可确诊。

(七)肛裂

新发肛裂多伴有便血,齿状线以下肛管皮肤可见新鲜裂口存在。陈旧肛裂亦可引起便鲜血,但多以肛门疼痛为主要临床表现,且疼痛呈周期性,多伴有便秘,局部检查常可见 6 点或 12 点肛管纵行陈旧裂口,其他位置裂口少见。

(八)下消化道出血

非特异性炎症性肠病、肠憩室、息肉病等常伴有不同程度的便血,需行内镜检查或 X 线钡餐造影检查方可鉴别。

第三节　辨证与治疗

一、中医辨证分型

(一)内痔的辨证分型

1.风伤肠络型

大便带血、滴血或喷射状出血,血色鲜红,大便干结,口干咽燥,肛门瘙痒。舌红,苔黄,脉浮数。

2.湿热下注型

便血色鲜,量较多,肛内肿物外脱、肿胀、灼热疼痛,便干或溏,小便短赤。舌质红,苔黄腻,脉浮数。

3.气滞血瘀型

肿物脱出肛外、水肿,内有血栓形成,甚或嵌顿,表面紫暗、糜烂、渗液,疼痛剧烈,触痛明显,肛管紧缩,大便秘结,小便不利。舌质紫暗或有瘀斑,脉弦或涩。

4.脾虚气陷型

肛内肿物外脱,不易复位,肛门坠胀,排便乏力,便血色鲜或淡,面色少华,头昏神疲,少气懒言,食欲不振,便溏。舌淡胖,边有齿痕,舌苔薄白,脉细弱。

(二)外痔的辨证分型

1.气滞血瘀证

肛缘肿物突起,排便时可增大,有异物感,可有胀痛或坠痛,局部可触及硬性结节。舌紫暗,脉弦或涩。

2.湿热下注证

肛缘肿物隆起,灼热疼痛或有滋水,便干或溏。舌红,苔黄腻,脉滑数。

3.脾虚气陷证

肛缘肿物隆起,肛门坠胀,似有便意,神疲乏力,食欲不振,便溏。舌淡胖,苔薄白,脉细无力。多见于经产妇、老弱体虚者。

二、中医治疗

(一)内治法

1.内痔

(1)风伤肠络证:此证治法为清热凉血祛风。主方为凉血地黄汤加减。

(2)湿热下注证:此证治法为清热利湿止血。主方为脏连丸加减。

(3)气滞血瘀证:此证治法为清热利湿,祛风活血。主方为止痛如神汤加减。

(4)脾虚气陷证:此证治法为补中益气。主方为补中益气汤加减。贫血较甚时合四物汤。

2.外痔

外痔的证型包括气滞血瘀证、湿热下注证和脾虚气陷证,与内痔的部分证型相同,可选用相同的治法和方药。

(二)外治法

1.坐浴法

坐浴法又称为熏洗法,是使患处直接浸没于药液中的治疗方法。该法自古至今一直广泛应用于肛肠疾病的治疗,在外治法中占有重要的地位。主要适用于痔伴肿痛者,即证属湿热下注或气滞血瘀者,以清热利湿、活血化瘀、消肿止痛为主要治法。

2.敷药法

该法是直接将药物敷于患处,同样适用于肛门局部肿痛,辨证为湿热下注、气滞血瘀者。现临床以中成药为主,常用马应龙麝香痔疮膏、九华膏、如意金黄膏等,也可将具有相同功效的散剂经蜂蜜或麻油调成膏状后外敷,如活血止痛散。

3.塞药法

塞药法是将药物制成栓剂,纳入肛门而达到治疗目的的用药方法。主要用于内痔证属风伤肠络、气滞血瘀或湿热下注者,症见大便带血、血色鲜红、糜烂、渗液、血栓形成,肛门坠胀、灼痛。临床常用中成药如化痔栓等。

现代研究表明,肛门给药与口服给药比较有诸多优点,不但可以防止胃酸和消化酶对药物成分的破坏,而且可避免药物对胃黏膜的直接刺激,为不宜口服药物者开辟了新的给药途径。同时药物直接作用于直肠末端痔局部,被吸收入血后不经肝脏,又减少了对肝脏的刺激,减轻了肝脏负担,效果也能得到更大发挥。因此,栓剂的应用日趋广泛。

4.针灸疗法

中医学在晋代就有针灸治痔的经验和穴位记载,之后历代医家记载有许多治痔的穴位和方法。针灸治痔主要用于缓解出血、脱出、肿痛、肛门下坠等症状,常用穴位有攒竹、燕口、龈交、白环俞、长强、承山等。此外,二白、三阴交、委中、肾俞、大肠俞、命门、气海、昆仑、太冲等穴,也有治痔作用,可辨证选用。

三、西医治疗

(一)非手术治疗

1.药物疗法

(1)缓泻剂:口服纤维类缓泻剂对患者具有良好的治疗作用,可缓解症状,减少出血。

(2)静脉活性药物:静脉活性药物是一类由植物提取物或合成化合物组成的异质类药物,可用于治疗急性和慢性痔,其确切的作用机制尚不清楚,但已证明可改善静脉张力,稳定毛细血管通透性和增加淋巴引流。这类药物通常耐受性良好,有少量轻微的不良反应,如头痛、胃肠症状或刺痛感。纯化微粒化黄酮成分又名柑橘黄酮片,提取自天然柑橘,是地奥司明(90%)和其他活性黄酮类化合物(10%)的微粒化混合物。作为最具代表性的一种静脉活性药物,纯化微粒化黄酮成分对痔症状和体征的显著改善作用已在大量的临床研究中得到证实,可用于治疗Ⅰ～Ⅳ度内痔患者。

(3)镇痛药:非甾体类抗炎药物是常用的镇痛药之一,临床上一般将其用于痔患者的术后镇痛。该类药物主要通过抑制前列腺素介导的化学或机械感受器增敏,从而起到镇痛作用,其特点是起效快、无麻醉性、不产生药物依赖,但可能引起严重胃肠道、肾脏以及心血管不良事件。

2.器械治疗

保守治疗无效的Ⅰ～Ⅲ度内痔患者和不愿意接受手术治疗或存在手术禁忌证的Ⅳ度内痔患者,建议采用套扎疗法,也可考虑注射疗法。

(1)套扎疗法:胶圈套扎治疗适用于各期内痔及混合痔,其中以Ⅱ、Ⅲ度的内痔最适宜。该手术方式是借助器械将胶圈套入痔组织的根部,阻断内痔血液循环,从而达到内痔缺血、坏死、脱落的治疗效果。然而,此疗法术中需反复为患者安装胶圈,操作麻烦。而且橡胶类材料存在较多限制,其弹性回缩力有限,易老化、疲劳和变质,因此术后出血的隐患无法避免。

现阶段套扎疗法大多采用弹力线套扎术。该手术方式有效规避了橡胶固有的自然缺陷,且弹力线环套区别于橡胶圈,其强度高、表面摩擦力大,能够达到极度紧缩,滑脱和断裂的概率较低,患者病变组织脱落后溃疡面极小。多数患者创面愈合后黏膜平整,无任何瘢痕及异物残留。

(2)注射疗法:注射疗法的基本原理是通过将药物注射到痔组织内及周围组织中,从而诱发痔血管闭塞、组织纤维化而使痔组织萎缩,出血停止等,其作用机制根据注射药物的不同而有所区别。常用的注射药物有消痔灵、芍倍注射液、15%氯化钠溶液、50%葡萄糖注射液、5%苯酚杏仁油和95%乙醇等。每种药物的治疗成功率和并发症发生率不同,其中5%苯酚杏仁油和95%乙醇的治愈率高但并发症多;15%氯化钠溶液和50%葡萄糖注射液的并发症少但治愈率低;消痔灵和芍倍注射液的治疗效果好且并发症少,但对注射技术的要求较高。

(二)手术治疗

保守治疗和器械治疗没有取得可接受结果的Ⅰ～Ⅲ内痔患者或愿意接受手术治疗的Ⅳ度内痔患者,可考虑手术治疗;痔切除术适用于Ⅲ～Ⅳ度内痔、外痔或合并有脱垂的混合痔患者;吻合器痔切除固定术适用于环状脱垂的Ⅲ～Ⅳ度内痔和反复出血的Ⅱ度内痔;经肛痔动脉结扎术适用于Ⅱ～Ⅲ度内痔患者。

1.痔切除术

传统的痔切除方法采用的主要是外剥内扎术。鉴于其对手术创面处理的不同,存在开放式和闭合式两种手术类型。其最具代表性的术式为Milligan-Morgan手术(创面开放式)和Ferguson手术(创面闭合式)。目前国内外开展的各种痔切除术大多属于基于此术式的演变。尽管痔切除术存在一些缺点,如术后疼痛、恢复期较长、肛门自制功能及肛管精细感觉受到一定影响,但该方法治疗效果明确,成功率较高,仍然是Ⅲ～Ⅳ度内痔患者的首选手术疗法和"金标准"术式。

2.吻合器痔切除固定术

吻合器痔切除固定术是一种利用圆形吻合器经肛门环形切除齿状线近端黏膜下层组织,从而引起肛垫侧移和供血动脉中断的一种手术技术。在计划实施吻合器痔切除固定术前,医师应告知患者,吻合器痔切除固定术虽然短期效益较高,但该手术具有较高的复发率和脱垂风险。此外,吻合器痔切除固定术还与几种特殊的并发症有关,如直肠阴道瘘、钉线处出血和钉线处狭窄。对于贫血、长期有痔危险因素的老年患者,不建议采用吻合器痔切除固定术治疗。

(1)吻合器痔上黏膜环切术:此术式是对直肠黏膜及黏膜下层组织进行环形切除,广泛用于治疗环形混合痔,Ⅲ度、Ⅳ度内痔,以内痔为主的混合痔。

(2)选择性痔上黏膜吻合术:此术式在继承吻合器痔上黏膜环切术"悬吊""断流""减积"等理论依据的基础上,采用只纠正其病变部位的病理生理结构改变的方式,保留了正常的黏膜组织和黏膜桥,从而减少了术后并发症的发生,可有效预防狭窄。同时减少了植入钛钉的数量,可降低肛门的不适感,维系肛门的精细功能,较吻合器痔上黏膜环切术更符合当代痔病手术微创化的理念。

3.射频消融术

射频消融术是由外科肛门镜引导下将探针直接介入痔核内部,通过射频消融破坏痔的血管结构,形成大量微血栓,闭合痔血管丛,减少血液流向痔,最终使得痔核萎缩吸收形成瘢痕并脱落,达到治疗目的。该新技术具有微创、疼痛轻、不易出血、疗程短、安全可靠、门诊局麻下即可完成等优点。

第四节　预防与调摄

一、健康宣教

预防痔应当提高民众对痔及其预防的认识。人们往往因认知不足而未建立良好的行为模式,成为痔的易发人群。通过健康宣教提高人们的"治未病"意识,改变人们的行为方式,可减少痔的发生。通过医院、学校、社会等力量进行多途径的健康宣教,普及痔的防治方法,将健康宣教贯穿人们的整个生命周期和多个生活场景。

二、体质调理

《黄帝内经》云:"正气存内,邪不可干"。体质偏颇是痔发生的内因,预防痔重在培正气、驱邪气。体质调理总的思路是避免加重体质偏颇的因素,利用纠正体质偏颇的条件,以期能达到平和质。

三、调节生活方式

长期生活不规律、久坐、久蹲、久站、负重久行、过度劳累、房事过度、忍精不射等易致肛周血液回流循环障碍,极易造成静脉充血、曲张、血液淤积。此外,妊娠、不良生活方式可引发盆底肌肉张力下降、收缩力减弱、肛垫下移,诱发痔。

勿久坐、久站、久蹲、负重久行、过度劳累,避免高温高湿的环境,房事有节,适度运动,作息规律等能有效预防痔疮。

四、饮食调节

饮食不节是痔病的诱因之一,饮食不节可致脏腑功能失调,致气、血、津液的运化失常以及气机升降失常,筋脉横解产生痔病。饮食的量与种类,淀粉、蛋白质、脂肪、纤维素等的比重,水分摄入情况等都能直接影响粪便成分,导致肛肠疾病。长期高脂饮食可引起肠道菌群失调,肠道功能受损,可致便秘、腹泻等。膳食纤维制剂被认为可同时用于便秘以及痔的治疗和预防。

饮食有节利于预防痔病,日常生活中忌过度饮酒,应均衡规律饮食,勿过饥、过饱,勿过度食用辛辣、油腻食品。便秘患者需摄入足够的膳食纤维和水,使用安全的缓泻剂软化大便,正常成人每天饮水应在 1.5～2.0 L。

五、保持正常排便

不良排便习惯、便秘、腹泻等与痔病的发生、发展密切相关,保持正常排便有助于预防痔的形成。规律排便,无论有无便意应坚持每天定时解大便,每次排便在5～10分钟内为宜,不憋便,大便质软而成条状为宜。

六、保持肛门清洁

肛周皮肤及直肠黏膜因粪便、分泌物或其他异物的刺激而损伤,引起皮肤和黏膜出血、感染等,出现痔静脉丛血管内膜炎和血管周围炎,肛周皮肤增生、静脉曲张而成痔病。保持肛门清洁可减少肛周病变,平日需勤换内裤,勤洗肛门,有不适时可行坐浴,时间 10～15 分钟,水温宜在 38～42 ℃,宜用细软的纸轻柔擦拭肛门。

七、运动疗法

适当的体育锻炼可增强人的体质,促进全身血液循环,有利于胃肠道蠕动,改善盆底血液循环,利于大便畅通,利于预防痔病。提肛运动是肛周锻炼的主要方式,能改善肛周血液循环,预防盆底静脉淤血,对肛周和盆底疾病有重要的防治作用。

八、调情志

情志因素与肛肠疾病的发生有密切关系,其中恐、怒、忧、思最易引发肛肠疾病。忧思过度伤脾,脾虚则气陷,生湿化热,怒伤肝则易生风化热,阻滞气机,恐则气陷。肛肠动力学和精神心理因素相关。压力或抑郁等情绪因素可通过肠-脑轴影响慢性胃肠疾病的自然病程,情志因素可通过神经联系、代谢产物、激素及免疫调节等路径影响肠道功能,从而影响痔的发生。情志因素也可能通过行为途径介导肛肠疾病的发生,如急躁之人易努挣排便损伤肛垫。

医师可运用语言、语气、情态、行为、气质等来改善患者的负性心理和由此产生的躯体不适。运动、与他人交流、自我疏导、远离诱因等方式能对人的情绪及身心状态起有效调节作用,能消除人们紧张、急躁、抑郁等心理,必要时需心理干预或药物治疗。

第七章

肛 裂

第一节 概 述

一、定义

肛裂是齿状线以下肛管皮肤层裂开后形成的缺血性溃疡,呈梭形或椭圆形,绝大多数发生于肛管后正中线上,其次是肛管前正中线上,两侧较少见。肛裂为临床常见的肛门直肠疾病,发病率仅次于痔,多发生于青壮年,20～40岁是本病的高发年龄段。此病临床上以肛门周期性剧烈疼痛、出血、便秘为主要特点。中医学将本病归属到"痔"的范畴,称为"裂痔""钩肠痔"。

二、中医病因病机

前辈医家不仅在著作中详细描述了肛裂的临床表现,更是分析指出肛裂的发病多由血热肠燥或阴虚津乏引起大便秘结,如厕努挣,导致肛门皮肤裂伤,湿毒之邪乘虚而入皮肤筋络,导致局部气血瘀滞,运行不畅,破溃之处缺乏气血营养,经久不敛而发病。

三、西医病因病理

(一)病因

西医认为肛裂是由于大便秘结,用力排便致使肛门裂伤,反复感染,逐渐形成慢性溃疡而致病。

1.肛管局部解剖特点

直肠末端的生理曲度是由后方向前弯曲而至肛门,当排便时后方所受的压力较大,弹性较差,易损伤而不易愈合。肛门外括约肌浅层起自尾骨,向前至肛门后正中,呈"Y"字形分左、右两束环绕肛门,至前方汇合于会阴部,同时肛提肌主要附着在肛管两侧,故肛门前后两个正中部位的肌肉有空隙,相对形成力的弱点,当遭受暴力扩张时,易成肛裂。

2.损伤因素

损伤因素是形成肛裂的直接原因。大便干燥、如厕努挣、分娩、肛门直肠检查、手术操作不当或外伤等均可引起肛裂。

3.感染因素

肛窦炎、肛乳头肥大等炎症引起的慢性感染局限于肛管皮下组织,导致浅表皮肤坏死即成肛裂。肛门湿疹、慢性皮炎等反复刺激致使肛门皮肤弹性减弱,脆性增加,造成肛裂。

4.肛管狭窄

先天性肛门发育不全、肛门狭小者,当干硬大便通过肛管时,会造成肛门裂伤,引起细菌感染,形成溃疡而致肛裂。

5.肛门内括约肌痉挛

肛裂患者肛门静息压较常人偏高,肛门内括约肌会发生反射性过度收缩,刺激肛门内括约肌痉挛,致使肛裂不易愈合。

6.松紧力学原理

有学者认为,当粪便位于肛管时,会对周围的黏膜产生扩张力,形成一对作用力和反作用力。当大便粗硬时,必须要加大腹压,帮助粪便通过肛门,这时扩张力明显大于约束力,而粪块直径超过肛门及黏膜下肌的伸展度,会使肛门发生撕裂伤。肛裂的裂口有时并不全位于前、后正中线,可发生在前、后正中线稍偏于一侧,这是因为粪便通过肛管时产生的扩张力不绝对相等的原因。

综上所述,肛裂的病因是由于解剖缺陷(内因),排出干硬粪块或其他原因使肛门过于扩张(外因),撕裂肛管皮肤及黏膜下肌,细菌侵袭创面引起炎症,由于炎症及分泌物的刺激(继发作用)引起肌肉痉挛和创面修复,肛管瘢痕狭窄,从而导致肛管皮肤弹性降低(继发内因),如果继续出现多次撕裂,损伤处形成慢性溃疡,便会导致肛裂形成。

(二)病理

(1)肛管上可见一纵行裂损。

(2)裂口下缘皮肤有炎症刺激和淋巴回流障碍,形成隆起的皮赘外痔,又称前哨痔。

(3)裂口上端有肥大的肛乳头。

(4)常有位于肛裂下的潜在性皮下瘘管。

(5)溃疡面底部纤维增生致肛管狭窄。

(6)由于炎症、疼痛、黏膜下肌痉挛等因素的刺激引起肛门内括约肌痉挛,肛管处于紧缩状态。

四、分类

肛裂分类方法较多,目前国内外尚无统一方法,现将主要分类法介绍如下。

(一)二期分类法

1.早期肛裂

早期肛裂又称急性肛裂,病程短,仅在肛管皮肤上有一梭形溃疡,裂口新鲜,底浅,创缘软而整齐,无瘢痕形成,有明显触痛。

2.陈旧性肛裂

陈旧性肛裂又称慢性肛裂,病程长,反复发作,溃疡底深,边缘增厚,质硬不整齐,基底有梳状硬结,裂口上端伴有肛窦炎、肛乳头肥大,下端常伴有潜行性窦道。

(二)三期分类法

1.一期肛裂

一期肛裂肛管皮肤浅表纵裂,创缘整齐、鲜嫩,触痛明显,创面富于弹性。

2.二期肛裂

二期肛裂有反复发作史。创缘有不规则增厚,弹性差,溃疡基底呈紫红色或有脓性分泌物,周围黏膜充血明显。

3.三期肛裂

三期肛裂溃疡边缘发硬,基底紫红有脓性分泌物。创缘上端临近肛窦处肛乳头肥大,创缘下端有前哨痔或皮下瘘形成。

(三)四期分类法

1.初发肛裂(一期)

新鲜肛裂或早期肛裂。肛管皮肤浅表损伤,创口周围组织基本正常。

2.单纯肛裂(二期)

肛管已形成溃疡性裂口,但尚无合并症,无肛乳头肥大、前哨痔及皮下瘘。

3.三联肛裂(三期)

裂口呈陈旧性溃疡,合并肛乳头肥大及前哨痔。

4.五联肛裂(四期)

裂口呈陈旧性溃疡,合并肛乳头肥大、前哨痔、皮下瘘、肛窦炎、裂口基底纤维化。

(四)五型分类法

1.狭窄型

肛门内括约肌呈痉挛状态,肛管紧张缩小,有典型的周期性疼痛。

2.脱出期

因内痔、直肠脱垂、肥大肛乳头等经常脱出肛门,刺激肛管发炎所致肛裂,肛管无明显缩小,疼痛轻。

3.混合型

此型同时具有狭窄型和脱出型两者的特点。

4.脆弱型

因肛周皮肤湿疹、皮炎等引起肛管皮肤皮革化,弹性降低,脆弱易裂,肛管皮肤有多发浅表裂伤。

5.证候型

溃疡性结肠炎、克罗恩病、肛管结核等引起的肛裂属于证候性肛裂,肛管术后创面延迟愈合的裂口亦属此类。

(五)七型分类法

1.急性单纯性肛门撕裂

急性单纯性肛门撕裂是由于外伤造成的单纯性肛管皮肤损伤,呈线条状裂口。

2.亚急性肛裂

亚急性肛裂是指溃疡边缘不整齐,肛门括约肌紧张,呈亚急性溃疡。

3.慢性肛裂

慢性肛裂病程长,溃疡深达肌层,边缘增厚、变硬、不整齐,创面肉芽不良,伴有肛乳头肥大和前哨痔。

4.多发性肛裂

多发性肛裂的肛管皮肤全周有多数放射状、浅表的裂口,肛门皮肤多有瘢痕、肥厚、皮革化、弹性减弱等改变。

5.伴随型肛裂

伴随型肛裂是指伴有脱出性内痔、肥大肛乳头、直肠息肉等脱出肛外,牵拉损伤肛管皮肤,形成溃疡,并引起肛门括约肌紧张、肛管狭窄等。

6.特殊性肛裂

特殊性肛裂指肛管皮肤结核、梅毒、克罗恩病等引起的溃疡。

7.肛门皮肤皲裂

肛门周围皮肤裂伤或肛门周围皮肤病变伴有肛裂。

五、临床表现

(一)疼痛

大便后肛门撕裂样疼痛为肛裂的主要症状。便后数分钟疼痛缓解或消失,称为疼痛间歇期;便后约半小时出现反射性肛门内括约肌痉挛收缩而导致剧烈疼痛,常常持续数小时,使患者坐卧不安,十分痛苦,此称为周期性疼痛(图 7-1)。肛门剧烈疼痛使患者恐惧排便,往往恶性循环,加重便秘,进一步又加重肛裂。

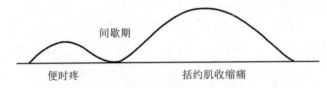

间歇期

便时疼   括约肌收缩痛

图 7-1　肛裂周期性疼痛

(二)便血

便血是肛裂的常见症状。出血量的多少与裂损大小、炎症和创面深浅有关。这主要是由于溃疡底部的静脉丛受损伤所致。肛裂一般出血不多,常有便纸擦拭时带少许鲜血,偶有鲜红色血液点滴而出,也可附于粪便表面,偶可见黏液,但黏液与粪便不相混合。出现在粪便表面的血迹常常于便条中段出现,这主要是由于粪便排出前溃疡面的静脉丛首先受到粪便的压迫暂不出血,一旦压力减少后便可出血,那些便头较硬,后期便条变软的患者该症状尤为明显。便血量较多的患者肛门疼痛常不甚明显,这是由于静脉丛保护溃疡面的原因;疼痛剧烈但便血不多或疼痛、便血均明显的情况,是由于这类患者溃疡面很深,同时损伤了静脉丛及括约肌。

(三)便秘

患者多因排出干硬大便致使肛门裂伤而形成肛裂。引起便秘的原因有很多,如直肠前突、直肠黏膜松弛、肛管狭窄等出口梗阻型原因,也有肠功能紊乱等慢传输原因导致,更有二者兼有导致的混合型便秘。患者常因大便时肛门疼痛,从而恐惧排便,减少大便次数,导致粪便滞留直肠时间过长,粪便因水分被过多吸收而干结,从而加剧患者便秘,引起排便时更加剧烈的疼痛,产生恶性循环。为了使大便变软,减少痛苦,患者长期服用泻药形成依赖性,导致肠功能紊乱后又可形成依赖性顽固性便秘。

(四)其他

肛裂的其他表现包括瘙痒、分泌物、腹泻等。

肛裂溃疡的分泌物,或伴发的肛窦炎、肛乳头肥大等炎症产生的分泌物均可引起肛门瘙痒,女性患者尤为显著。

一般肛裂只有少量血清样分泌物,一旦发生感染,局部可形成肛缘脓肿,分泌物增多且为脓性。

患者在肛门症状发作之前若有一段腹泻的发作病史,不可忽视,这些症状可能是炎性肠病的表现。

第二节 诊断与鉴别诊断

一、诊断要点

依据典型的症状和肛管局部检查,肛裂的诊断并不困难。详细询问病史,患者多有便秘史,且有典型的排便-疼痛-间歇-剧痛的周期性发作。

二、辅助检查

(一)局部视诊

患者宜取胸膝位或侧卧位,牵拉肛缘可见一纵行裂损。早期肛裂色鲜红,底浅,边缘无明显增厚,无前哨痔形成;陈旧性肛裂深达肌层,边缘纤维化,可形成前哨痔。

(二)指诊

由于肛门括约肌痉挛,患者一般因疼痛而拒绝指诊,一般患者不宜指诊,或肛内纳入利多卡因等局部麻醉药物后方行指诊。无麻醉下进行肛门指诊时,由于肛门括约肌痉挛,手指不易插入肛内,插入肛门后在肛管内可感受到括约肌的张力明显高于正常人。在麻醉下进行肛门指诊时,早期肛裂在肛管内可触及边缘稍有凸起的纵行裂口;陈旧性肛裂可触及裂口边缘隆起、肥厚、坚硬,并常能触及肥大肛乳头及皮下瘘管,在肛缘触摸,若两指间有胡豆大小硬结又压痛明显者,是深部有小脓肿的表现。于裂口下端肛缘处挤压肛缘时,若可见脓性分泌物顺裂口下端流出,用粗探针弯成钩状可顺利进入,说明患者已合并窦道。

(三)肛门镜检查

一般患者不建议行肛门镜检查,如医师认为患者可能合并其他肛内疾病时,可以利多卡因充分麻醉润滑后进行肛门镜检查。早期肛裂边缘整齐,基底色鲜红;陈旧性肛裂边缘不整齐,基底色深,呈灰白色,裂口上方的肛窦呈深红色,并可见到肥大肛乳头。

(四)肛管直肠测压

肛管直肠测压是指利用特制的压力测定器,检测肛管直肠内压力和肛门直肠间存在的某些生理反射,以了解肛门直肠的功能状态。此检查在肛肠科主要用于了解肛管、直肠及盆底肌肉的正常生理功能。对肛裂患者进行直肠测压检查发现,肛裂会使肛管静息压升高,直肠肛管反射和舒张压降低,这与肛管四周肛门内、外括约肌受炎性刺激后组织粘连或肌肉收缩有关。

(五)血常规分析

当肛裂患者合并局部感染时,血常规分析可见白细胞计数增高。

三、鉴别诊断

(一)肛管结核性溃疡

溃疡的形状不规则,边缘不整齐,有潜行窦道,底部呈暗灰色并可见干酪样坏死组织,有脓性分泌物,无明显疼痛,无前哨痔形成。溃疡可发生在肛管任何部位。此类患者多有结核病史,分泌物培养可发现结核分枝杆菌,结核菌素皮肤试验阳性。病理可明确诊断。

(二)肛门皲裂

肛门皲裂所致溃疡可发生于肛管任何部位,裂口表浅,仅限于皮下,伴皮肤增厚浸渍,常见多处裂口同时存在。此类患者疼痛轻,出血量少,瘙痒症状明显,无溃疡、前哨痔和肛乳头肥大等并发症,多因肛周皮肤病引起,如肛门湿疹、皮炎等。

(三)肛门皮肤癌

此类溃疡形状不规则,边缘隆起、坚硬,溃疡底部凹凸不平,表面覆盖坏死组织,有特殊臭味。此类患者有可能伴有肛门松弛、肛门失禁,或伴持续性疼痛。病理检查可明确诊断。

（四）克罗恩病肛管溃疡

克罗恩病肛管溃疡位置可位于肛门任何部位,溃疡形状不规则,底深,边缘潜行,常与肛瘘并存,同时伴有贫血、腹痛、腹泻、间歇性低热和体重减轻等克罗恩病的系列特征。

（五）肛管上皮缺损

肛管上皮缺损曾有内痔或其他肛门手术史,肛门无疼痛,或有感觉性失禁现象。肛周有全周或部分环状瘢痕,直肠黏膜外露,常充血、肿胀、糜烂。

（六）梅毒性溃疡

梅毒性溃疡常见于女性患者,初为肛门瘙痒、刺痛,皮肤破损成痂后形成溃疡。溃疡基底色鲜红,无明显疼痛,常伴有少量脓性分泌物,位于肛门两侧的皱褶内,质硬,边缘轻微隆起,伴双侧腹股沟淋巴结肿大。患者常有性病史,分泌物涂片中可见梅毒螺旋体。

（七）软性下疳

软性下疳有多个圆形或卵圆形溃疡同时发生,质软,边缘潜行,底部有灰色坏死组织,常伴有少量脓性分泌物。此类患者排便时肛门疼痛尤为明显,双侧腹股沟淋巴结肿大,在阴茎或阴唇处常可发现相似溃疡。

（八）肛管上皮瘤

肛管上皮瘤为肛管内突起的结节,属于良性肿瘤,顶端皲裂后形成溃疡。若肛缘皮肤受到侵犯,患者会感到剧烈疼痛。肛管上皮瘤硬而固定,检查时可见溃疡边缘不规则突起,溃疡底部呈灰色,有水样分泌物,伴腹股沟淋巴结肿大。病理活检可明确诊断。

（九）溃疡性结肠炎

溃疡性结肠炎所致肛裂裂口一般较表浅,多位于肛门两侧,常伴发肛门周围炎、肛瘘和内痔。患者的主诉一般为脓血便、腹泻、里急后重和左下腹疼痛。

第三节　辨证与治疗

一、中医辨证分型

（一）血热肠燥证

此证大便2～3天1次,质干硬,便时肛门疼痛,便时滴血或手纸染血,裂口色红;腹部胀满,溲黄;舌偏红,脉弦数。

(二)阴虚津亏证

此证大便干结,数天 1 次,便时疼痛,点滴下血,裂口深红;口干咽燥,五心烦热;舌红,苔少或无苔,脉细数。

(三)气滞血瘀证

此证肛门刺痛明显,便时便后尤甚,肛门紧缩,裂口色紫暗;舌紫暗,脉弦或涩。

二、中医治疗

(一)内治法

1.血热肠燥证

此证治法为清热润肠通便。可选方药为凉血地黄汤合脾约麻仁丸加减。常用药物包括生地黄、当归尾、地榆、槐角、黄连、天花粉、生甘草、升麻、赤芍、枳壳、黄芩、荆芥、大黄、厚朴、杏仁、白芍等。出血较多者,加侧柏炭;大便干硬者,加番泻叶。

2.阴虚津亏证

此证治法为养阴清热润肠。可选方药为润肠汤加减。常用药物包括当归、甘草、生地黄、桃仁等。便头干者,加肉苁蓉;口干较甚,加天花粉、石斛。

3.气滞血瘀证

此证治法为理气活血,润肠通便。可选方药为六磨汤加减。常用药物包括大黄、槟榔、沉香、木香、乌药、枳壳。疼痛剧烈者,加红花、桃仁、赤芍等。

(二)外治法

1.药物疗法

膏药因其富有黏性,敷贴患处能够保护肛裂裂口,避免外来刺激或毒邪感染,依据所选药物的功用不同,可起到提脓祛腐、生肌收口的作用。

外用紫连膏治疗血热肠燥证肛裂患者,可缓解肛裂引起的疼痛、减少便血、缩短便后疼痛持续时间、促进创面愈合,效果良好。

应用裂愈膏治疗气滞血瘀证肛裂,可有效减轻便血症状、便时或便后肛门疼痛、改善便秘,效果肯定且无明显不良反应。

使用葛根软膏治疗肛裂,创口分泌物明显减少,在缓解疼痛和加快创口愈合方面具有明显的优势。

用创灼膏治疗肛裂,可以有效减少出血、缓解疼痛、促进创面愈合、缩短病程。

2.中药熏洗

肛门齿状线是胚胎时内胚层和外胚层的连接处,屏障功能最弱,渗透力强,药物最易穿透皮肤发挥作用。药物外用于肛门,可使局部血管扩张,皮肤充血,血流量增加,促进血液、淋巴循环,加快药物的运转和利用,改善肛裂局部缺血症状。温热作用可加速提高中药活性离子透皮功效,使新陈代谢旺盛,提高组织的再生能力,可缓解疼痛、促进愈合。因此,中药熏洗可用于肛裂的治疗。

3.中医挂线法

中医挂线法指采用普通丝线或橡皮筋等挂断瘘管的治疗方法,现亦运用于肛裂治疗中,利用挂线的紧箍作用,促使气血阻绝,肌肉坏死,最终达到切开的目的,亦可起到引流作用,挂线使慢性切割和组织增生同时进行,又因为橡皮筋作为异物产生了局部的炎性粘连,保护肛门功能,避免一次性切开。

4.穴位埋线

穴位埋线是根据不同患者的病情将可吸收缝合线埋入特定的穴位,持续刺激该穴位,可治疗疾病,保健强身。此方法操作简便显效快,创伤及不良反应较少,在临床上得到迅速发展及广泛应用。

三、西医治疗

目前肛裂治疗方式主要分为早、中期保守治疗和后期手术治疗。非手术治疗主要包括外用药物、A型肉毒毒素注射、神经电刺激等。经保守治疗无效的患者,综合评估后可考虑手术治疗,常见的手术方式包括肛门内括约肌切开术、肛裂切除术、纵切横缝法、肛门皮瓣推移术等。

(一)非手术治疗

1.外用药物

目前外用药治疗肛裂的目的是降低肛门内括约肌张力,促进愈合,常用药物包括局部使用硝酸盐及外用钙通道阻滞剂。常用的硝酸盐包括硝酸异山梨酯和硝酸甘油,研究发现硝酸甘油软膏可使大约50%的慢性肛裂愈合,但复发率较高,且有较多的如头痛等不良反应,现已较少使用。钙通道阻滞剂可使平滑肌松弛和血管扩张,从而增加血液流动和组织灌流,促进伤口愈合,常用药包括硝苯地平和地尔硫䓬。

2.A型肉毒毒素注射

A型肉毒毒素是由肉毒杆菌家族合成的神经麻痹蛋白,可抑制神经肌肉接头处乙酰胆碱的释放,使肛门括约肌持续松弛,缓解痉挛,改善肛裂症状。与硝酸盐及钙通道阻滞剂外用药相比,它的优点是不需要频繁使用,可持续2～4个月。

3.对症治疗

对症治疗多采用局部热疗、局部麻醉及治疗腹泻等措施。

(二)手术治疗

1.肛裂切除术、纵切横缝法

肛裂切除术、纵切横缝法适用于慢性肛裂及伴发不同程度并发症的肛裂患者,如存在前哨痔和肛乳头肥大、皮下瘘等,能够全部切除病变组织,且切除部分肛门内括约肌,改善痉挛症状。其弊端是换药及排便时疼痛明显,开放式切口愈合时间较长。纵切横缝法能将纵向切口转变为横向切口,横缝可能导致切口的张力增大,术后容易出现切口水肿,粪渣易残留在横缝处,导致切口感染的发生,影响切口愈合。改良纵切横缝法适当延长肛缘外切口长度,但横缝线切口长度不变,中央部位不缝合,设置一处放射状切口作减压及引流,在预防创口感染、促进愈合方面的效果优于传统纵切横缝法。

2.肛门皮瓣推移术

较为严重的慢性肛裂创面往往较大,行皮瓣推移可实现一期愈合,皮瓣覆盖手术创面,加快了术后愈合,避免因术后瘢痕形成导致轻微肛门失禁。此法适用于慢性肛裂患者和伴明显肛管狭窄的患者,目前较常用的为 V-Y 带蒂皮瓣推移术和倒 Y-V 推进皮瓣移位缝合术等。

3.肛门内括约肌切开术

肛裂本质为缺血性溃疡,由于存在肛门内括约肌痉挛致肛管静息压增高及肛管缺血情况,从而导致裂口愈合缓慢,行肛门内括约肌切开可解除痉挛,缓解缺血症状,恢复血液供应,促进裂口愈合等。此法可分为后方和侧方括约肌切开术。后方括约肌切开术适用于慢性肛裂伴肛门狭窄患者,但如果切口过小,引流不畅,易导致"锁眼"畸形;侧方内括约肌切开术可分为闭合式和开放式,之前没有产科损伤、炎性肠病、做过肛门直肠手术或括约肌无力的,特别是患有慢性肛裂且无潜在大便失禁的患者,可以考虑将其作为一线手术治疗方案。

第四节　预防与调摄

一、肛裂的预防

肛裂是可以预防的,人们通过对大便、饮食、肛周皮肤等进行有效的预防护理,可避免或缓解肛裂。

(一)大便护理

排便异常、便秘是造成肛裂的主要原因。人们要保持大便通畅,养成每天排便的习惯,有便意及时排便,发现大便燥结时不可用力排便,可用温盐水灌肠或开塞露注入肛内润肠通便。便秘患者应及时纠正便秘情况,可每天清晨空腹饮温开水一大杯,同时顺时针按揉腹部,每天 3 次,每次 20~30 圈,促进肠蠕动,必要时加服润肠缓泻剂,从而保持大便通畅。

(二)饮食护理

肛裂的发生与日常饮食密切相关。做好饮食护理可有效减缓肛裂的发生、发展。日常饮食宜清淡营养,多饮水,避免进食辛辣、刺激、油腻、坚硬不易消化的食物,避免饮酒,可多食用纤维素丰富的新鲜蔬菜水果,如芹菜、菠菜、冬瓜、苹果、西瓜等,忌暴饮暴食,保持大便通畅,避免便秘或腹泻等情况。

(三)肛周皮肤护理

肛周皮肤由于位置特殊容易出现肛周潮湿、瘙痒等情况。人们要保持肛周及会阴部清洁,坚持每天便后及睡前温水清洗,养成良好的生活习惯,勤洗澡,勤换内裤,穿着宽松舒适的棉质内裤,便纸应柔软,不宜大力擦拭肛周皮肤,必要时可温水坐浴清洗,避免肛周局部刺激。

(四)活动指导

良好的生活习惯有助于减缓肛裂的发生。如发生肛裂后,患者可以进行一些运动强度不大的锻炼,如散步、慢跑、打太极等,保持心情舒畅,促进肠道蠕动。还可以同时进行提肛运动(有规律地往上提收肛门,然后放松,每次 20~30 次,每天 2~3 次),改善局部血液循环,增强肛门括约肌的功能,促进肛周的康复。

二、肛裂患者的注意事项

(一)保持大便通畅和柔软

肛裂患者的调养首先是保持大便通畅和柔软,大便应 1~2 天 1 次,若 4~5 天 1 次者,由于粪便在结肠、直肠内停留时间较长,水分被重吸收,容易干燥秘结。每天数次,则会因排便刺激加重疼痛和损伤,所以应每 1~2 天排便 1 次,粪便以不干不稀为好。肛裂患者绝大多数都伴有习惯性便秘,为使粪便变稀,经常服用泻药,这些泻药都有泻后引起便秘的不良反应,以致肛裂越来越重。防治便秘不能依靠泻药,而要以合理调配饮食为主,饮食要多样化,杂食五谷粗粮、果肉蔬菜,尤其要多食含有丰富纤维素和维生素的食物。

(二)晨起定时排便

肛裂患者应养成晨起定时排便的习惯,因为早晨起床后的直立反射和胃结肠反射可促进排便。另外,晨起参加多种体育活动,如做操、跑步、打太极拳、练气功等,可防止便秘,预防肛裂。

(三)便后熏洗

便后用温水熏洗坐浴或用祛毒汤、止痛如神汤熏洗,可使肛裂创面保持清洁,这是防治肛裂的重要措施。熏洗时要把肛门浸入药液中,才能洗净肛门污物,使药物进入肛管,起到消炎、止痛、促进裂口愈合的作用。

(四)及时治疗

肛裂的治疗一定要早期、及时。早期肛裂一般经内服中药,外用中药祛毒汤等药物熏洗,肛门局部敷药等治疗后,多数能在1~2周内愈合;陈旧性肛裂则需施以手术才能根治。因此,一旦发现患有肛裂,应尽早治疗。

第八章

肛 窦 炎

第一节 概 述

一、定义

本病是发生在肛窦及肛门瓣的急、慢性炎性疾病。其临床表现多为肛门异物或下坠感,肛门潮湿、瘙痒,甚至肛门灼热、疼痛,多以胀痛为主,大便带有黏液等,时轻时重,卧轻立重,晨轻昼重。由于早期症状较轻且不明显而易被忽视,同时本病又是许多肛门直肠疾病,如肛裂、肛周脓肿、肛瘘等发病的主要原因,甚至是原发病灶,因此,患者就诊时,临床医师也往往不将本病作为独立病名诊断。但本病是一种重要的潜在的感染病灶,约有85%的肛门直肠病变与肛窦感染有关,甚至有部分患者会因病情反复发作,迁延难愈,寝食难安,精神紧张,甚至精神抑郁。因此对于本病的早期诊断、早期治疗有着重要的临床意义。肛窦炎在中医学中属"脏毒"范畴。

二、中医病因病机

中医认为本病的发生是由于饮食不节,过食辛辣刺激食物、膏粱厚味等,湿热内生,浊气下注肛门;或过于劳累,损伤正气,毒邪汇聚于肠;或肛肠湿毒热结,气血瘀滞;或脾虚、中气不足、肺肾阴虚,湿热乘虚下注郁久,酝酿而成;或因虫积扰窜,破损染毒而成;或大便干燥,便时损伤肛管,致使气滞血瘀,阻塞经络;或因泄泻和痢疾等病导致湿、热、毒下注肛门,发为本病。

三、西医病因病理

(一)病因

西医学认为肛窦的解剖结构是肛窦容易发炎的最重要原因。

肛窦底部有肛腺的开口。肛腺多集中于肛管后方,两侧较少,前位缺如,这也是肛窦炎和肛腺感染多见于后位,有些肛窦炎不发展为脓肿的主要原因。同时,肛窦这一漏斗状结构,口朝上,不仅引流差,而且容易积存粪渣或为误吞入的外物通过肛管时所损伤,并且其周围的肛瓣是比较厚的角化上皮,干燥的粪块通过时会撕裂,感染容易累及附近的肛窦。

从另一角度看,易受损伤的直肠出口因被该区域软组织和丰富的淋巴组织所保护,肛腺分泌肠液润滑肛管,大大减少了其容易受到损伤的风险。在直肠下端过多的黏膜与柔软易扩张的肛管及其边缘,排便时能较大地扩张和延伸,并且该区域的淋巴组织和血液循环是极丰富的。通常情况下肛窦呈闭合状态,粪渣不易进入,但由于便秘时长期下挣,引起肛门和直肠下端被动充血,削弱了局部对致病菌入侵的抵抗力,当有干硬粪团通过肛管时,直肠后位的压力增高,超过了肛管能伸张的极限,使肛窦和肛瓣受到损伤,引起肛窦炎和肛乳头炎。另外,排便时,肛窦加深呈漏斗状,易积存粪渣,致病菌易从其底部深入到肛腺,特别是肠炎、痢疾引起的腹泻,大便呈水样,次数较多,频繁地刺激肛窦引起炎症。肛窦中细菌较多,温度、湿度适宜细菌繁殖。由于以上原因肛窦炎易发,继而形成肛周脓肿、肛瘘、肛乳头肥大等。(图 8-1)

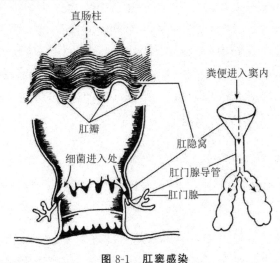

图 8-1　肛窦感染

此外,一些微创手术,由于手术中损伤肛瓣、肛腺导管、部分肛腺,或术后瘢痕较大、较硬,导致肛腺内黏液分泌不畅,加之肠内细菌感染,亦可发为本病。

(二)病理

急性期肛窦炎的病理表现与一般局部急性炎症并无差异,即由血管扩张、血流加快所致的局部色红和灼热,炎性充血、渗出引起的水肿和由渗出物压迫或炎性介质直接刺激神经末梢引起的疼痛。慢性期肛窦炎的上述病理表现则均不明显。另外,肛窦炎特征性的病理表现为临近肛乳头的肥大和增生以及合并肛管皮肤的撕裂,形成纵行溃疡或皮下瘘管。

四、分期

(一)急性期

急性期肛窦炎即炎症急性发作阶段,肛门灼热、坠胀、疼痛,排便时可加重,并可见少量脓性或脓血性黏液溢出,治疗不及时可发展为脓肿。

(二)慢性期

慢性期肛窦炎即肛窦炎症暂时消退或处于慢性炎症阶段,此期肛窦炎不引起明显症状或症状轻微,仅仅会有肛门下坠感、排便不尽感或异物感,肛周瘙痒等,病程多较长。常合并有慢性结、直肠炎,反复发作,迁延不愈,会引起患者精神紧张、焦虑、抑郁。

五、临床表现

肛窦炎症状的严重与否,按疾病的程度不同而异,一般有以下 4 种症状。

(一)排便不尽感

肛管中有丰富的神经纤维,既有无髓鞘神经纤维,又有髓鞘神经纤维,还有较多的神经节,由于神经组织丰富,在肛管中形成了一附属的感觉器官。肛窦炎初期,患者往往有排便不尽感,或肠内有异物感、下坠感等。

(二)疼痛

疼痛是肛窦炎最常见的症状,一般为胀痛、坠痛、撕裂痛或烧灼样痛。胀痛和坠痛多因肛窦发生炎症后,肛腺阻塞,引流不通畅,肛腺所分泌的肠液无法排出,化脓可转为跳痛;撕裂痛多伴有肛瓣损伤或肛管表层下炎症扩散,便时症状加重。由于疼痛与排便关系密切,肛窦炎的疼痛症状可表现为周期性疼痛,主要因为括约肌缺血性痉挛所致。患者惧怕排便,进一步导致便秘,加重患者痛苦。

(三)瘙痒

肛窦炎常引起肛门瘙痒,主要是分泌物刺激作用于感觉神经末梢,由末梢释放某些神经介质(如组胺、蛋白分解酶、激肽、前列腺素等),激活了肛管皮下相应的感受器,经神经纤维传入,再经脊髓后角胶质区细胞,通过脊髓丘脑侧束,传至大脑。痒觉和痛觉二者为同一传入神经、同一种感受器、同一神经传导途径,只是因刺激的强弱而异,即弱刺激引起痒觉,而强刺激则导致痛觉。现已查明,致痒的物质是组胺 H_1,如果将划痕的表面注入组胺,即可出现痒觉,若深至真皮,则产生痛觉。肛窦炎虽然少有像肛门瘙痒症那样典型的瘙痒症状,但是这种因肛窦引起的瘙痒,难于用手抓止痒。

(四)反射性疼痛

肛窦炎常出现反射样疼痛,可通过阴部内神经,第3、4骶神经向尿生殖区反射;通过会阴神经及其分支、股后皮神经向会阴部反射;通过髂腹下神经和肛尾神经向骶骨和尾骨反射;通过坐骨神经向下肢反射。

第二节 诊断与鉴别诊断

一、诊断要点

肛窦炎患者觉肛门部不适,伴排便不尽感、肛内异物感、肛内灼热感和下坠感,排便时可感觉肛门疼痛,一般不甚剧烈,数分钟内可消失。若肛门括约肌受刺激致挛缩则疼痛加剧,常可出现不排便时短时间阵发性刺痛,并波及臀部和股后侧。急性期常伴便秘,粪便表面常带少许黏液,或于粪便前流出,有时混有血丝。若并发肛乳头肥大,并从肛门脱出,可使肛门潮湿、瘙痒。肛门指检可发现肛门口紧缩感,肛内有灼热感,肛窦病变处有明显压痛、硬结、凹陷,或可触及肿大、压痛的肛乳头。

二、辅助检查

(一)肛门镜检查

肛门镜检查可见肛窦及肛瓣充血、水肿,肛乳头肿大,隐窝口有红色肉芽肿胀或有少量脓性分泌物。用探针探查肛窦时,可见肛窦变深,或有少量脓液排出。

(二)血常规检查

血常规检查可见白细胞计数正常或轻度增高,局部炎症较重者白细胞计数可明显升高。

(三)病原学检查

通过肛窦局部分泌物培养,可以了解引起感染的致病菌。

(四)肠镜检查

肠镜检查可于需要进一步检查而排除其他疾病时采用。

(五)腔内超声检查

对于病情较为复杂,病变部位不清时,可采用双平面宽频直肠腔内探头检查,能较为准确地显示病变部位、大小以及与肛门和齿状线的关系,有效地帮助诊断和治疗。

三、鉴别诊断

(一)肛瘘内口

肛瘘内口多在肛窦,肛门镜检时,用组织钳牵拉瘘管外口,可见肛瘘内口明显被牵动而凹陷。触诊可摸到瘘管的条索物至直肠的终点与有内口的肛窦相连,探针由外口沿瘘管探查,可从肛窦探出内口。肛窦炎检查时则无以上所见。

(二)直肠息肉

肛窦炎若并发肛乳头肥大时,须与直肠息肉相鉴别。直肠息肉位于直肠壁上,表面呈肉红色,圆球形,表层组织结构为黏膜,故易出血,无痛,多见于小儿。肛乳头表面呈灰白色,圆形或三角形,组织较坚韧不易出血、疼痛,位于肛管,多见于成年人。

(三)梅毒

梅毒一期病变症状轻微,可见肛门不适、坠胀感和直肠分泌物等,肛门检查肛周或肛管内出现下疳,这些病变一般表现为无痛性结节或溃疡,溃疡变硬,多为单发,伴有腹股沟淋巴结肿大。病变表面发生细菌感染时,疼痛剧烈。梅毒二期病变为扁平湿疣,表面渗出物中含有大量梅毒螺旋体。梅毒三期病变脊髓后索及感觉神经变性累及直肠时相继出现剧烈的肛门刺痛、肛门括约肌迟缓、鞍区麻木。可以行血清学检查予以确诊。

(四)肛裂

疼痛的时间长,有特殊的疼痛周期和疼痛间歇期。检查可见肛管有纵行裂口。

(五)肛门直肠神经官能症

本病是以肛门直肠异常感觉为主诉的神经系统机能性疾病。患者常伴有内心恐惧、失望、悲观等不良情绪。主诉症状在体检时无相应的阳性体征,实验室检查为阴性。

第三节　辨证与治疗

一、中医辨证分型

根据肛窦炎的特点及临床症状,结合病史、病程、诱因等,辨清病变脏腑虚、实、寒、热的不同。

(一)湿热下注证

肛门坠胀不适,或可出现灼热刺痛,便时加剧,粪便夹有黏液,肛门湿痒,伴口干、便秘。舌质红,苔黄腻,脉滑数。

(二)热毒蕴结证

肛内灼热不适,大便中常常夹有脓血,可同时伴大便秘结,小便短赤,口干,汗出等。舌红,苔黄,脉数。

(三)阴虚内热证

肛门不适,隐隐作痛,便时加剧,肛门黏液溢出,伴见盗汗、口干、大便干结等。舌质红,苔黄或少苔,脉细数。

二、中医治疗

(一)内治法

1.湿热下注证

此证治法为清热利湿,活血止痛。主要方药为止痛如神汤加减。常用药包括秦艽、防风、泽泻、苍术、当归、大皂角、桃仁等。

2.热毒蕴结证

此证治法为清热解毒,消肿止痛。主要方药为五味消毒饮加减。常用药包括金银花、野菊花、蒲公英、紫花地丁等。

3.阴虚内热证

此证治法为滋阴清热,凉血止痛。主要方药为凉血地黄汤加减。常用药包括生地黄、当归、槐角、地榆、黄连、天花粉等。

（二）外治法

1.中成药

（1）马应龙麝香痔疮膏（每支 10 g）。①功效：清热燥湿，活血消肿，去腐生肌。②用法：将备用的注入管轻轻插入肛门内，挤入 2 g 左右药膏，早晚各 1 次，外用适量涂搽患处。

（2）九华膏（每支 10 g）。①功效：消肿止痛，生肌，收口。②用法：敷用或注入肛门内（将适量九华膏敷于肛缘及肛管管壁上），每天 1～2 次，每次 2～3 g，早晚或大便后使用。

（3）肛泰软膏（每支 10 g）。①功效：凉血止血，清热解毒，燥湿敛疮，消肿止痛。②用法：使用时先将患部用温水洗净，擦干，肛门给药。每天 1～2 次，每次 1 g，或遵医嘱，睡前或便后外用。

（4）肤痔清软膏（每支 15 g 或每支 35 g）。①功效：清热解毒，化瘀消肿，除湿止痒。②用法：先用温开水洗净患处，取本品 2～3 g 直接涂搽于患处或注入患处。轻症每天 1 次，重症早晚各 1 次。

（5）马应龙麝香痔疮栓。①适应证：湿热内蕴证。②用法：每天 2 次，每次 1.5 g，大便后塞入肛门内。

（6）普济痔疮栓。①适应证：热证便血。②用法：每天 2 次，每次 1.3 g，大便后塞入肛门内。

（7）牛黄痔清栓。①适应证：湿热瘀阻证。②用法：每天 2 次，每次 1.5 g，大便后塞入肛门内。

2.中药熏洗疗法

肛窦炎患者可选用苦参汤加减，具有清热解毒，祛湿止痛，收敛止血功效。用法为先熏后洗，每天 2 次。

无明显手术禁忌、在局部麻醉下行手术治疗、术后给予切口止血纱布覆盖、无菌纱布压迫止血、外用丁字带固定的患者于术后第 2 天撤去丁字带及止血纱布，嘱患者下午开始苦参汤坐浴治疗，以后每天 2 次熏洗坐浴。

苦参汤加减：苦参 30 g，黄柏 30 g，金银花 15 g，白芷 20 g，蛇床子、地肤子各 15 g，当归、乳香、没药各 20 g，炙槐角、桃仁、煅白矾各 10 g，冰片 0.3 g。上药除冰片外加水至 3 000 mL，用文火煎 15 分钟，倒出药液入盆，将冰片 0.3 g 放入药液中溶化后，患者趁水热时坐在盆上，用热气熏蒸肛门，待水温适宜时即坐入药液中约 20 分钟，每天 1 剂，早晚各熏洗 1 次。

3.保留灌肠疗法

肛窦炎患者可采用复方黄柏液(连翘、黄柏、金银花、蒲公英、蜈蚣等组成)保留灌肠。嘱患者排空大便,以侧卧位或膝胸位卧于治疗床上,用 50 mL 针筒抽取药液 50 mL 注入一次性灌肠袋内,将导管插入肛内 7～10 cm,使药液缓慢滴入肛内直肠下段,平卧 30 分钟,每天 1 次,保留 2～4 小时,10 天为 1 个疗程,共治疗 1～2 个疗程。

4.针灸疗法

肛窦炎患者进行针灸治疗。取穴长强、旁腰俞(腰俞穴旁开 1 寸,两侧各 1 穴)、次髎、承山、大肠俞。

操作:患者取俯卧位,先针长强穴,针尖与骶尾骨平行刺入 1.5～2.0 寸,须有麻胀感向直肠部放射,取旁腰俞针刺得气后将 2 cm 艾条插于针柄上温灸 1～2 壮,其余腧穴针刺得气后 5 分钟行针 1 次,留针 40 分钟。起针后在次髎、旁腰俞穴上刺络拔罐,留罐 10 分钟。治疗隔天 1 次,10 次为 1 个疗程。

三、西医治疗

本病应积极治疗肛窦的感染病灶,对预防肛周化脓性疾病的形成有重要意义,可先采用保守治疗,无效或有并发症时,即采用手术治疗。

(一)非手术治疗

1.物理疗法

肛窦炎患者的物理治疗可采用微波治疗仪,患者右侧位卧于治疗床,将微波探头套上安全套插入肛门内 3～5 cm,探头固定不动进行照射,每次 20 分钟,每天 1 次,连续治疗 2 个疗程(6 天为 1 个疗程)。

2.西药治疗

肛窦炎的早期给予抗感染治疗是积极有效的。肛窦炎一般多为大肠埃希菌感染,也有变形杆菌、结核分枝杆菌等感染,一般根据感染细菌的不同选择不同的抗菌药物,如诺氟沙星、左氧氟沙星、甲硝唑、替硝唑、庆大霉素、磺胺类、异烟肼类等。还可药物灌肠,如将甲硝唑、庆大霉素、利多卡因用灌肠器灌入直肠3～4 cm,连续使用 15～20 天。栓剂也是临床不错的选择,如复方角菜酸酯栓、吲哚美辛栓、甲硝唑栓等。

(二)手术治疗

手术治疗适用于单纯肛窦炎或成脓者、有隐性瘘管、非手术治疗无效者、肛窦炎伴肛乳头肥大者。

1.切开引流术

肛门周围常规消毒,铺无菌单,采用局部麻醉或骶管麻醉,在分叶肛门镜下,暴露出病变的肛窦,将探针头部弯曲成钩状,钩牵起病变的肛窦,纵行切开,修剪皮缘,刮勺搔刮患处,压迫止血。常规术后进行坐浴换药。

2.切除术

常规消毒肛门周围皮肤,局部浸润麻醉,在双叶肛门镜下,暴露已有感染的肛窦,将肛窦及肛瓣做纵行切口,清除已被感染的肛腺及其导管,锐性加钝性分离至齿状线上处,连同肥大的肛乳头一同结扎,剪去残端。术后每天坐浴,常规换药。

第四节　预防与调摄

一、饮食调摄

不良的饮食习惯是导致肛肠疾病的重要原因。因此,要想预防肛肠疾病,就应先从饮食上加以注意,饮食清淡,养成良好的饮食习惯。中医认为,肛窦炎的发生与炎热、潮湿的关系最为密切,因此,在饮食上应注意少食肥甘厚腻之品。原则上辣椒、芥末、烈酒以及油腻、煎炸、海鲜、生冷等食品,尽量少食或不食;多吃更多的易消化和营养丰富的食物,如冬瓜、丝瓜、四季豆、胡萝卜、西红柿等;适当多吃高纤维的食物,如红薯、玉米、芹菜等;多饮水。

多食蔬菜、水果的好处在于它们含有大量的纤维素,当纤维素通过消化道时可以吸收水分使自己膨胀起来,膨胀的纤维素一方面可以通过它胀大的体积来刺激和加强胃肠蠕动,使消化、吸收和排泄功能加强;另一方面还可以把食物中不能消化的某些成分、消化道的分泌物、肠内细菌和机体代谢中产生的有害物质都裹起来形成粪便,从而使粪便通畅易行。

二、排便管理

养成良好的排便习惯,定时排便以建立良好的排便反射。保持排便通畅,注意肛门部位卫生,保持肛门清洁。每次大便后清洗肛门,尤其是腹泻后。天气过热,出汗过多,或久行后都应清洗肛门。一般用温水清洗即可,若感肛门不适,如痛、痒等,应用清热燥湿的中药煎汤坐浴,在一定程度上能预防肛窦炎的发生。在排便时要专心,不要玩手机,避免长时间蹲便,避免过度用力。

三、生活调摄及锻炼

加强全身和局部的功能锻炼,提高抗病能力;避免过度疲劳,纠正不良姿势,劳逸结合;避免负重久行、长途奔波,防止过度疲劳,避免久坐、久站、久蹲,若因职业需要,也应不断变换姿势;避免过度性生活。

(一)提肛

提肛是一种既简便又实用的肛门功能锻炼方法,具有预防和治疗肛门疾病的双重作用,国内外都很提倡该方法。其基本的方法可采用站、坐、卧等多种姿态进行,使用意念及内功,将肛门上提至脐中,做肛门上收的动作,自然呼吸或吸气时提肛缩腹,呼气时将肛门放下。此法不受时间和场地等条件的限制,一提一收为1次,每遍20~30次,每天2~3遍。

(二)便后操

便后先清洗肛门,然后用右手示指尖压在肛缘轻轻推肛门向上,同时收缩肛门,然后放松,如此重复30次。

(三)睡前操

睡前两膝跪在床上,两肘着床,头低垂,腰部下弯,臀部稍高,挺身收腹吸气,同时有力地收缩肛门,然后放松,如此重复30次。

除此以外,还可积极参加各种体育活动、长跑、练太极拳等。

四、及时治疗

及时治疗肠道炎症性疾病、便秘等。若出现腹泻、便秘等症状应及时就医,明确诊断,规范治疗。便秘者应针对病因进行治疗,不应滥用钙通道阻滞剂,过多使用泻药和灌肠会造成药物性便秘。经常便秘者,可服麻仁软胶囊、脏连丸等润肠药。

五、情志调节

调整情绪,保持心态平和,避免过度激动、过度忧伤和过度紧张。

第九章

肛 周 脓 肿

第一节 概 述

一、定义

肛周脓肿是直肠肛管周围脓肿的简称,是发生在肛周、肛管、直肠周围组织及其周围间隙的急性化脓性感染。绝大部分肛周脓肿源于肛腺的感染,也有极小部分由其他因素导致。肛周脓肿在任何年龄均可发病,但多见于 20～40 岁青壮年,男性多于女性,婴幼儿也可发病。肛周脓肿发病多较突然、进展快,可引起患者肛周局部剧烈疼痛,重者还可出现发热等全身症状,脓肿破溃脓出后可形成肛瘘。临床多将其作为一种急症处理,及时、积极的治疗不但能减轻患者痛苦,还可避免病情加重和复杂化。

肛周脓肿属于中医学的"肛痈"范畴,中医学对本病也有不同的称谓,如"脏毒""悬痈""坐马痈""跨马痈"等。

二、中医病因病机

中医学中有关肛痈病因的论述颇多,归纳起来分虚、实两种。

(一)虚证致病

(1)久病极虚,三阴亏损,湿热积聚肛周。

(2)虚劳久嗽,痰火结肿肛门。

(3)劳碌、负重、生产等引起气虚、气陷,致湿热积聚下注。

(二)实证致病

(1)外邪入里化热,下注肛门。

（2）过食膏粱厚味、辛辣醇酒，致使湿热内生，下注积聚肛门。

三、西医病因病理

（一）病因

西医学认为肛周脓肿的形成主要与以下因素有关。

1.肛腺感染

肛窦位于肛瓣之后，呈漏斗状，开口向上，干硬粪块擦伤肛瓣或肛窦内存积粪屑、杂质等污物，均可引起感染并致发肛窦炎。肛窦底端经肛腺导管与肛腺相连，肛窦感染后，可经肛腺导管蔓延至肛腺并形成肛腺炎，如未得到控制，感染可继续通过肛腺经淋巴管和血管向肛管直肠周围各间隙和疏松组织扩散，感染灶化脓后则形成相应间隙的脓肿。脓肿未及时治疗，还可向周围组织蔓延，形成其他间隙的脓肿。肛腺感染是肛周脓肿的主要致病因素，据统计，绝大多数的肛周脓肿均来源于肛腺感染，感染的肛腺和肛窦位置即为脓肿内口。

2.血行感染

病原菌随血液运行至肛门直肠周围软组织，可导致肛周脓肿的发生。常见于患有糖尿病、白血病等可使机体抗感染能力下降的慢性疾病患者。与肛腺感染不同的是，血行感染引起的脓肿没有内口，手术时只需切开引流即可。

3.邻近组织感染

直肠肛管损伤后感染、肛周皮肤的毛囊汗腺感染及骶尾骨的化脓性感染等，未及时得到控制，也可蔓延至肛门直肠周围软组织，导致肛周脓肿的发生。

4.医源性感染

医源性感染引起的肛周脓肿可见于传统直肠脱垂手术时，向骨盆直肠间隙和直肠后间隙注射硬化剂时操作不当；痔、肛裂等直肠肛管手术时局部麻醉操作不当；会阴部手术术后护理不慎等。

5.性激素水平

肛腺的发育和功能主要受人体性激素调节。随着年龄的变化，性激素水平亦有相应的变化，可直接影响肛腺的增生与萎缩。因肛周脓肿多与肛腺感染有关，故其发病率也随之升高和降低。新生儿或婴幼儿体内，有一段时期雄激素的水平较高，其来源除由母体获得外，与新生儿性激素、肾上腺素分泌旺盛亦有关系。由于雄激素的作用，新生儿的肛腺特别发达，如有感染因素，易患肛周脓肿。随着新生儿的发育成长，一过性的雄激素高水平可发生生理性下降，一过性发达的肛腺与其他脂腺也随之萎缩，因此，由儿童至青春期以前，肛周脓肿的发病率极低。到了青春期,体内的性激素又开始活跃,一部分脂腺特别是肛腺又开始发育、增生,分泌又趋旺盛。此时如肛腺液排泄不畅,则易造成肛腺感染而发生肛腺炎,所以成年后,肛周脓肿的发病率又有所上升。进入老年期,雄激素水平开始下降,肛腺也随之萎缩,所以肛腺不易感染,肛周脓肿也不多见。

6.免疫因素

任何感染性疾病的发生与否和发生后的轻重程度,都与其自身免疫功能的强弱有关。较强的免疫功能可避免肛周脓肿的发生或使病灶局限,免疫功能低下时则相反,如血液疾病患者免疫功能减弱,其患肛周脓肿的概率明显高于正常人,且病灶范围均较广。

(二)病理

肛周脓肿的病理改变过程可分为 4 期。

1.感染形成期

在多种因素或单一因素的影响下,肛窦感染并导致局部炎症,引起肛周脓肿的原发病灶形成。

2.炎症浸润期

感染和炎症自肛窦经肛腺导管蔓延至肛腺后,又自肛腺经淋巴和血管向肛管直肠周围各间隙和疏松组织扩散。扩散过程中,炎症刺激下的毛细血管通透性增高,血浆成分大量渗出并在组织间隙中潴留,形成炎性水肿,水肿压迫末梢感觉神经引起疼痛。炎症还刺激小动脉充血,使局部血流量加快、增多,导致皮肤变红和皮温升高,加之局部代谢增强,产热增多,故有热感。此期在临床一般称为肛周感染。

3.化脓期

在炎症浸润扩散期,大量白细胞向感染病灶移动和集中,同时感染灶发生变性和坏死,坏死组织被白细胞或自身产生的蛋白水解酶液化形成脓液并形成脓腔。脓液一般为黄色或黄绿色混浊液体,是由脓细胞即变性坏死的中性粒细胞、液化的坏死组织、少量浆液、纤维素和病原菌所组成。脓液形成后可继续向周围正常组织浸润,使脓腔范围逐步扩大。

4.脓肿吸收期或破溃期

小的脓肿可自行吸收而消散,脓肿较大时不易被吸收,可自行破溃或需切开排脓。脓出后,脓腔逐渐由肉芽组织填充并不断缩小,最终可形成瘘管。

四、分类

肛周脓肿按发病部位分类是目前中西医临床上应用最广泛的分类方法,包括肛提肌以下脓肿(低位肛周脓肿)和肛提肌以上脓肿(高位肛周脓肿)。肛提肌以下脓肿包括坐骨直肠间隙脓肿,肛管前、后间隙脓肿,低位肌间脓肿和肛门周围皮下脓肿。肛提肌以上脓肿包括骨盆直肠间隙脓肿、直肠后间隙脓肿、高位肌间脓肿、直肠黏膜下脓肿。

(一)坐骨直肠间隙脓肿

坐骨直肠间隙脓肿病变范围较广泛,累及坐骨直肠间隙深部和/或浅部,可在一侧或双侧同时发生。

(二)肛管前、后间隙脓肿

此型临床常见,是肛腺感染扩散到肛管前、后间隙引起。如未及时治疗,可蔓延到与其相通的一侧或两侧坐骨直肠间隙,形成低位的后半马蹄或全马蹄形肛周脓肿,如同时向上蔓延穿透肛提肌侵及直肠后间隙,则形成高位马蹄形脓肿。

(三)低位肌间脓肿

低位肌间脓肿位于齿状线以下肛门内、外括约肌之间,范围局限。可向坐骨直肠间隙、骨盆直肠间隙等扩散。

(四)肛门周围皮下脓肿

肛门周围皮下脓肿病灶表浅,位于肛周皮下,是较常见的一种脓肿,易破溃和治愈。

(五)骨盆直肠间隙脓肿

此型临床上少见,多因坐骨直肠间隙脓肿向上蔓延穿透肛提肌所致,少部分由肛腺感染直接扩散引起。

(六)直肠后间隙脓肿

直肠后间隙脓肿位于直肠后、骶骨前,多因肛管后深间隙脓肿向上扩散穿过肛提肌而形成,也有部分由肛腺感染扩散直接形成。

(七)黏膜下脓肿

黏膜下脓肿位于直肠黏膜下间隙内,位置表浅。主要因肛腺感染引起,小部分由内痔注射不当感染所致。易在肛窦处破溃,部分可扩散至肛周皮下,形成皮下脓肿。

(八)高位肌间脓肿

此型临床上极少见,位于齿状线以上末端直肠的直肠环肌和纵肌之间,常由直肠炎症或直肠损伤并发感染形成,少数由低位肌间脓肿蔓延所致。

五、临床表现

(一)疼痛

疼痛是肛周脓肿最主要的症状,也常是患者就诊的最重要原因。低位肛周脓肿一般在发病初期只引起病灶局部的轻度不适或隐痛,随病情发展,疼痛会逐渐加重,病灶成脓后则呈持续性胀痛或跳痛,并伴有局部灼热感。其中,肛门周围皮下脓肿和低位肌间脓肿所引起的疼痛最为剧烈。单纯的高位肛周脓肿初期疼痛不明显,随着病情发展多有不同程度的肛门和骶尾部酸胀坠痛,可向臀部放射,伴有低位脓肿时,疼痛加重。

(二)肛周肿物

肛周肿物是另一常见的患者主诉,主要见于低位肛周脓肿。发病初期,肿物表现为较小硬结或肿块,成脓后范围扩大,红肿隆起,高出皮肤,质地变软。

(三)排便不畅

疼痛较剧烈时,患者可因惧痛而出现大、小便排出不畅。高位肛周脓肿病灶范围较大时,亦可压迫肠腔,使大便排出不畅,同时伴有持续便意感。

(四)流脓

成脓后挤压脓腔,内口通畅者脓液可自内口流入肠腔后自肛门流出;脓肿溃破后,脓液亦可自溃口流出。脓出后疼痛等不适随之缓解。

(五)发热

发热多见于累及坐骨直肠间隙、骨盆直肠间隙或直肠后间隙的肛周脓肿。以上3类脓肿感染范围相对广泛,感染程度重,因此常可引起发热,并多伴有精神萎靡、周身不适等表现。

第二节　诊断与鉴别诊断

一、诊断要点

一般根据患者有肛周局部疼痛、肿物、流脓以及全身发热、不适等症状,结合局部红肿、压痛、波动感等典型体征,即可做出诊断。但由于脓肿发生位置各异,其临床表现即诊断要点也不尽相同。

(一)坐骨直肠间隙脓肿

初期肛周有持续性疼痛、肿胀感,不甚剧烈,局部红肿不明显,肛门指诊可扪及肿块。脓肿形成后肛周局部肿胀跳痛,较剧烈。重者可影响排尿和正常行走,并可伴发热、身倦乏力等全身症状。如脓肿局限于坐骨直肠间隙深部,局部红肿不甚明显;如累及浅部则红肿疼痛显著,肛门指诊有明显触痛和波动感,皮温升高。单侧发病时双侧臀部不对称。

(二)肛门前、后间隙脓肿

肛门前、后间隙脓肿以局部红肿疼痛为主要表现。肛门前间隙脓肿红肿部位多位于结石位 11 点至 1 点,形成会阴部脓肿后会阴部红肿明显。肛门后间隙脓肿由于肛尾韧带的存在,引起红肿的位置多在 5 点、7 点。其蔓延到与其相通的一侧或两侧坐骨直肠间隙形成半马蹄或全马蹄形肛周脓肿后,出现一侧或两侧臀部红肿,应与单纯坐骨直肠间隙脓肿鉴别。

(三)低位肌间脓肿

低位肌间脓肿局部红肿不显,但疼痛较剧烈。肛门指诊时波动感不显。

(四)肛门周围皮下脓肿

肛门周围皮下脓肿局部红肿隆起和疼痛明显,且边界较清晰。由于病灶表浅,肛门指诊时波动感明显。

(五)骨盆直肠间隙脓肿

骨盆直肠间隙脓肿发病初期症状不显,可表现为骶尾部、直肠内酸胀坠痛,肛门指诊可扪及直肠壁饱满肿胀,伴压痛,肠壁温度较周边正常组织升高。病情发展后逐渐加重,并可出现发热、周身不适等全身症状,严重者出现脓毒症甚至感染性休克。

(六)直肠后间隙脓肿

临床表现与骨盆直肠间隙脓肿相似。肛门指诊时可在直肠后壁触及病灶。

(七)黏膜下脓肿

黏膜下脓肿主要表现为肛内坠痛。指诊时在齿状线以上可触及直肠隆起和波动感,病灶表面黏膜温度升高。

(八)高位肌间脓肿

高位肌间脓肿主要表现为肛内坠痛或其他不适,常有肠道炎性病变。

二、辅助检查

(一)血常规检查

根据白细胞总数及中性粒细胞分类计数,可判断感染的程度是否有不同程度的增加。

(二)B超检查

B超检查可以准确地判断脓肿位置及大小、分布。多表现为肛管直肠周围软组织低回声或液性暗区。

(三)X线检查

如高位脓肿定位不准确,可先穿刺抽脓,然后向脓腔内注入造影剂进行摄片,有助于了解脓肿的定位。必要时可进一步行CT、MRI检查。

(四)病理学检查

取脓腔壁组织行病理学检查可进一步明确病变性质。

(五)细菌培养

术中行脓液细菌培养和药敏试验,可为后期治疗提供依据。

(六)结肠镜检查

结肠镜检查可排除原发性肠病及恶性肿瘤所致的脓肿。

三、鉴别诊断

(一)中医学鉴别诊断

1.肛旁疖肿

肛周局部皮肤红肿疼痛,可伴有发热、口干、便秘、苔黄、脉数等。又可分为有头疖、无头疖和疖病。有头疖在患处皮肤上有一红色结块,范围较小,灼热疼痛,突起根浅,中心有一脓头,出脓即愈。无头疖在皮肤上有一红色结块,范围较小,无脓头,表面灼热,触之疼痛,2～3天化脓,溃后多迅速息合。疖病除好发于臀部外,还可见于项后发际和背部,病灶几个到几十个,反复发作,缠绵不愈。

2.臀痈

臀痈相当于西医学的臀部蜂窝织炎。急性者多由于肌内注射染毒引起,臀部一侧初起疼痛,肿胀焮红,皮肤红肿以中心最为明显而四周较淡,边缘不清。2～3天后皮肤湿烂,随即变成黑色腐溃,溃后一般脓稠,或中软不溃。慢性者初起多有漫肿,皮色不变,红热不显而结块坚硬,有疼痛或压痛,进展较为缓慢,一般经过治疗后,多能自行消退。

3.肛周脂瘤染毒

肛周脂瘤染毒即西医学皮脂腺囊肿感染。患处平时已有结块,与表皮粘连,但基底部推之可动,其中心皮肤常可见粗大黑色毛孔,挤压后有粉粥状物溢出。染毒后红肿较局限,10天左右化脓,脓出夹有粉渣样物,愈合较为缓慢,全身症状较轻。

(二)西医学鉴别诊断

1.骶前囊肿

骶前囊肿发生部位在直肠后,骶骨前。触之呈囊性,光滑有分叶,无明显压痛,局部非急性感染期无明显症状。如发生急性感染化脓,可出现骶尾部胀痛、发热等症状,与直肠后间隙脓肿相似。影像学检查骶骨与直肠之间可见肿块,形状规则,多为圆形。

2.汗腺炎性脓肿

汗腺炎性脓肿是由肛周化脓性大汗腺炎引起,浅在分布于肛门周围皮下,脓肿间相互连通,与慢性窦道并存,不与直肠相通,脓液黏稠呈灰白色,味臭。化脓性大汗腺炎范围广泛,常可累及肛周、臀部及会阴,病变部位皮肤色素沉着、增厚、变硬,并有广泛慢性炎症和瘢痕形成,患者多体质虚弱。

3.肛周毛囊炎

肛周毛囊炎因毛囊发生化脓性感染而形成,红肿中心位置与毛囊开口一致,其中有脓栓、毛发、毛囊。位置表浅,脓出即愈。

4.前庭大腺囊肿

前庭大腺囊肿因前庭腺管开口部阻塞,分泌物积聚于腺腔而形成囊肿,囊肿多呈椭圆形,超声检查可确诊。若囊肿小且无感染,患者可无自觉症状;若囊肿大,可感到外阴有坠胀感。若囊肿伴随感染形成脓肿,可出现会阴部红肿疼痛。

5.肛旁皮脂腺囊肿

肛旁皮脂腺囊肿病程长,一般无皮肤改变,囊肿较大者可见局部皮肤隆起。肿物呈圆形或椭圆形,表面光滑,柔软无压痛,有完整囊壁,内容物呈白色粉粥状,与肛管直肠无关联。急性感染后出现肿胀、疼痛等症状。

6.坏死性筋膜炎

坏死性筋膜炎由多种细菌混合感染引起,主要累及皮下组织和筋膜。该病虽然发病率不高,但起病急,进展迅速,如不及时正确处理则会危及生命。坏死性筋膜炎发病较隐匿,常为外阴部及肛周的疼痛、红肿,伴有寒战、高热、乏力等全身症状明显。但是这些表现常无特异性,因此发病初期较难与一般的局部感染相鉴别,常被误诊为普通的肛周脓肿而未行适当的治疗。病情继续发展后局部红肿皮肤破溃变黑,广泛坏死后出现感觉麻木,有时产生皮下气体,检查可发现捻发音。病程末期,病变组织液化坏死,味奇臭。

在遇到肛周脓肿时要进行详细的体格检查,特别是对于局部红肿、疼痛等症状不足以解释全身性中毒的患者要考虑到坏死性筋膜炎的可能。

第三节　辨证与治疗

一、中医辨证分型

按照证候不同,肛周脓肿分为以下 3 型。

(一)火毒蕴结型

肛门周围突然肿痛,持续加剧,伴有恶寒、发热、便秘、溲赤。肛周红肿,触痛明显,质硬,表面灼热。舌红,苔薄黄,脉数。

(二)热毒炽盛型

肛门肿痛剧烈,可持续数天,痛如鸡啄,夜寐不安,伴有恶寒发热,口干便秘,小便困难。肛周红肿,按之有波动感或穿刺有脓。舌红,苔黄,脉弦滑。

(三)阴虚毒恋型

肛门肿痛、灼热,表皮色红,溃后难敛,伴有午后潮热,心烦口干,夜间盗汗。舌红,少苔,脉细数。

二、中医治疗

(一)内治法

1.初起阶段

初起阶段指脓肿新发尚未化脓阶段,应以"消法"为治疗原则,"审其症而消之",使病灶及时消散。此阶段大多属火毒蕴结之实证,极少数属阳虚寒凝之虚证。

(1)火毒蕴结证:须治以清热解毒、活血止痛,方用仙方活命饮、黄连解毒汤加减。

(2)阳虚寒凝证:须治以温阳通滞,散寒消结。方用阳和汤等。

2.成脓阶段

成脓阶段指脓肿形成期,此期应以"托法"为治疗原则,"因其势而逐之",使脓肿速溃,透脓外出。此期辨证当属热毒炽盛,包括正盛邪实及正虚毒盛两类。

(1)正盛邪实者,证见局部肿胀高起,疼痛剧烈,脓根收束,色晕分明,剧痛难忍,脉证俱实。须治以托毒透脓。方用透脓散加减。

(2)正虚毒盛者,证见脓肿平塌、根脚散漫、难溃难腐、疼痛不甚。须治以益气养血,托里透脓。方用托里透脓汤加减。

3.溃后阶段

溃后阶段指脓肿经治疗或自然破溃,脓液流出之后的阶段。治疗主要应以"补"为原则,"益其所不足而敛之"。属阴虚毒恋者应以养阴清热,祛湿解毒为治法。

(1)如溃后脓出不尽、腐肉难除,应予托里透脓汤透脓外出。

(2)如溃后脓尽腐除,需补益气血,以助收口,方可用八珍汤、十全大补汤加减。

(3)属阴虚毒恋证者,需治以养阴清热,祛湿解毒。方可用青蒿鳖甲汤合三妙丸加减。

(二)外治法

1.中药熏洗坐浴

中药熏洗坐浴时,药液成为负离子蒸汽,作用于患处,皮肤黏膜能充分吸收,能降低痛觉,温热作用又能改善局部组织充血水肿。临床运用加味苦参汤坐浴联合挂线疗法治疗高位肛周脓肿可减轻疼痛、促进肉芽生长、缩短恢复时间。肛周脓肿患者术后运用中药熏洗坐浴治疗,可有效减轻术后并发症。

2.中药贴敷疗法

中药贴敷疗法是指将中药制成粉剂或油膏等,施治于病变部位的一种中医外治方法,简单易学且实用。在单纯手术治疗基础上联合清毒百炎消外敷治疗肛周脓肿疗效明显。临床使用消炎膏方敷于患处治疗初期肛周脓肿,可明显促进炎性组织吸收,减轻疼痛。

3.中药灌肠

中药灌肠是将中药药液或散剂掺入水液灌肠,使药力直达病所,具有减少肝肾代谢负担、毒副作用小等特点的一种治疗方法。运用口服中药联合中药液灌肠可明显提高肛周脓肿临床疗效。运用仙方活命饮加减口服、灌肠联合抗生素治疗早期肛周脓肿,疗效显著。

4.针灸治疗

火针疗法是针灸疗法中的一种,临床运用火针疗法治疗肛周脓肿,可达到局部消肿止痛,且愈合良好。对肛周脓肿术后患者创面予以温和灸可缩短创面愈合时间,降低术后水肿与疼痛评分。

三、西医治疗

(一)非手术治疗

1.抗感染治疗

感染形成未化脓阶段或已化脓但脓肿范围较小者,适当的应用抗菌药物,可局限感染灶,缓解症状,暂时控制病情发展。大部分广谱抗菌药物对各种肛周脓肿的致病菌均有较好的敏感性,但临床仍需做细菌培养和药敏试验,以提高用药针对性。常用药物有硝基咪唑类、青霉素类、头孢菌素等,重度深部感染者需联合用药,伴有糖尿病等内科疾病患者需同时使用相应药物配合治疗。

2.对症治疗

对症治疗包括对症止痛、降温等治疗。常用药物如对乙酰氨基酚、氟比洛芬酯、洛芬待因等。

3.其他

对于病灶范围广泛、感染程度重,并伴有脓毒症者,除应及时经验性应用广谱抗菌药物、尽快清除化脓坏死组织、充分控制感染源外,还需早期液体复苏,以纠正低血压,改善器官灌注和细胞代谢。在液体复苏基础上仍不能恢复血压和器官灌注时,可考虑使用血管活性药物,常用药物包括去甲肾上腺素和多巴胺。根据病情需要,还可进行免疫调节、机械通气、血液净化等治疗。

(二)手术治疗

1.手术治疗原则

(1)脓肿一旦形成,宜早期切开排脓,勿待其自行破溃。因皮肤较坚韧,病灶易向深部或周围扩散,如果切开不及时,脓肿可能会增大加深。

(2)切开排脓后切口要引流要通畅,不留盲腔。因盲腔内的未流出脓液可作为感染灶继续向周围或深处扩散。

(3)术中尽量找到内口。找到明确内口后,可行一次性根治手术。

(4)若术中未顺利找到明确内口,不必强行盲目探查,防止形成新病灶,宜先切开排脓。

(5)行高位肛周脓肿手术时,要正确处理肛管直肠环,避免术后功能障碍。

(6)伴有全身症状较重或严重内科疾病者,应同时积极治疗。

2.切开引流法

切开引流法是治疗肛周脓肿常用的一种手术方法,也是治疗肛周脓肿其他手术方法的基础,适用于各类脓肿。

操作方法:局麻或腰间麻醉,肛门指诊确定脓肿部位和范围,在脓肿波动明显处行放射状或弧形切口,切开皮肤、皮下组织等,充分敞开脓腔,以利引流。彻底排脓后用手指分离脓腔间隔,先后用过氧化氢和生理盐水充分冲洗脓腔,然后放置橡皮条、胶管、纱布条引流,以敷料包扎固定。由于脓肿部位不同,其具体操作各有特殊性。

3.一次切开法

一次切开法主要适用于低位肛周脓肿。

操作方法:在腰间麻醉下,先行脓肿切开引流,再彻底冲洗脓腔,仔细寻找内口,用隐窝钩缓慢而轻柔地找到内口后,将有槽探针插入脓腔并由内口穿出,用手术刀沿有槽探针的沟槽切开内、外口之间的组织,或以探针镰形刀由胀肿切口插入,由内口穿出,剖开脓腔壁。创缘略剪修后用油纱条置入创腔内,纱布包扎,术毕。

4.切开挂线法

切开挂线法主要适用于高位脓肿。

操作方法:于脓肿波动明显处或穿刺针指示切口部位,行放射状或弧形切开,充分排脓后以示指分离脓腔间隔。彻底冲洗脓腔,修剪切口成梭形,再以球头软探针自切口插入,沿脓腔底部轻柔而仔细地探查,同时以另一手手指伸入肛门,针指结合寻找内口。若未探通,可在针指间距最薄处穿出,挂以橡皮筋,通过脓腔牵出切口,再将橡皮筋条两端收紧、结扎。在被勒扎组织内注射亚甲蓝长效止痛剂,外敷纱布而术终。

本术式实际上是一种慢性"切开"和对口引流法。由于橡皮筋的持续性收缩,脓腔壁逐渐勒开,在引流通畅的情况下,既抑制了感染,又有利于肉芽组织自基底部顺利生长。同时由于橡皮筋的紧缩刺激,使肛门括约肌与其周围的组织发生粘连,边勒开边修复,故无出血和肛门失禁的危险。本术式成功的关键在于正确寻找和处理内口。

第四节　预防与调摄

一、调理排便

无论排便秘结还是时时稀溏、腹泻频作,均可导致肛窦炎,引起肛周脓肿。大便秘结时,贮于直肠内的粪便易堵塞肛窦,引起肛窦炎,形成肛周脓肿。同时,大便干结擦伤肛管皮肤或肛窦,也会引起肛周脓肿。腹泻日久、时时稀溏,可使稀便进入肛窦,刺激肛窦产生炎症,从而诱发肛周脓肿。

二、积极锻炼身体,增强体质

因为工作原因而需要长期久坐或者是久站的人群,容易出现肛周局部血液循环障碍的情况,使得肛周局部的抗病能力下降,最终导致肛周因为感染而出现脓肿。

因此,经常久坐或者是久站的人群,要注意加强个人的日常锻炼,通过坚持锻炼的方式来增强个人的身体素质,提高肛周部位各组织的抗病能力,达到预防肛周脓肿的效果。

三、多喝水

人体内部各系统组织的新陈代谢都需要足量的水分,机体水分摄入不足会引发多种健康问题。

生活中,不少人会因为水分摄入不足而导致大便过于干燥,而大便干结会加大直肠黏膜摩擦,增大挤压力度,引起直肠黏膜破损出血,容易引起肛窦、肛门腺阻塞,引起感染,从而诱发肛周脓肿。

因此,保证自身每天摄入足量的水分,在一定程度上也可以预防肛周脓肿。

四、积极治疗肛窦炎和肛乳头炎

采用坐浴、药栓纳肛、口服抗生素或中医中药疗法,防治肛窦、肛乳头炎症深入,甚至化脓而成肛周脓肿。

五、积极治疗全身疾病

糖尿病以及克罗恩病等全身性疾病的发生、发展,都有可能成为导致肛周脓肿发病的诱因。

因此,如不想受到肛周脓肿的困扰,在受到各种全身性疾病侵害之后,就要通过科学的治疗以及全面的护理来有效改善和控制病情,防止肛周组织受到累及,降低肛周脓肿的发病风险。

六、养成良好的卫生习惯

对肛门部位做好清洁,勤换内裤,排便后对肛门进行清洗,预防感染性疾病;防止肛门部位受潮受凉,引发感染。

七、饮食适当

饮食不当是导致肛周脓肿出现的重要因素之一,如饮食过于油腻、辛辣刺激,膳食纤维摄入过少,也容易发生肛周脓肿。

(1)经常食用有清热解毒作用的食品,能缓解肛门局部肿痛、流脓流水等症状。同时选用绿豆粥、芹菜粥、鸡蛋面、素菜粥等,有润肠通便作用。

(2)可多吃水果类,如西瓜、苹果、菠萝、梨等。

(3)多吃富含纤维素的绿色蔬菜,能够清热解毒,缓解肛门局部肿痛以及流脓流水的症状。

八、不要久坐湿地

在草地、湿土上久坐,肛门部受凉受湿,降低了抗病能力,寒湿之邪容易侵入肛门,引起感染。

九、早期治疗

一旦发生肛周脓肿,应早期医治,以防其蔓延、扩散。

此外,肛周脓肿存在复发可能,尤其是高位肛周脓肿患者,因此术后仍要格外注意饮食起居等预防调护措施,复查换药,保证术后引流通畅。

第十章

肛　瘘

第一节　概　述

一、定义

肛瘘又称肛门直肠瘘,是发生于肛周皮肤与肛管、直肠之间的慢性、病理性窦道,常因肛周脓肿破溃或切开引流后脓腔逐渐缩小而形成,主要与肛腺感染有关,其特点是以肛门周围硬结、反复肿痛、破溃流脓、潮湿及瘙痒为主症,局部可触及或探及瘘管通向肛内。肛瘘由原发性内口、瘘管和继发性外口组成,病情有蔓延和不规律发展的特性。中医学中称为"肛漏"。

二、中医病因病机

外感六淫之邪,即风、寒、暑、湿、燥、火邪所致;过食醇酒厚味,房劳过度所致;七情内伤,忧思过度所致;局部气血运行不足所致;痔久不愈成瘘;由肛痈发展而来。

三、西医病因病理

(一)病因

1.解剖结构因素

绝大多数肛瘘是由肛腺感染引起的肛周脓肿破溃脓出后发展而成,因此,凡是可导致肛腺化脓性感染的因素都可成为肛瘘形成的原因。肛腺感染引起的肛周脓肿破溃后可形成肛瘘,主要有以下几个原因。

(1)内口处原发感染病灶的存在:原发的肛腺感染灶不会随脓腔内脓液的排出而消失,并且在一定条件下感染和炎症仍可加重和蔓延。

(2)肠内容物自内口可继续进入病灶:肠腔中粪便、肠液和气体可经内口进入瘘管,引起反复感染和长期慢性炎症,使管壁因结缔组织增生而变厚并纤维化,难以愈合。

(3)引流不畅:瘘管管壁多弯曲狭窄并且在不同高度穿过肛门括约肌。炎症刺激等因素造成的肛门括约肌痉挛,可使管腔中的脓液引流不畅,从而影响瘘管愈合。另外肛瘘外口如常处于闭合状态,也可影响引流而成为不愈合的因素之一。

2.物理因素

由于肛门创伤引起肛瘘,如外伤、会阴部手术、吞咽异物、肛门镜检查等损伤肛管直肠,导致细菌侵入伤口即可引起感染。这种物理创伤引起的肛瘘临床上并不少见。

3.肛裂反复感染

肛裂反复感染可在肛裂口远端形成皮下瘘。

4.结核病

结核分枝杆菌可在肛门周围组织引起特异性感染并形成肛瘘,在肺外结核中占 3%～4%,为肺外结核的第 6 个常见感染点。

5.非特异性炎症性肠病

溃疡性结肠炎累及肛管并发肛瘘者为 6.2%～15.1%,而克罗恩病伴发肛瘘者高达 14%～76%。

6.直肠、肛管癌

直肠、肛管癌波及深部组织时可并发肛瘘。

(二)病理

肛瘘一般由内口、瘘管和外口三部分组成,部分高位肛瘘伴有盲腔。

1.内口

内口可以分为原发性内口和继发性内口两种。原发性内口绝大多数位于齿状线平面的肛窦内,即原发感染肛腺的部位,少数由其他因素引起的肛瘘,内口可在直肠下部或肛管的任何部位。继发性内口多是由于感染扩散,脓肿向直肠肛管内破溃所致,继发性内口可位于齿状线,也可位于齿状线以上的直肠黏膜。

2.瘘管

瘘管是连接内口和外口之间的管道,其有直有弯,有长有短,长者可到臀部的外侧。肛瘘的瘘管可分为主管、支管。

(1)主管:主管是指连接原发性内口和外口的管道。

(2)支管:支管是主管与继发性外口相连的管道。多因主管引流不畅,或外口闭合,再次形成脓肿,并向周围扩散所致,若屡次复发,可形成多个支管。若新的脓肿形成后,炎症得到控制,脓液吸收或经原发性内口溃出,未在其他部位穿透皮肤或黏膜,则形成盲管。

一般肛瘘内壁由非特异性炎性肉芽组织构成,壁外层有大量纤维组织。显微镜检查管壁有较多的巨噬细胞、单核细胞、淋巴细胞,急性感染时有较多的中性白细胞和浆细胞浸润。如为结核性肛瘘,在其管壁内可见到多少不一的,由类上皮细胞、淋巴细胞和郎格罕细胞构成的结核性肉芽组织,有时还可以出现干酪样坏死。

3.外口

外口是瘘管通向肛周皮肤的开口,有原发性外口和继发性外口两种。原发性外口系肛周脓肿首次破溃或切开的溃脓口;继发性外口系肛瘘继发新的脓肿后在别处的溃脓口。

4.盲腔

盲腔多见于高位且范围较大的脓肿,是因脓腔引流不畅而形成与瘘管相通的感染性腔隙,是影响肛瘘愈合的原因之一。

四、分类

肛瘘的分类方法较多,Parks 肛瘘分类法按照瘘管走行与肛门括约肌的关系进行分类,经过多年临床实践证明,该分类方法对肛瘘的临床诊治具有较好的指导意义。以此为依据,绝大多数肛瘘可以归入下列 4 型。

(一)括约肌间瘘

主瘘管由内口穿过肛门内括约肌,再经过肛门内、外括约肌间平面到肛周皮肤,部分支管可沿肛门括约肌间平面延伸。

(二)经括约肌瘘

主瘘管由内口穿过肛门内括约肌和肛门外括约肌,经坐骨直肠间隙到达皮肤,瘘管高低决定其累及肛门括约肌的程度。

(三)括约肌上瘘

主瘘管经内口穿过肛门内括约肌,再经肛门括约肌间平面向上越过耻骨直肠肌,然后向下经坐骨直肠间隙到皮肤。

(四)括约肌外瘘

内口位于肛提肌平面的上方,瘘管穿过肠壁及肛门外括约肌深部,然后经坐骨直肠窝到达皮肤。

依据肛瘘治疗的困难程度,可将肛瘘分为复杂性和单纯性肛瘘。复杂性肛瘘包括括约肌外瘘,括约肌上瘘,涉及＞30％肛门外括约肌范围的经括约肌瘘,马蹄型瘘,女性患者的前侧经会阴体的肛瘘,合并炎性肠病、放射性肠炎、恶性肿瘤、肛门节制功能不全、慢性腹泻等的肛瘘。单纯性肛瘘包括低位经括约肌肛瘘和涉及＜30％肛门外括约肌范围的经括约肌肛瘘等,不包括上述危险因素。相对单纯性肛瘘,复杂性肛瘘治疗困难,容易造成副神经损伤,遗留肛门节制功能障碍,且复发率高。

五、临床表现

(一)局部症状

1.流脓

脓液多少与瘘管大小、长短及数目有关。新形成或炎症急性发作期的瘘管脓多、味臭、色黄而浓稠;经久不愈的瘘管脓液较少或时有时无。若脓液急骤增多,局部肿胀,体温增高,常因肛瘘感染急性加重所致。有的外口排出物中混有少量血液,较宽大的内口瘘管可有粪便或气体排出。

2.硬结

肛缘条索状硬结常为患者的主诉之一。炎症急性发作时外口若封闭,引流不畅时硬结则增大。

3.疼痛

平时疼痛不明显。慢性炎症期脓液积存于管腔内,引流不畅时局部胀痛,并有明显压痛,脓液引流后疼痛可减轻;急性感染期肿胀疼痛剧烈。内盲瘘常见直肠下部和肛门部的灼热不适,排便时伴有疼痛。黏膜下瘘常引起肛门坠胀疼痛并向腰骶部放射。

4.瘙痒

因肛内黏液分泌物的增多或外口周围脓液的刺激常致肛门皮肤瘙痒或湿疹,出现皮肤浸渍、潮红、渗出及皮损,长期刺激可致皮肤增厚呈苔藓样变。

5.排便不畅

一般肛瘘不影响排便,但高位复杂性肛瘘或者马蹄形肛瘘因长期慢性炎症刺激,肛管直肠环纤维化或瘘管环绕肛管,形成半环形或环形条索,影响肛门括约肌的舒张收缩,引起排便不畅。

6.其他表现

当瘘管与膀胱、尿道、子宫、阴道相通时会有其他特殊表现。例如,直肠膀胱瘘时,有部分尿液从肛门外流;直肠阴道瘘时,阴道内可见粪渣。

(二)全身症状

一般肛瘘无全身症状,但高位复杂性肛瘘、结核性肛瘘及克罗恩病肛瘘,因病程长,有的带病数十年,常出现低热、厌食、贫血、身体消瘦、精神萎靡及神经衰弱等症状;若为急性炎症期或再次感染化脓,则出现发热等全身症状。

第二节 诊断与鉴别诊断

一、诊断

详细了解病史和症状,并进行体检。依据患者肛周脓肿自行破溃、切开引流或愈合后反复破溃病史,并结合破口与肛门之间皮下触及硬条索、肛门括约肌纤维化等体征,对多数肛瘘可以做出明确诊断。对少部分没有明确肛周脓肿病史的患者,要注意了解其有无合并炎性肠病、糖尿病、结核、获得性免疫缺陷综合征或肛门直肠恶性肿瘤等,以综合分析是否为特殊类型的肛瘘。肛门镜检查可发现对应内口的肛窦基底部有无脓性分泌物排出。对于诊断不明确或需要判断瘘管与肛门括约肌关系时,建议行进一步的辅助检查。

二、辅助检查

(一)肛门视诊

检查时注意肛门外形及病变范围,外口的数目、部位、形态及其周围组织的变化等。

(二)肛门指诊

肛门指诊是诊断肛瘘的重要检查方法。一般通过此法可了解肛瘘的走向、范围、深浅及复杂程度,肛瘘与肛管直肠、肛门括约肌及邻近器官的关系。

(三)肛门镜检查

检查前将肛门镜前端涂润滑剂并缓慢插入,抽出镜芯对好光源后缓缓退镜,边退边观察,了解直肠黏膜的变化。

一般肛瘘患者齿状线区肛窦可充血肿胀,或见有红肿发炎的肛窦及突起的结节。由于扩张肛管,挤压瘘管壁,有时可见脓液自内口溢出。如瘘管注入染色剂,可看到内口着色区。另外,注意肛管及直肠下段有无充血、溃疡、新生物等。

(四)探针检查

探针检查的目的在于了解瘘管的走向、曲直、长短、深浅、复杂程度、与肛门括约肌的关系及内口的位置等。

(五)隐窝钩检查

隐窝钩检查是检查内口的重要方法。用双叶肛门镜扩开肛门,检查肛窦,发现暗红水肿的肛窦,遂用隐窝钩检查,若能顺利进入说明此隐窝即内口所在,再用探针从外口探入,如和隐窝钩有碰触感即可确定内口。检查时操作应轻柔,避免出现人工假道。

(六)管道液体注入检查

1.注入染色剂检查

将染色剂从肛外口注入瘘管,通过瘘管使内口着色显示内口位置。临床上常用的染色剂为2%的亚甲蓝或2%亚甲蓝与1%过氧化氢混合液。

2.生理盐水加压注入检查

此法简单易行。肛门镜插入肛内,取注射器抽入适量生理盐水,由外口加压注入,缓慢退镜,注射、查看同时进行,如生理盐水由肛内某处射出或溢出,此处即为内口。

(七)肛瘘 X 线造影检查

肛瘘 X 线造影检查对于管道较通畅、造影剂易于注入的瘘管或者高位复杂性肛瘘有较好的诊断价值。该方法只能获得平面资料,对显示瘘管形态、走行判断困难,对瘘管附近组织受侵程度不能提供可靠信息。在新的影像学检查手段(如 CT 三维重建)应用后,其检查诊断意义逐步减小。

(八)超声检查

超声检查能够反映各脏器的声学物理特性,能清楚地显示脓腔、瘘管、肛门内括约肌、肛门外括约肌和肛提肌,是一种操作简单、无创、安全、准确率高、可重复的检查手段,早在 1986 年腔内超声就已经用于肛周脓肿的病理学研究,超声已成为诊断肛瘘的一项成熟可靠的检查技术。目前临床上最常用的方式有肛管直肠腔内超声、肛门内镜超声、三维肛管直肠超声和超声造影。

(九)CT 检查

对于肛瘘患者常选用盆腔部位螺旋 CT 进行检查,螺旋 CT 具有很高的时间和空间分辨力,将扫描的断层 CT 图像进行三维重建,能清晰的观察肛门括约肌、肛提肌、肛旁、盆腔、盆壁的情况和病变范围,可以对复杂性肛瘘的位置、形态、边缘、长度、分支、有无与直肠相通,以及无效腔和窦道的大小、形态等做立体多角度观察,为手术提供最直观的资料。

(十)MRI 技术

MRI 技术对软组织具有高分辨率,能够直接三维成像,可以较好地显示直肠壁各层次组织结构及肌肉组织。20 世纪 90 年代起开始用于肛瘘的检查,MRI 技术运动伪影少,不仅能清晰的显示肛门内括约肌、肛门外括约肌、肛提肌和耻骨直肠肌的结构,还能充分显示肛瘘的原发管道、继发的深部管道、支管、瘘管走行、内口以及分辨瘘管与周围瘢痕组织。MRI 成像还可以检测到是否有脓肿存在,DWI 序列和 DCE-MRI 序列可以用来评估疾病的炎症活动程度,为肛瘘术前准备提供有价值的信息,帮助临床制订手术方案和评估疗效。

由于正常直肠中下段处于闭合或半闭合状态,常规 MRI 检查难以显示肛管直肠与周围组织结构的关系,通过在直肠腔内放置水囊,使肠管充分扩张,可提高病灶周围组织结构的影像学对比度。在该方法的应用下,MRI 检查对肛瘘内口诊断的准确率明显优于术前直肠指诊、三维直肠腔内超声等检测方法。

三、鉴别诊断

(一)骶尾部藏毛窦

1.共同点

破溃后可形成窦道,均有反复破溃流脓、肿痛、瘙痒等症状。

2.鉴别要点

骶尾部藏毛窦常发生于体毛浓密的青壮年男性,好发于 20～40 岁年轻人,是一种位于骶尾骨后方皮下的感染灶。本病于骶尾部存在反复发作的急、慢性脓肿或存在反复溢出分泌物的窦道,其瘘口位置较高,不与直肠相通,多位于骶尾后方臀正中线。术中常发现窦道内毛发,这种毛发全然是游离的,两端尖细,很难发现毛囊。

(二)肛周化脓性汗腺炎

1.共同点

在肛周均有脓肿和窦道形成,窦道外口处常有隆起和脓液。

2.鉴别要点

(1)肛周化脓性汗腺炎是会阴及臀部大汗腺感染后肛周皮肤及皮下组织反复发作并广泛蔓延形成的慢性炎症、小脓肿、复杂性窦道。

(2)病程可持续多年,广泛感染可形成网状窦道瘘口,呈蜂窝状。

(3)瘘管互相通连,一般不与肛管相通,若在肛管附近感染较重,可向肛管壁穿破而形成肛瘘。病变区皮色紫暗,流脓较稠。

(4)在腋窝、耳后、肛门或生殖器部位可见多数黑头粉刺,或有腋臭。

(三)髂骨骨结核

1.共同点

两者均可由感染引起,形成脓肿和窦道。

2.鉴别要点

(1)本病特点是病情隐渐,常见跛行,疼痛多限于患侧臀部,可沿坐骨神经方向放射。

(2)脓肿或窦道可出现在臀部、髋臼窝或股骨大粗隆等处,常感骶髂部疼痛。

(3)检查时在站立位脊柱前弯、后伸及侧弯均受限,并有局部疼痛,但坐位时活动较好。行卧位直腿抬高试验,患侧受限并有局部疼痛。挤压或分离髂骨时患部疼痛,骶髂关节患部有压痛。

(4)患者有结核病史或与结核病患者接触史,可有低热、盗汗、食欲减退、消瘦等中毒症状。结核活动期红细胞沉降率增快。

(5)肛门指诊有时可摸到局部脓肿及压痛。X线检查对早期诊断很重要,骶髂关节正位及斜位片可见骨质破坏、死骨及空洞形成等。

(四)直肠阴道前庭瘘、直肠阴道瘘及会阴尿道瘘

1.共同点

三者均自瘘管外口反复流出少量脓液,有时脓液刺激肛周皮肤,有瘙痒感,局部伴有胀痛、红肿症状。

2.鉴别要点

(1)直肠阴道前庭瘘:患者常有阴道或前庭排气、排便、排脓液等症状。炎症刺激引起全身症状及性功能障碍,并可合并低热、阴部疼痛等症状。由直肠内注入亚甲蓝,于阴道内见亚甲蓝染色可明确诊断。

(2)直肠阴道瘘:在直肠和阴道之间形成的先天性或后天性通道,临床较为少见。主要临床表现为阴道排气、排便,严重时大便不能自控。可由自然分娩、吻合器术后并发症、糖尿病等多种因素造成,一般无法自愈,大部分患者需要手术治疗。

（3）会阴尿道瘘:排尿时有尿液从外口流出。若瘘口较小,或因炎症粘连闭塞,排尿时无尿液流出。因合并感染瘘口有脓液流出时,易误诊为肛瘘。检查直肠内无内口,瘘管与尿道相通,常有外伤史和尿道狭窄。

第三节　辨证与治疗

一、中医辨证分型

(一)湿热下注证

肛周经常流脓液,脓质稠厚,肛门胀痛,局部灼热;肛周有溃口,按之有索状物通向肛内。舌红,苔黄腻,脉弦或滑。

(二)正虚邪恋证

肛周流脓液,质地稀薄,肛门隐隐作痛,外口皮色暗淡,漏口时溃时愈;肛周有溃口,按之质较硬,或有脓液从溃口流出,且多有索状物通向肛内;伴神疲乏力。舌淡,苔薄,脉濡。

(三)阴液亏损证

肛周溃口,外口凹陷,瘘管潜行,局部常无硬索状物,脓出稀薄;可伴有潮热盗汗,心烦口干。舌红,少苔,脉细数。

二、中医治疗

(一)内治法

（1）湿热下注证:此证治法为清热利湿。可选方药为二妙丸合萆薢渗湿汤加减。常用药物包括萆薢、苍术、黄柏、茯苓、薏苡仁、牡丹皮、泽泻、滑石、通草。

（2）正虚邪恋证:此证治法为托里透毒。可选方药为托里消毒散加减。常用药物包括人参、当归、川芎、白芍、白术、金银花、茯苓、白芷、皂角刺、甘草、桔梗、黄芪。

（3）阴液亏损证:此证治法为养阴清热。可选方药为青蒿鳖甲汤加减。常用药物包括青蒿、鳖甲、知母、生地黄、牡丹皮。肺虚者加沙参、麦冬;脾虚者加白术、山药。

(二)外治法

1.中药熏洗疗法

可选用硝黄洗剂、消肿止痛洗剂、苦参汤等。

2.中药外敷疗法

可选用黄连膏、如意金黄膏、地龙膏等。

三、西医治疗

(一)非手术治疗

1.抗感染治疗

肛瘘如引起明显坠胀疼痛、局部红肿流脓,或伴发热,提示感染和炎症加重,需抗感染治疗。一般首选的是广谱抗菌药物,大多对致病菌有较好的敏感性,但临床仍需做细菌培养和药敏试验,以提高用药针对性。

2.对症治疗

对症治疗包括对症止痛、降温、补液等。

(二)手术治疗

1.损伤肛门括约肌的手术

(1)肛瘘切开术:肛瘘切开术对于括约肌间瘘和低位经括约肌瘘是安全有效的,其治疗成功率可达90%。手术方法为在明确肛瘘内、外口及瘘管走向后,用探针经外口进入瘘管,循瘘管经内口穿出,切开探针上方的皮肤、皮下及肌肉组织,并切开支管和残腔,刮除瘘管壁肉芽组织,必要时对瘘管壁组织进行病理检查。对于肛门括约肌功能正常、瘘管明确、累及肛门外括约肌量<30%且切断后不会影响肛门节制功能的简单肛瘘,可以采用肛瘘切开术进行治疗。要注意准确判断肛瘘诊断分型、瘘管走向及受累肛门外括约肌的程度,否则可能造成排便失禁、肛瘘复发等。

(2)肛瘘切除术:沿瘘管壁外侧彻底切除肛瘘瘘管,可切开或保留瘘管表面的正常皮肤、皮下组织。一项针对前瞻性随机对照研究的Meta分析结果显示,肛瘘切除术与肛瘘切开术治疗低位肛瘘的疗效相同,但肛瘘切除术损伤相对较大,愈合时间较长,有一定的肛门失禁率,文献报道预期失禁率在10%以下。对肛瘘表浅但瘘管通畅不良的患者,恐瘘管探查不可靠,可选择行肛瘘切除术。

(3)肛瘘切开袋形缝合术:肛瘘切开后,搔刮瘘管壁肉芽组织,将肛管皮肤黏膜和瘘管壁纤维组织缝合,可以减少手术出血,减轻术后疼痛,并降低术后愈合时间,适应证与肛瘘切开术相同。

(4)肛瘘挂线术:探针自外口进入,仔细沿瘘管伸入至内口,用探针引入丝线,再用丝线引入橡皮筋,收紧并结扎橡皮筋。这是最早用于治疗肛瘘的手术方式,它在切割肛门括约肌的同时,使其在原位形成炎性改变、粘连,从而减少因肛门括约肌离断、退缩而导致排便失禁的风险。对于累及括约肌较多(30%~50%的肛门外括约肌受累)的肛瘘和部分复杂性肛瘘,如直接离断受累肛门括约肌可能会影响肛门节制功能,可行肛瘘挂线术治疗。

对高位复杂性肛瘘,挂线治疗的有效率可达90%,但也有4%~12%不同程度的肛门失禁风险。根据累及肛门括约肌的多少、瘘管部位和形态以及有无残腔等,可对挂线治疗进行不同的修正。如残腔较大、局部炎性病变较重,可采取挂浮线的方式以利于引流;如累及肛门括约肌较多,挂线的力度可稍松;累及肛门括约肌较少,挂线力度可较紧。亦可先将瘘管表面的皮肤、皮下组织和/或部分瘘管切开,对受累的部分肌肉组织行挂线治疗,即所谓的切开挂线(部分挂线)治疗,具有缩短挂线时间、减轻疼痛的优点。

2.保留肛门括约肌功能的手术

(1)括约肌间瘘管结扎术:该术式具有创伤小、保留肛门括约肌功能、无须特殊器材等优点,主要适用于瘘管管道清晰、通畅的经括约肌型肛瘘。文献报道,经典括约肌间瘘管结扎术治疗肛瘘的治愈率可达61%~94%。瘘管的长度、弯曲度、既往手术次数和肥胖等可能是影响括约肌间瘘管结扎术的成功率因素。先行虚挂线引流,促进瘘管壁纤维化,二期行括约肌间瘘管结扎术,可减低手术难度。

(2)直肠黏膜肌瓣推进修补术:其操作要点为完整切除内口及其周围的瘢痕组织,清理瘘管感染病灶,于内口近端游离一片正常的肛管直肠黏膜肌瓣(包括肛管直肠黏膜、黏膜下层和肌层),下拉覆盖瘘管内口,在无张力情况下用可吸收缝线缝合固定黏膜肌瓣。该术式可用于治疗简单、复杂和复发型肛瘘,具有保护肛门括约肌功能的优点。

(3)肛瘘激光闭合术:其原理是通过发射激光的探针破坏瘘管上皮,同时清除瘘管管壁组织。该术式具有保留肛门括约肌功能的优点,但需要较昂贵的特殊设备。尽管此技术报道的疗效差异较大,但在肛瘘处置中具有安全和保留肛门节制功能的优点,建议作为治疗肛瘘的可选手段。

(4)视频辅助肛瘘治疗术:是用"肛瘘镜"从外口进入瘘管腔,在视频辅助下识别瘘管解剖,包括主管、支管、脓腔及内口,用电灼法在腔内破坏瘘管内壁,清理感染组织后,关闭内口,引流管腔。视频辅助肛瘘治疗术具有创伤小、直视下操作、不损伤肛门括约肌等优点,但需要特殊的肛瘘镜设备,对复杂性、复发性肛瘘显示了较好的疗效。

第四节　预防与调摄

一、调节生活方式

为预防肛瘘的发生及术后复发,应当做到以下几点。

(1)养成良好的排便习惯,每天定时大便,保持大便通畅,避免排便时间过长,排便后可冲洗或坐浴保持肛门清洁。

(2)劳逸结合,避免熬夜及长时间重体力劳动,休息可以减轻术后出血及肛门局部症状。

(3)经常做提肛运动,锻炼肛门功能。不吸烟或戒烟能降低肛瘘发生的风险。

(4)提高健康意识,在发现肛瘘时应及时就医,这是防止肛瘘进一步加重的关键。

(5)经常参加户外活动,比如保健操、慢跑、太极拳等,有利于全身血液循环和肌肉功能的加强。

(6)从事久坐、久站岗位的人群,平时要注意变换体位,以免肛门直肠部位长时间受压,影响局部血液循环。

二、防治相关疾病

(1)积极治疗肛周脓肿及肛周其他疾病,如肛窦炎、直肠肛管损伤、肛裂等易引起肛瘘的疾病。还应积极治疗那些可能会引起肛瘘的全身性疾病,如溃疡性结肠炎、克罗恩病、糖尿病等。

(2)肛瘘术后应防止出血,换药宜认真仔细,防止创口假性愈合,肛瘘不愈。

(3)肛瘘患者应及早治疗,避免外口堵塞后引起脓液积聚,排泄不畅,引发新的瘘管。

(4)防治便秘或腹泻,对预防肛周脓肿有重要意义,因为大便干结容易擦伤肛窦,再加上细菌侵入而感染。腹泻者多半有直肠炎和肛窦炎的存在,可使炎症进一步发展。

三、饮食方案

养成正确的饮食习惯,饮食清淡并多食富含维生素的食物,忌食用刺激、油腻性食物,少饮酒。

(1)多吃蔬菜水果,如苹果、香蕉、梨、冬瓜、丝瓜、绿豆、萝卜等加强肠蠕动而通利大便。

(2)宜食蜂蜜,每天清晨空腹服蜂蜜1杯,其有清热补中,润燥滑肠之效。

(3)忌食有刺激性的食物,如酒类、辣椒、大蒜等辛热之品。因为辛热之品易使肠胃产生湿热,浊气瘀血下注于肛门而使肛瘘复发。

(4)菊花6 g、白糖6 g、绿茶叶3 g,放入茶杯开水冲沏,略闷片刻,淡香清雅,可清热解毒,利血脉,除湿痹,减轻肛瘘肿痛。

(5)久痔便血者,多伴有血虚,宜进食补气生血食物。不宜食用蛋白质丰富的食物。大量食用蛋白质后,一些未消化吸收的残留蛋白质,在肠道细菌作用下,产生大量的气体,易形成肠胀气,使患者腹胀不适,并使肠蠕动减弱,形成便秘,当用力排便或下蹲过久,容易使直肠肛门淤血而发生疼痛、出血,甚至使肛瘘复发。

第十一章

肛门尖锐湿疣

第一节 概　　述

一、定义

肛门尖锐湿疣又称肛门生殖器疣,是一种由人乳头瘤病毒(human papilloma virus,HPV)选择性感染皮肤或黏膜上皮所致,以生殖器、会阴、肛门为主要发病部位的一种常见的性传播疾病。肛门尖锐湿疣是我国最常见的性传播疾病之一,发病人数仅次于淋病,居第 2 位。本病好发于青壮年,儿童和婴儿少见,男女发病率相近。中医称之为"千日疣""晦气疮""枯筋箭""疣目",俗称"扁瘊"。

二、中医病因病机

房事不洁或间接接触污秽之物品,湿热淫毒和秽浊之邪从外侵入外阴皮肤黏膜,导致肝经下焦湿热郁阻,气血不和,湿热毒邪搏结而成疣。湿热毒邪和秽浊之邪蕴结,致局部气滞血瘀,经络阻塞,凝滞不散,发为疣目。湿毒为阴邪,易损伤阳气,阻遏气机升降,脾性喜燥恶湿,脾阳耗伤,湿邪困遏脾气,水湿运化不利,可助外感湿毒久恋不去。湿毒之邪,其性黏滞,侵入机体后缠绵难去,且易耗伤正气,以致正虚邪恋,导致肛门尖锐湿疣皮损反复发作,难以治愈。

三、西医病因病理

(一)病因

本病由 HPV 感染致病,且与患者自身免疫功能低下有关。HPV 是种具有明显宿主和组织特异性的 DNA 病毒,人类是其唯一的自然宿主。HPV 具有严格的嗜上皮细胞性,感染人体后主要限定于皮肤、黏膜和化生的鳞状上皮,尚未证实有病毒血症的存在,也不会引起人体内脏器官尖锐湿疣损害。

性接触或间接接触时,生殖器或接触部位的表皮出现微小的创伤或裂隙,就为病毒的接种提供了条件。当含有大量病毒颗粒的脱落上皮或角蛋白接种到此处时,即可发生潜伏的感染。病毒进入人体后潜伏在基底角质形成细胞,然后随表皮复制进入细胞核内,细胞分裂时伴病毒颗粒的繁殖与播散,形成临床所见的皮损或亚临床的感染。肛门尖锐湿疣患者存在细胞免疫功能的失衡,HPV 发生免疫逃逸,机体不能有效发挥免疫效应来清除病毒,是导致肛门尖锐湿疣反复发生的主要原因。

(二)病理

肛门尖锐湿疣病理组织检查典型表现为表皮乳头瘤样增生伴角化不全,棘层肥厚,颗粒层、棘层上部出现空泡化细胞,胞质着色淡,核浓缩深染,核周围有透亮的晕(挖空细胞);真皮浅层毛细血管扩张,周围常有较多炎性细胞浸润。

四、分类

(一)皮损类型

1.典型尖锐湿疣

皮损为柔软、粉红色、菜花状或乳头状赘生物,大小不等,表面呈花椰菜样凹凸不平。常见于潮湿且部分角化的上皮部位,如包皮内侧冠状沟、尿道口、小阴唇内侧、阴道口、阴道、宫颈、肛门,也可见于腹股沟、会阴等部位。

2.丘疹状疣

皮损为圆形或半圆形丘疹状突起,非菜花状,直径 1～4 mm,见于完全角化的上皮部位。

3.扁平状疣

皮损稍高出皮面,或呈斑丘疹状,表面可呈玛瑙纹蜡样光泽,有时可见微刺。此类皮损可见于生殖器任何部位,易被忽视。

(二)病情分期

根据其病情可分为早期、中期、晚期 3 期。

1.早期

肛门尖锐湿疣早期为淡红色针头大的小丘疹。

2.中期

肛门尖锐湿疣中期呈乳头状、菜花状疣状物,数量增多。

3.晚期

肛门尖锐湿疣晚期疣状物间有脓液、渗液、出血、恶臭,甚则癌变。

五、临床表现

(一)症状

潜伏期 3 周至 8 个月,平均 3 个月,主要发生在性活跃的人群中,发病高峰年龄为 20~40 岁,该年龄段人数占总人数 80% 以上。感染可分为 3 种情况:显性感染、亚临床感染、隐形感染。

1.显性感染

尖锐湿疣显性感染多发于肛周皮肤,其次是肛管,直肠较少见,常并发于外生殖器及阴道、宫颈。初期无明显自觉症状,疣体出现并逐渐增大后有瘙痒、潮湿、出血及异物感等。直肠内尖锐湿疣患者可有便次增多,黏液便,伴里急后重。

2.亚临床感染

亚临床感染介于显性感染和隐形感染之间,通常指临床上肉眼不能辨认的皮损,醋酸白试验阳性或具有典型组织病理学表现。亚临床感染的存在和再活动与本病复发有关。

3.隐形感染

隐形感染是指外观皮肤黏膜正常,醋酸白试验阴性,但 HPV 抗体检测或 PCR 检测阳性。此期具有传染性,可发展为亚临床感染和显性感染,如经合理治疗,亦可将病毒清除不发病。

(二)体征

尖锐湿疣好发于肛管黏膜与皮肤交界处、肛缘、肛周及外阴部。基本皮损为乳头状、疣状或菜花状的高起病变。初起病变为微小淡红色、暗红色或污灰色乳头状隆起,质软而脆,逐渐增至米粒大小,增大增多,孤立或融合成小片,或像瓦片重叠。根部常有蒂,表面凹凸不平、柔软湿润,呈乳头样、菜花样、鸡冠状疣状物,表面易于糜烂,触之易出血。感染后脓性分泌物、混浊浆液可积于皮损的裂损处,并散发出恶臭。女性患者需常规行妇科检查。有一种较少见的巨大型尖锐湿疣,与 HPV6、HPV11 型有关。这种疣生长过度,呈巨大的肿瘤状,外形似鳞状细胞癌,故也称癌性尖锐湿疣,但其组织学为良性病变,少数可癌变。

第二节 诊断与鉴别诊断

一、诊断要点

肛门尖锐湿疣诊断的主要依据包括病史(性接触史、配偶感染史或间接接触史等)、典型临床表现和实验室检查结果(醋酸白试验、组织病理学检查)进行诊断。

男性患者皮损多在阴茎龟头、冠状沟、系带;女性多在阴唇、阴蒂、子宫颈、阴道和肛门;同性恋者常见于肛门和直肠,亦有乳头、口唇、腋下、脐窝等处的报道。此病基本损害为淡红色或污秽色、柔软的表皮赘生物。赘生物大小不一,单个或群集分布,表面分叶或呈棘刺状,湿润,基底较窄或有蒂,但在阴茎体部可出现基底较宽的"无蒂疣"。由于皮损排列分布不同,外观上常表现为点状、线状、重叠状、乳头瘤状、鸡冠状、菜花状等不同形态。本病常无自觉症状,部分患者可出现局部疼痛或瘙痒。疣体易擦烂出血,若继发感染,则表现为分泌物增多,可伴恶臭。巨大的肛门尖锐湿疣多见于男性,且好发于阴茎和肛门附近,女性则见于外阴部,偶尔可转化为鳞状细胞癌。

二、辅助检查

(一)醋酸白试验

3%～5%醋酸溶液湿敷或涂布于待检皮损处及周围皮肤黏膜,在3～5分钟内,如见到均匀一致的变白区域为阳性反应。该试验临床应用已经很多年,但并非HPV感染的特异性试验,其敏感性和特异性尚不清楚。局部有炎症、表皮角化或外伤等时可出现假阳性。醋酸白试验阴性也不能排除HPV感染,临床上较典型尖锐湿疣及HPV检查阳性的损害中有部分醋酸白试验为阴性。目前醋酸白试验更多应用于治疗过程中对可疑皮损的甄别。

(二)病理学检查

疣状赘生物角化不全,棘细胞层高度肥厚,呈乳头瘤样增生,表皮突延长、增厚,形成假性上皮瘤样;棘层及基底层细胞可见有较多核分裂现象,颇似癌瘤,但细胞排列规则;真皮与表皮间境界清楚;电镜下观察有病毒颗粒;真皮毛细血管扩张,管周有致密的慢性炎性细胞浸润。

(三)抗原检测

目前已有不同型别的抗体检测病变组织中的 HPV 抗原,采用特异性抗体作免疫组织化学染色,可检出病理切片中的 HPV 抗原。

(四)核酸扩增试验

对 HPV 特异性基因进行体外扩增,这是目前检出 HPV 感染最敏感的方法,同时可以做型别特异性分析。

(五)肛门镜检查

齿状线上下和直肠末端可见淡红色乳头或菜花状柔软赘生物,质脆,触之易出血。

(六)免疫荧光诊断

应用光敏剂外敷皮损处约 1 小时,使用 400 nm 激光照射而出现的红色范围,即为受感染区域。

三、鉴别诊断

(一)扁平湿疣

扁平湿疣系二期梅毒皮损,形状扁平,表面分泌物中有大量梅毒螺旋体。临床上常表现为无蒂而呈扁平样隆起,大小不等,疣面潮湿,疣底灰黄色,边缘整齐,界限清楚,有单生或群生,质软,表面多有破溃,分泌物有臭味,常见于女性外阴或会阴部,男性阴茎冠状沟处,好发于肛周,有性病史,梅毒血清检查华氏反应呈强阳性。

(二)增殖型肛门结核

本病之结核呈疣状或乳头状结节增殖,皮损成片状,周围有炎症红晕,界限清楚,中央呈乳头状瘤样突起,有脓性分泌物,呈污秽状,分泌物培养可查到结核分枝杆菌,病理组织检查可找到结核结节。

(三)生殖器癌

本病包括宫颈癌、阴茎癌及肛门癌等,多见于中年以后,皮损单发,有明显浸润,质地坚硬,常形成溃疡,易出血,病理组织检查易于鉴别。

(四)鲍恩样丘疹病

本病为多发性小丘疹,淡红色或棕红色,直径在 4 mm 左右,多见于青壮年,可以自行消退,皮损位于龟头、阴茎、肛门周围等处,临床上很像肛门尖锐湿疣,容易被误诊,但组织学上类似鲍恩样病改变,活检可以鉴别。

(五)假性湿疣

本病发生在 20～30 岁的女性外阴,特别是小阴唇内侧和阴道前庭,为 1～2 mm 大小的白色或淡红色小丘疹,表面光滑如鱼子状,群集分布,无自觉症状。

第三节　辨证与治疗

一、中医辨证分型

(一)湿毒蕴结证

此证以疣体红色或污灰色、易糜烂、上覆秽浊分泌物、恶臭为辨证要点。湿热淫毒蕴结下焦,搏结于二阴部皮肤黏膜,故肛门、阴部发生疣状丘疹或增生,呈红色或污灰色。由于湿毒之邪为患,故易于糜烂,渗液恶臭。湿毒邪扰膀胱腑,故见小便黄或不畅。苔黄腻,脉滑或弦数。

(二)瘀毒阻滞证

此证以疣体暗红或紫色为辨证要点。热淫毒蕴之邪蕴结,阻碍局部气血运行,气血凝滞,经络阻塞,故疣体暗红或紫色;由于会阴部为肝经循行之处,血瘀肝经,故会阴或胁肋刺痛。舌质紫暗,脉象沉涩。

(三)脾虚湿浊

此证以湿疣反复发作、疣体色淡红、神疲乏力为辨证要点。脾气亏虚,运化失司,水湿运化不利,湿毒难去,故湿疣反复发作,女性白带多而清稀。脾虚运化无力,故纳呆便溏,少气懒言。舌淡苔白腻,脉濡弱。

二、中医治疗

治疗的目的是清除肉眼可见的疣体。亚临床 HPV 感染可自行清除,因此不推荐特定的抗病毒疗法来清除 HPV 感染。应根据疣体的大小、数量、解剖部位、患者偏好、治疗成本、方便性、不良反应、患者治疗经历等因素来制订个体化的治疗方案。由于尚无有效的杀灭 HPV 的方法及有效提高机体免疫力的药物,故采用中医药调节机体免疫功能及抗病毒作用的优势,就成为目前防治肛门尖锐湿疣的重点。

(一)内治法

1.湿毒蕴结证

此证治法为清热利湿,化毒散结。主要方药为黄连解毒汤加减。常用药物包括黄连、黄芩、黄柏、栀子,可加板蓝根、马齿苋、土茯苓、大青叶。

2.瘀毒阻滞证

此证治法为清热利湿,解毒化瘀。主要方药为桃红四物汤加减。常用药物包括当归、白芍、熟地黄、川芎、桃仁、红花,可加牛膝、苍术、马齿苋、土茯苓、大青叶。

3.脾虚湿浊

此证治法为健脾除湿,解毒除疣。主要方药为除湿胃苓汤加减。常用药物包括苍术、厚朴、陈皮、猪苓、泽泻、茯苓、白术、滑石、防风、栀子、木通、桂枝、甘草。

(二)外治法

1.点涂剂

此疗法常用鸦胆子、红升丹等直接点涂疣体使之枯萎、脱落。

2.中药熏洗坐浴

中药熏洗坐浴多采用具有清热解毒、活血化瘀软坚之中药复方组成。但由于中药湿敷或外洗剂浓度不易掌握,药物作用难以直达病损部位,且临床起效慢、疗程长,因此临床上多配合其他治疗手段进行。

三、西医治疗

(一)非手术治疗

1.局部药物治疗

(1)0.5%鬼臼毒素酊(或0.15%鬼臼毒素乳膏):每天外用2次,连续3天,停药4天,为1个疗程。如疣体未完全脱落,可重复治疗,最多4个疗程。对柔软、非角质化的较小疣体效果较好。用药疣体总面积一般不应$>10 \text{ cm}^2$,日用药总量一般不应$>0.5 \text{ mL}$。

(2)10%或15%茶多酚软膏:每天外用3次,药物外用后不用清洗,直至疣体完全清除,最多应用16周。10%和15%的软膏作用无明显差异。虽然此药的短期治愈率并不高,但因其有较低的复发率,有可能成为一种预防复发的外用药。本品可能有致畸作用,孕妇忌用。

（3）5％咪喹莫特乳膏：隔天 1 次晚间用药，用药 10 小时后，以肥皂和水清洗用药部位，每周 3 次，最长可用至 16 周。对柔软、非角质化的疣效果较好，复发率较低。

（4）80％～90％三氯醋酸或二氯醋酸溶液：单次外用，如有必要，隔 1～2 周重复 1 次，最多 6 次。适用于治疗小的皮损或丘疹样皮损，不能用于角化过度或疣体较大、数目多以及面积较大的疣体。三氯醋酸溶液具有腐蚀性，烧灼过度可引起瘢痕，治疗时应注意保护疣体周围的正常皮肤黏膜，使用时应备好中和剂（如碳酸氢钠）。

2.局部物理治疗

（1）液氮冷冻治疗：破坏受感染组织和激发该部位的免疫应答。治疗中要保护疣体周围黏膜。直肠内治疗要待解冻后才能取出肛门镜，以免冻伤正常黏膜，发生阴道直肠瘘。

（2）CO_2激光治疗：适用于不同大小及各部位疣体的治疗，可有效清除疣体，但该治疗复发率高，需与其他治疗方法配合以减少复发。

（3）微波治疗：通过振动中产生的热效应和非热效应使疣体组织凝固、脱落达到治疗目的，具有止血效果好、无烟尘、无刺激性气味及安全可靠等优点，但和其他物理治疗一样复发率较高，需与其他治疗方法配合以减少复发。

（二）手术治疗

1.适用范围

外科手术治疗（包括高频电刀、剪切术及刮除术）适用于大的皮肤损害。对于肛管直肠内或肛周巨大尖锐湿疣，或有合并恶性病变的尖锐湿疣，应采用外科手术切除法。皮损少适合剪切术，在切除病灶过程中需紧贴疣体根部，清除组织深度不超过真皮浅层，手术范围超出皮损约 1 mm，术后辅以电凝控制出血，并破坏残余的疣体。对药物或 CO_2 激光治疗后仍有短期内反复发作的疣体也可考虑手术治疗。

2.肛门内尖锐湿疣切除术操作方法

术前常规检查包括血常规、尿常规、生化全项、凝血机制等检查。肛门内和巨大型尖锐湿疣术前停用止血药物，灌肠 1～2 次。

常规麻醉满意后，使用肛门镜尽量大的深入肛门直肠部位，充分暴露出手术视野，使用组织钳从基底部抬起疣体，使用手术丝线将组织钳以下的基底部做结扎，将结扎以上部位剪除，放置纱条引流。修剪创缘，以利于伤口引流，查无活动出血，术毕。

第四节 预防与调摄

一、预防尖锐湿疣

(一)健康教育

加强健康教育,增强自身责任感,避免不安全性行为,如非婚性行为等。

(二)安全套

使用安全套可以降低生殖道 HPV 感染的危险性,也可以减少 HPV 感染相关疾病(即尖锐湿疣或宫颈癌)的危险性。

(三)HPV 疫苗

HPV 疫苗可有效预防特定类型的 HPV 感染,但不能用于治疗已发生的 HPV 感染和已存在的尖锐湿疣。目前在美国已获批的 HPV 疫苗有 3 种:二价疫苗预防 HPV16、18 型感染;四价疫苗预防 HPV6、11、16 和 18 型感染;九价疫苗预防 HPV6、11、16、18、31、33、45、52 和 58 型感染。女性可接种任意一种 HPV 疫苗,而男性推荐接种四价或九价 HPV 疫苗,可间接降低女性 HPV 感染风险。接种年龄推荐 11~12 岁,最早可低至 9 岁,13~26 岁未接种过或未完成疫苗系列接种者可补接种;之前未接种过 HPV 疫苗的免疫功能不全者(包括 HIV 感染者)和男男性行为者推荐在 26 岁前接种疫苗。目前国内 HPV 疫苗应用时间尚短,长期大规模临床评估及远期不良反应监测资料有限,有待进一步验证。

(四)不要共用洗浴用品

避免在生活中与他人共用洗浴用品,如浴巾、马桶垫等。出差时,应携带个人浴室用品,保持会阴清洁,并经常清洗。

二、预防尖锐湿疣的癌变

尖锐湿疣是有可能癌变的,只不过癌变的概率很低,绝大部分尖锐湿疣并不会癌变。尖锐湿疣最有可能引起的癌变是女性的宫颈癌(男性尖锐湿疣癌变的可能性要小得多),尽管绝大多数的宫颈癌是由 HPV 引起的,但并不是 HPV 感染者都会转变为宫颈癌或癌前病变,发生这种转变的只是个别的患者。感染

HPV 的患者属于癌变的高危人群,对这部分人群定期做相关的检查以便早期发现癌前病变是十分必要的。定期检查和及时治疗是预防和控制尖锐湿疣癌变的主要手段。

三、日常调摄

(一)消除尖锐湿疣患者的恐惧心理

目前,一些对性病的不正确宣传,使许多尖锐湿疣患者恐惧、忧虑、精神负担过重,担心不能治愈、癌变等不良后果。这种心理功能失调,可扰乱机体的正常免疫功能,使机体免疫功能和抗病毒能力降低,易于病毒繁殖,且常成为尖锐湿疣复发、治疗困难的原因。因此,医师要耐心对患者讲解,使患者对其病情有深入的了解,以利治疗。

(二)饮食起居

治疗期间患者要注意休息,特别是要注意精神放松,避免过度紧张、疲劳;注意加强营养,多食富含蛋白质和维生素类食物,少食猪肉;禁吸烟饮酒,少饮浓茶和咖啡;吸毒者要戒毒。

(三)注意个人卫生

尖锐湿疣患者要勤洗病变局部,保持局部干净、干燥,可用 56 ℃温水坐浴或浸泡病变局部。内裤要宽松,透气性良好。尖锐湿疣患者的生活用品要单独使用,特别是内衣裤、毛巾、盆等,并做好消毒处理,以防传染。

(四)其他性病的检查

对尖锐湿疣患者要进行有关性病的检查,特别是要进行梅毒、淋病、非淋菌性尿道炎、生殖器疱疹、软下疳、艾滋病等的检查,若发现有相关疾病应及时进行治疗。

(五)治疗期间应禁止性生活

尖锐湿疣患者尤其是在疣体未完全消退时应禁止性交,以防加重病情、尖锐湿疣扩散或传染给他(她)人。

第十二章

直 肠 脱 垂

第一节 概　述

一、定义

直肠脱垂是肛管、直肠黏膜或直肠全层乃至部分乙状结肠位置下移,甚至脱出肛门外的一种疾病,又称肛门直肠脱垂。直肠脱垂在肛肠疾病中约占 0.4%,任何年龄均可发病,以直肠黏膜及直肠反复脱出肛门外并伴随肛门松弛为主要临床特点。在中医学中,该病属于"脱肛"范畴,古代文献中又称为"人州出""脱肛痔""盘肠痔""重叠痔""截肠痔"等。

二、中医病因病机

中医学认为本病的发生与肺、脾、肾功能失调有直接关系。脾胃乃后天之本,转化水谷精微,为气血生化之源,乏源则气血亏虚,脾虚气陷,固摄无力,可诱发脱肛。肾为先天之本,主固摄封藏,开窍于二阴,主一身之元气,若小儿先天禀赋不足,气血未充,则肾虚不固,可发为脱肛;若年老肾虚,气血衰败,或滥用苦寒攻伐药物,导致真元不足,关门不固,亦可致脱肛。肺主一身之气,肺与大肠相表里,肺气虚间接致使大肠失守,升举无力,失脱而下陷,发为脱肛。

另外,燥屎内结,便坚难下亦可诱导发病。大肠主传化糟粕,有"传导之官"之称。同时大肠主津,有参与调节体内水液代谢的功能。若传导功能失常,或见大肠实热,消烁津液,或大肠津亏,肠道失润,则致大便秘结不通。患者每遇如厕,则力排怒挣,一味加长排便时间,久而久之,致使直肠黏膜向下移位,诱发脱肛。

结合各代医家所论述,脱肛的病因病机可归纳为虚、实两端。

（一）虚证致病

（1）久痢而致大肠虚冷，脾虚气陷，固摄无力。

（2）肺脏虚寒，大肠失守，升举无力。

（3）产育过多，耗气伤血，气虚下陷。

（4）小儿先天不足，后天失养，脾肾气虚不固，或老人肾气不充，关门失守。

（5）苦寒攻伐失当，损伤真元，关门不固。

（6）酒湿伤脾，脾虚不固。

（二）实证致病

实证多责之于湿热下坠，如饮食不节，恣食辛辣、肥甘厚味，饮酒无度等，可积湿酿热，下注大肠，发为脱肛。

三、西医病因病理

（一）病因

导致直肠脱垂的原因目前尚不完全清楚，对于患病个体来说，可能是单纯的某一因素所致，也可能多方面的原因共同导致。基于包括以上两种发病机制在内的众多学说，可将直肠脱垂的病因概括为以下几点。

1.解剖因素

正常成人站立时，腰椎向前弯，骶椎向后弯，此时骨盆上口向前下斜，骨盆下口向后下斜，与地面呈一锐角，故垂直方向上的腹压向下直接作用于骨盆前部及两侧髂骨翼、耻骨上，而不会直接作用于直肠，从而使盆底组织受的压力减轻，避免直肠直接受腹压的压迫。但在婴幼儿时期，骨盆的倾斜度及脊柱的生理弯曲均尚未发育完全，骶骨向后弯曲角度小，骨盆水平位，直肠正对盆底，无骶曲的承托，腹压直接作用于直肠，易发生脱垂。老年时期，人体衰老，脊柱逐渐变形，其生理弯曲度逐渐变小，骨盆倾斜度亦降低，接近婴幼儿时期的水平位，较易患此病。

2.盆底支持组织无力

年老、体虚、营养不良以及妇女多次分娩等因素易导致盆底肌群松弛、薄弱无力、功能减退等一系列病变，对直肠的支持保护减弱，从而发生直肠脱垂。

3.肛门直肠部手术损伤

手术创伤或骶尾部外伤等易伤及骶尾神经或肛管直肠环，导致肛门括约肌无力，骨盆肌群萎缩，进而导致直肠下移，发生直肠脱垂，此理论已通过动物实验证实。

4.腹压增加

由于种种原因造成持续性腹腔内高压,致使直肠周围及盆底部的肌肉群、韧带、筋膜等支持组织不能承受而发生松弛。如尿道狭窄、膀胱结石、前列腺肥大等并发的排尿困难,重体力劳动,顽固性便秘,慢性腹泻,慢性咳嗽,多胎产妇等。

5.激素水平

结缔组织的代谢与功能受雌激素影响,雌激素能使盆底结缔组织更加有力,故青壮年妇女有很强的代偿机制,在困难的分娩后,依旧可以保持盆底组织不松弛,但绝经后,随着雌激素分泌的减少,代偿机制明显减弱,盆底组织逐渐变得薄弱、张力减低并失去弹性,易发生直肠脱垂。

(二)病理

直肠黏膜脱垂是直肠下部黏膜与肌层黏合不牢,以致分离下移所致。脱出的直肠黏膜为紫红色,有光泽,表面可有出血点。脱出部分因长期经常受外界刺激而充血、水肿、糜烂,肠壁血液及淋巴循环障碍,黏膜增厚,严重者可发生退行性改变。

直肠全层脱垂是由于直肠周围的上提肌群松弛无力,失去上提固定作用,引起直肠与其周围支持组织分离,而出现全层脱垂,重者乙状结肠也脱出肛门之外。直肠全层脱垂有时可见黏膜充血、水肿。脱出时间过长未能及时回纳者,可发生肠管严重水肿,色泽紫暗,甚至嵌顿、坏死、出血等。若反复脱垂,失治误治,肛门括约肌则更加松弛无力。严重者因肛管括约肌持续性、被动性伸展而松弛,可发生肛门失禁,从而加重脱垂。婴幼儿直肠脱垂多为不完全性脱垂,多数在5岁前可自愈。成人直肠脱垂若产生脱垂因素不能去除,脱垂会逐渐加重。

直肠脱垂的病理改变:①Douglas窝变深;②直肠自身套叠;③盆底肌及其周围组织薄弱,肛门括约肌松弛,肛提肌裂隙扩大;④直肠不依附于骶骨上,直肠与盆底下口垂直;⑤直肠及乙状结肠冗长;⑥出现直肠前突等其他改变。

四、分类

(一)分型

直肠脱垂根据脱出组织分为两型。

1.不完全性直肠脱垂

不完全性直肠脱垂即直肠黏膜脱垂,表现为直肠黏膜层脱出肛外,脱出物为半球形,其表面可见以直肠腔为中心的环状黏膜沟。

2.完全性直肠脱垂

完全性直肠脱垂即直肠全层脱垂,脱垂的直肠呈圆锥形或圆柱形,脱出部分可见以直肠腔为中心,呈同心圆排列的黏膜环状沟。

(二)分度

直肠脱垂根据脱垂程度可分为 3 度。

1.Ⅰ度

Ⅰ度为直肠黏膜脱出,脱出物淡红色,长 3～5 cm,触之柔软,无弹性,不易出血,便后可自行还纳,肛门对气、液可自主控制。

2.Ⅱ度

Ⅱ度为直肠全层脱出,脱出物长 5～10 cm,呈圆锥状,淡红色,表面为环状而有层次的黏膜皱襞,触之较厚,有弹性,肛门松弛,便后有时需用手辅助还纳,肛门对气体、稀便不能自主控制,对干便可自主控制。

3.Ⅲ度

Ⅲ度为直肠及部分乙状结肠脱出,脱出物长达 10 cm 以上,呈圆柱状,触之很厚,肛门松弛无力,对干便、稀便及气体均不可自主控制。

五、临床表现

(一)直肠内脱垂

松弛黏膜或套叠肠管在肠腔内堆积,主要引起排便时困难及排便不尽感,多需借助药物协助排便。也可见其他局部症状,如便意频繁、便后肛门坠胀不适、肛门阻塞感等。直肠内脱垂多无全身症状。

(二)直肠外脱垂

1.脱出

脱出是直肠外脱垂的最典型症状。初期,多在便时下蹲用力后脱出,便后可自行还纳复位。随着病情迁延日久,脱出物逐渐增长、变粗,咳嗽、屏气用力、下蹲时也会脱出,并且不易复位,须用手托回肛内,或卧床休息,方能还纳。脱出物还纳情况与其大小有关,如脱出体积较大则还纳较难,体积小则还纳易。脱出后如未及时还纳,还可出现脱垂嵌顿,重者可出现绞窄或坏死。

2.出血

直肠外脱垂初期一般无出血症状。病久反复脱出和纳入,以及衣裤摩擦的刺激,可使肠黏膜发生充血、水肿和糜烂,出现大便时滴血、粪便带血或擦血,一般出血量均较少。

3.潮湿和瘙痒

长期的脱出等同于反复被动扩肛,可使肛门括约肌收缩功能下降,肛门弛张闭合不紧,肠内黏液可外溢;直肠脱垂长时间暴露不还纳,受外界刺激后,分泌物可增多。以上两种情况,均可使肛周出现潮湿和黏液、分泌物刺激导致的皮肤瘙痒。

4.坠胀

坠胀多由脱出肠段的炎症及其压迫肛门,影响血液、淋巴回流引起。脱出后长时间不还纳或嵌顿则可引起较强烈的坠胀感。

5.嵌顿

便时肛门直肠黏膜脱出,未能及时复位,以致局部静脉回流受阻,继而发生黏膜充血、水肿,并导致脱出部分嵌顿。随着嵌顿时间延长,黏膜由红色逐渐变成暗红色,甚至出现表面黏膜糜烂坏死。病情进一步发展,脱垂段肠管发生绞窄坏死,可由局部反应发展为全身反应,出现发热、小便困难、疼痛坠胀加重、坐卧不安,甚至发生肠梗阻症状。

6.其他症状

除以上症状外,直肠脱垂尚可引起腰骶部酸痛、尿频和大便次数增多等症状。

第二节　诊断与鉴别诊断

一、诊断要点

本病发病缓慢,早期有肛门下坠感或里急后重,排便时偶有肿块脱出肛门外,便后自行还纳。随着病情加重,便时肿块脱出肛门后不能自行还纳,需用手推回,甚至咳嗽、喷嚏或举重物等腹压增高时也脱出肛门外。如未能及时复位,可发生水肿、嵌顿或绞窄,疼痛剧烈。脱出肠黏膜可发生溃疡、出血。由于直肠反复脱出肛门,可致肛门括约肌松弛,常有分泌物流出肛门污染内裤,肛周皮肤出现潮湿、瘙痒、皮肤增厚,部分患者有便秘、排便困难、肛门下坠酸胀感、下腹及腰部胀痛、尿频等。

二、辅助检查

（一）肛门视诊

直肠脱出肛门外，可见直肠黏膜充血水肿，严重者表面溃疡，分泌物多，出血。

（二）肛门指诊

直肠黏膜脱垂，触之柔软，直肠全层脱垂则有弹性。完全性直肠脱垂肛门括约肌松弛。可查清有无脱垂反折沟，测量脱出部分的长度。

（三）肛门直肠镜检查

进镜后慢慢退镜观察，随着视野的外移，仔细查看肠壁的变化，注意皱襞或隆起的情况。如直肠全层下移，环状折叠有时可充满全部视野。直肠内脱垂者直肠直肠镜检查更为重要。

（四）排便造影

排便造影是向患者直肠腔内注入适量的类似于成形软便的钡糊，让患者坐在排便造影桶上做排便动作，对其静息、初排、力排、排便终了等排便动作连续摄片的一种检查方法。排便造影比传统的钡灌肠、指诊、内镜检查更直观，更可靠，能为临床诊治直肠黏膜内脱垂、排便障碍等肛肠疾病提供可靠依据。直肠前壁黏膜脱垂是指增粗而松弛的直肠黏膜脱垂于肛管上部前方，排便造影力排时该部呈凹陷状，而直肠肛管结合部后缘光滑连续，可单独出现，也可与直肠内套叠并存。当增粗松弛的直肠黏膜脱垂在直肠内和/或肛管内形成≥3 mm 厚的环状套叠时即为直肠内套叠，绝大多数位于直肠远端。套叠的厚度＞5 mm 者多为全层套叠。测量时要标明套叠的深、厚度和套叠肛门距，对多处、多重套叠者亦然。直肠外脱垂为完全性直肠脱垂，在肛门外形成大小、形态不一的脱垂块物，该块物内有时可见小肠。

（五）电子结肠镜检查

电子结肠镜检查可以了解全结肠黏膜情况，明确病变病理性质。

（六）肛肠动力学检查

肛肠动力学检查（肛门直肠测压）是一种可以评价肛门内、外括约肌功能，直肠反射及感觉功能的检查方法，此检查可以提供肛管直肠功能状态的相关信息，量化肛门直肠的机械功能，同时作为药物及手术治疗直肠脱垂疗效评价的客观标准。

三、鉴别诊断

临床需与以下疾病相鉴别(表 12-1)。

表 12-1　直肠脱垂鉴别诊断

病名	症状	体征	确诊手段
直肠脱垂	肛门松弛,活动受限	直肠脱出	外观、触诊
混合痔脱出	常有便鲜血	痔核脱出、邻近齿状线	外观、肛门镜
肠套叠	腹痛明显	结肠、乙状结肠套叠征象	气钡双重对比造影
直肠内脱垂	便秘	黏膜松弛,堆积于肛内	肛门镜、排便造影
直肠黏膜外翻	分泌物多	痔环切后遗症征象	肛门手术病史、外观

(一)肠套叠

直肠脱垂的实质虽然是一种肠套叠,但和一般的肠套叠不同,后者多有严重的腹痛,但直肠脱垂病例腹痛者极为少见,两者的鉴别主要在套叠部位不同和有无严重腹痛。一般的肠套叠发生在结肠与乙状结肠,部位较高,而直肠脱垂则发生在直肠与乙状结肠交界处,部位较低。

(二)环状混合痔

环状混合痔与中度、重度直肠脱出不难鉴别,但与黏膜脱垂为主的轻度直肠脱垂容易混淆,而且中医又常统称脱肛痔,因此根据现代观点临床应予鉴别。两者病史不一样,前者有便血史,以后逐渐脱垂伴便血,到后期才仅为脱垂,而且有外痔增生部分,有充血肥大的内痔核,呈梅花状,易出血,痔核间有凹陷,肛门功能正常;而后者无便血史,一开始即表现为脱垂,脱垂长度在 4 cm 左右或以上,且肛门括约肌功能下降或变差,常有肛管脱垂,肛门松弛、洞开,脱垂黏膜有放射状或环形纹,与痔核间有凹陷不同。

(三)直肠黏膜外翻

肛管皮肤缺损或环切术后引起黏膜外翻,易与直肠黏膜脱垂相混淆,前者有痔、肛瘘手术史,脱出的黏膜为片状或环状,因长期擦损,可有明显的充血、水肿和分泌物增多,用手推之不能还纳入肛,色鲜红,而直肠黏膜脱出可还纳入肛,色淡红,两者不难鉴别。

(四)直肠息肉脱出

带蒂息肉可脱出肛门外,呈球形或分叶状,多有糜烂、出血,但触之呈实质感,质中等。直肠指诊可扪及息肉及其蒂,直肠腔正常,而直肠脱垂的肠腔在脱垂顶端的中心部位。

(五)肛管直肠癌晚期

肛管直肠癌的晚期,也可出现肿块隆突脱出肛门外,但有明显恶臭,形如菜花,坚硬不平,有大量脓血性分泌物、剧痛等癌肿特征,与直肠脱垂完全不同。

(六)小肠滑动疝

此病脱出的直肠前壁有显著而巨大的疝囊,可听到肠鸣音,叩诊为鼓音,触诊可摸到脱出的囊状物中有肠曲、粪块,脱出物光滑,有活动性。

(七)肛周皮下静脉曲张

肛周皮下静脉高度曲张时,因病变范围广泛,当努挣时肛管虽显著下移,然此种下移为肛管外端变长的表现,并无外翻现象。而肛管脱垂无明显肛周皮下静脉曲张,努挣后肛管外翻,可见齿状线并有黏膜翻出。

第三节 辨证与治疗

一、中医辨证分型

(一)气虚下陷证

便后肛门有物脱出,甚则咳嗽、行走、排尿时脱出,劳累后加重,伴有纳少,神疲体倦,气短声低,头晕心悸。舌质淡体胖,边有齿痕,脉弱。

(二)肾气不固证

直肠滑脱不收,伴有面色㿠白,听力减退,腰膝酸软,小便频数或夜尿多,久泻久痢。舌淡,苔白,脉沉弱。

(三)气血两虚证

直肠脱出,伴有面色㿠白或萎黄,少气懒言,头晕眼花,心悸健忘或失眠。舌淡,苔白,脉细弱。

(四)湿热下注证

直肠脱出,嵌顿不能还纳,伴肛门肿痛,面赤身热,口干口臭,腹胀便结,小便短赤。舌红,苔黄腻,脉滑数。

二、中医治疗

(一)内治法

1.分证论治

(1)气虚下陷证:此证治法为补中益气,升提固脱。主要方药为补中益气汤加减。常用药包括黄芪、人参、白术、升麻、柴胡、陈皮、当归、炙甘草。

(2)肾气不固证:此证治法为补肾固脱。主要方药为四神丸加减。常用药包括肉豆蔻、补骨脂、五味子、吴茱萸、大枣、生姜。

(3)气血两虚证:此证治法为益气养血。主要方药为八珍汤加减。常用药包括人参、白术、茯苓、甘草、当归、白芍、熟地黄、川芎、生姜、大枣。

(4)湿热下注证:此证治法为清热利湿。主要方药为葛根芩连汤加减。常用药包括葛根、黄芩、黄连、香附、川芎、白芷、炒白术、茯苓、薏苡仁。

2.中成药

(1)补中益气丸:适用于气虚下陷证;功效为补中益气;用法为口服,每次 8～10 丸,每天 3 次。

(2)金匮肾气丸:适用于肾气不固证;功效为温补肾阳;用法为口服,每次 20～25 粒,每天 2 次。

(3)八珍颗粒:适用于气血两虚证;功效为益气补血;用法为开水冲服,每次 1 袋,每天 2 次。

(4)二妙丸:适用于湿热下注证;功效为清热燥湿;用法为口服,每次 6～9 g,每天 2 次。

(二)外治法

1.熏洗法

苦参汤加明矾、五倍子、石榴皮,煎水坐浴,每天 2 次。

2.外敷法

五倍子、明矾、冰片,共研细末,混合均匀,外敷。

3.针灸治疗

针灸疗法适用于小儿直肠脱垂和部分成人Ⅰ度直肠脱垂者。

(1)小儿选取百会穴艾灸,每次 10 分钟,每天 1 次,7 天为 1 个疗程。

(2)成人选取长强、百会、足三里、大肠俞、承山、八髎等穴针刺,每天 1 次,7 天为 1 个疗程。

三、西医治疗

直肠脱垂的治疗目的重在消除、减轻症状,纠正造成脱垂的原发因素和进行局部处理。腹泻、便秘等疾病引起的直肠脱垂,治愈原发病后脱垂或可治愈。小儿直肠脱垂有自愈倾向,应以保守疗法为主,但脱垂明显者可采用注射疗法。成人直肠脱垂应以注射疗法为主,并配合其他疗法,加强肛门括约肌功能。对完全性直肠脱垂,可选用注射或手术治疗,必要时两法皆用。

(一)非手术治疗

1.塞药法

塞药法是把药物塞于肛内,使其在肛内保留,能起到消肿、止血、止痛的作用。可用药物包括甲硝唑栓等。

2.复位法

复位法是用手指缓慢地将脱出的直肠纳入肛内,然后用纱布加压固定。如果疼痛剧烈,可在局麻下进行。

3.激光疗法

激光疗法主要原理是激光插入直肠周围后,除了有直接焊接的作用,还能产生无菌性炎症,使直肠固定。

(二)手术治疗

1.胶圈套扎手术

胶圈套扎手术适用于Ⅰ度直肠脱垂,可作为术式之一,联合其他手术方式使用。

2.经肛门吻合器直肠黏膜切除术

经肛门吻合器直肠黏膜切除术适用于Ⅰ度直肠脱垂,可作为术式之一,联合其他手术方式使用。

3.选择性痔上黏膜吻合术

选择性痔上黏膜吻合术适用于Ⅰ度直肠脱垂,可作为术式之一,联合其他手术方式使用。

4.注射固定术

注射固定术多使用消痔灵注射液或矾藤痔注射液。

(1)直肠黏膜下层注射术:适用于Ⅰ、Ⅱ、Ⅲ度直肠脱垂。伴有肠疝、子宫脱垂、膀胱脱垂、直肠炎、腹泻、肛周炎及持续性腹压增加疾病时应禁用。

(2)直肠周围注射术:适用于Ⅰ、Ⅱ、Ⅲ度直肠脱垂。伴有肠疝、子宫脱垂、膀脱脱垂、直肠炎、腹泻、肛周炎及持续性腹压增加疾病时应禁用。

（3）直肠黏膜紧缩术（结扎）：只作为直肠黏膜下层注射后或直肠周围注射后的补充治疗，一般在注射后同时进行直肠黏膜紧缩术。此术式适用于脱垂时间长，肛门括约肌功能不良，注射后可见黏膜堆积明显或伴有混合痔的直肠脱垂患者。

5.肛门紧缩术

肛门紧缩术适用于肛门收缩无力或肛门松弛的直肠脱垂，尤其年老体弱、不适合较大手术者。在完成直肠内黏膜下注射、直肠周围注射后，或完成直肠黏膜紧缩术后，可同时进行肛门紧缩术。该术式属于治疗直肠脱垂的辅助性处理，如单独应用，疗效较差。肠炎、腹泻、肛门周围急性炎症、合并严重的内科疾病时应禁用。

6.经会阴部手术

此术式年老体弱者较适合，尤以低位且无其他合并症的直肠内脱垂为首选。肠炎、腹泻、肛门周围急性炎症、合并严重的内科疾病时应禁用。常用术式包括黏膜环切肌层折叠缝合术、肛门环缩术、黏膜折叠和肛管缩窄术、经会阴行直肠乙状结肠部分切除术等。优点在于手术简便，创伤小，耗时短，无开腹并发症；缺点是术后复发率及大便失禁率较高。

7.经腹部手术

经腹部手术适用于Ⅱ~Ⅲ度直肠完全性脱垂，或盆底疝、子宫脱垂后倾，或膀胱脱垂及严重盆底脱垂的直肠内脱垂，经非手术治疗失败以后的患者。肠炎、腹泻、肛门周围急性炎症以及合并严重的内科疾病患者禁用。

经腹部手术疗法主要有悬吊或悬吊加肠切除术。其术式包括直肠前悬吊固定术、Ivalon 海绵植入术、直肠骶骨悬吊术、直肠前壁折叠术、直肠前切除术、直肠切除固定术、Goldberg 手术等。优点是疗效确切，复发率相对较低，但上述手术均存在术中骶前出血、术后便秘、性功能障碍、狭窄、粘连性肠梗阻、感染和悬带滑脱等并发症。术后应适当应用抗生素，进少渣饮食，控制排便 2~3 天，1 周后拆线。

第四节　预防与调摄

一、去除诱因

直肠脱垂的诱因包括咳嗽、久坐、久站、负重远行等。婴幼儿尤要注意腹泻、长期咳嗽、肠炎等疾病。预防直肠脱垂应防止腹压过度增高,局部可采用丁字形托带垫棉固定,或每天进行提肛运动锻炼。

提肛运动有增强肛门括约肌功能的效果,对预防直肠脱垂有一定作用。静坐,放松,将臀部及大腿用力夹紧,合上双眼,配合吸气时向上收提肛门,提肛门后再稍闭一下气,然后配合呼气时全身放松。

二、产妇保健

妇女分娩和产后要充分休息,防止腹泻及便秘,以保护肛门括约肌的正常功能。如有子宫下垂和内脏下垂者应及时治疗。平时要注意增加营养,生活规律,切勿入厕久蹲,养成定时排便的习惯。

三、注意饮食

直肠脱垂患者饮食宜清淡,容易消化,少渣滓,以免排便次数增多。不宜吃刺激性食物,如辣油、芥末、辣椒等;不宜过食油腻;不宜食用带鱼、螃蟹等食物。有习惯性便秘的患者,除了要多食粗粮和蔬菜水果等富含纤维素食物外,排便时切记不要用力过猛,必要时可于便秘专科就诊,系统治疗便秘。

四、排便规律

切勿长时间地蹲坐便盆,养成定时排便的习惯,防止大便干燥,便后和睡前可以用热水坐浴,刺激肛门括约肌的收缩,对预防肛肠脱垂有积极作用。

五、中医食补

直肠脱垂患者多数因中气不足,虚证居多。平时宜多食木耳、茄子、山药、芡实、鸡肉、羊肉、无花果、香菜等食物以增加营养,补其不足。

(一)参芪升七粥

1.配方组成

党参 10 g,黄芪 10 g,白术 10 g,升麻 5 g,三七粉 5 g,大枣 5 枚,糯米 100 g,冰糖适量。

2.制作方法

各药分别洗净,加水 300 mL,煎半小时,去渣收取浓汁;大枣去核,糯米淘净,加水 800 mL,大火烧开后,加入大枣,转用小火慢熬成粥,下药汁、三七粉和冰糖,熬至冰糖融化。

3.用法用量

早晚两次空腹温服。

4.功能主治

温中健脾,固脱止血。适用于直肠脱垂、腹泻等。

(二)绿豆糯米猪肠

1.配方组成

绿豆 60 g,糯米 30 g,猪大肠 300 g。

2.制作方法

把猪大肠洗净,绿豆、糯米用水浸泡半小时。把绿豆、糯米装入猪大肠,加水适量,大肠两端用线系紧,放砂锅中煮 2 小时。

3.用法用量

隔天 1 次,连服 8 天为 1 个疗程。

4.功能主治

补中养气,清热解毒,通便止痢。适用于脱肛、湿热下痢、便血、痔疮初起等症。

六、注意事项

(1)便后使用软纸擦拭,用温水清洗肛门周围皮肤,再擦油剂予以保护。及时更换被污染的床单、衣物。不要穿太紧的内裤,穿的衣服材质以棉质为宜。注意保持肛门局部的清洁、干燥,用温水清洗后,使用柔软的纸巾轻轻擦干。勿搓擦、搔抓,忌用热水烫洗、肥皂反复清洗肛门,避免过多使用肥皂(特别是碱性强的肥皂)刺激肛周皮肤。切勿用力抓挠,以免抓破皮肤使感染扩散,加重病情,要勤剪指甲、勤换衣、勤晒被等。

(2)应用中医七情归属,了解患者情志状态,指导采用移情易性的方法,分散患者对疾病的注意力,多给予心理疏导,避免紧张、急躁等不良情绪的影响,保持乐观情绪,积极配合治疗。

(3)定时开窗通风,保持环境整洁,使患者舒适。

(4)重建排便能力,观察患者排便前的表现,了解患者排便的时间、规律,适时给予便盆。对排便无规律的患者,可定时给予便盆试行排便,帮助建立排便反射。教会患者进行肛门括约肌及盆底肌收缩运动锻炼,以利于肛门括约肌恢复控制能力。

(5)便秘患者平卧时做腹部顺时针方向按摩,以促进肠蠕动,利于排便。

第十三章

肛 门 湿 疹

第一节 概　　述

一、定义

肛门湿疹是肛肠科临床常见疾病,现代医学认为其是一种由多种内、外因素引起的肛门周围浅层真皮及表皮的炎症,是常见的变态反应性皮肤病。其病变多局限于肛门口及肛周皮肤,也可延及会阴部以及外生殖器等部位。本病临床以瘙痒、局部分泌物增多、皮疹呈多形性、易复发为主要特点。由于其病程长,分泌物反复刺激,故肛门及肛周皮肤常常变厚,呈苔藓样变或皲裂。本病任何年龄与性别均可发生。中医学将肛门湿疹称为"血风疮""肛门湿疡""肛周风""阴囊风"等。

二、中医病因病机

中医认为本病的发生是内因与外因共同作用的结果,内因多因饮食不节,情志内伤,脾失健运,湿邪内停,蕴久发热,内蕴血分,外搏肌肤而发病;外因多因久居湿地,或风湿邪气侵袭机体与内在湿热之邪相合,搏于肌肤而发病。

三、西医病因病理

(一)病因

肛门湿疹的发病原因比较复杂,一般认为其是一种变态反应性皮肤病,可能与以下因素有关。

1.内因

(1)体质与遗传:有些患者改变环境或经过锻炼体质增强后,再接受以往刺激因子,可不再发生肛门湿疹,说明肛门湿疹的发生与体质有密切关系。本病与遗传基因也有一定关系,遗传性过敏体质对致病因子有较正常人高的敏感性,除肛门湿疹外,该体质患者还可患其他变应性疾病,如哮喘、鼻炎等。

(2)精神与神经功能障碍:精神紧张、焦虑压抑、忧思惊恐,可引起肛门湿疹,或使原有症状加重。神经系统功能障碍,特别是自主神经失调时,常可诱发肛门湿疹。

(3)消化系统功能障碍:胃肠功能紊乱可造成黏膜的分泌吸收功能失常,使异性蛋白或变应原进入体内而发生湿疹。胃肠功能失调造成的营养物质缺乏亦是形成肛门湿疹的原因。

(4)内分泌紊乱:妇女内分泌紊乱、月经不调、糖尿病等也易并发肛门湿疹。

2.外因

(1)某些食物、花粉、皮毛、染料、细菌、日光、寒冷、炎热、干燥、化妆品、肥皂等,都可诱发变态反应,从而引发肛门湿疹。

(2)局部刺激:痔疮、脱肛、肛瘘等疾病的分泌物可诱发自体的变态反应,引发湿疹样改变。

3.诱发因素

肥胖、肛周积汗、潮湿、衬裤摩擦、卫生巾刺激都可能诱发肛门湿疹。

(二)病理

1.急性肛门湿疹以渗出为主

在红斑期,真皮浅层毛细血管扩张,显著水肿,表皮细胞内水肿,严重时可使细胞破裂,细胞间体液增多,表皮内发生水疱,水疱不断增大,融合成大疱,常因搔抓后形成渗出糜烂面。表皮细胞可见角化不全,皮肤附件和血管周围有炎性细胞浸润。

2.慢性肛门湿疹以增生为主

慢性肛门湿疹常见棘状层肥厚,表皮突延长,表皮细胞间轻度水肿,无水疱形成,角质层角化明显不全,基底层有时黑色素增多,真皮浅层血管周围有中度炎性细胞浸润,强力纤维和胶原纤维皆可有变性。

四、分类

根据症状、体征、病程,可分为急性肛门湿疹、亚急性肛门湿疹、慢性肛门湿疹。

(一)急性肛门湿疹

急性肛门湿疹的病变皮损以红斑、丘疹、渗出、糜烂、结痂、脱屑等多种皮损并存,以一种皮损为主,起病急,病程短,易复发。

(二)亚急性肛门湿疹

亚急性肛门湿疹为多种皮疹的炎性症状减轻,可出现继发性皮损,如鳞屑、结痂。

(三)慢性肛门湿疹

此型皮疹的水肿及炎症症状减轻,皮损干燥,棕红色或带灰色,增厚,病程长,迁延不愈。

五、临床表现

(一)症状

1.瘙痒

瘙痒是肛门湿疹的主要症状,呈阵发性奇痒,搔抓局部后可使皮肤破损而瘙痒加剧。瘙痒难忍时,可影响学习、工作、睡眠等。

2.肛门潮红

肛门皮肤因湿润、摩擦或搔抓,使肛周皮肤或皮肤皱襞呈淡粉红色,水肿。

3.肛门湿润

渗出液可引起肛门湿润不适、内裤污染和皮肤磨损。

4.疼痛

肛门周围皮肤因搔抓破溃,可导致皲裂、感染,常发生肛门疼痛和排便时疼痛。

5.其他

肛门湿疹除了有其特征外,还可引起消化不良、腹胀、便秘或腹泻、头晕、失眠、烦躁等症状。

(二)体征

肛门湿疹表现为肛门皮肤片状红斑、脱屑、丘疹、水疱或有苔藓样皮疹。

1.急性肛门湿疹

急性肛门湿疹发病快,病变常为片状或弥漫性,无明显边界,皮损多为密集的米粒大小的丘疹、丘疱疹,基底潮红。由于搔抓,丘疹、丘疱疹或水疱顶端破溃后可见渗液、糜烂及结痂,皮损中心较重。

2.亚急性肛门湿疹

亚急性肛门湿疹以丘疹、结痂、鳞屑为主,仅有少量水疱及轻度糜烂,患者自感瘙痒剧烈。

3.慢性肛门湿疹

慢性肛门湿疹肛缘皮肤增厚粗糙,弹性减弱或消失,暗红色或紫褐色皮纹显著,或有苔藓样改变,伴有皲裂,皮损界限不清楚,自觉瘙痒,呈阵发性。此病病程较长,常年不愈,反复发作。

第二节　诊断与鉴别诊断

一、诊断要点

根据病史、皮疹形态及病程,湿疹的诊断一般不困难。①病程多不规律;②反复发作,瘙痒剧烈;③皮损为多形性、弥漫性、分布对称,急性者有渗出,慢性者有浸润肥厚。

(一)病史

询问患者是否有蛋白质、花粉、皮毛、染料、化妆品、肥皂等接触史,是否患有痔、直肠脱垂、肛管上皮缺损、糖尿病等疾病,女性患者是否有月经不调病史,症状是否发展迅速且反复发作。

(二)查体

1.皮损的形态

首先是皮损形态的多样性,初起表现为患处皮肤潮红、肿胀,向健康皮肤蔓延,呈"红斑性湿疹";继而出现散在或片状的小米粒大小的丘疹,呈"丘疹性湿疹";继续发展,丘疹充满浆液,形成丘疱或水疱,呈"水疱样湿疹";感染后形成脓疱,呈"脓疱性湿疹";破裂后疱面渗液糜烂,呈"糜烂性湿疹";渗液干燥后,形成痂皮,呈"结痂性湿疹";治疗后炎症消退,皮肤覆以鳞屑,呈"鳞屑性湿疹"。以上各种皮损,在一个部位可以同时并存。

2.皮损的范围

皮损为弥漫性,无论哪种皮损均无明显的边界性,可向周围健康皮肤弥漫;

再次是皮肤苔藓样变,无论哪种湿疹,由于反复发作,最终均可出现患部皮肤弹性减弱或丧失,皮肤增厚,发生苔藓样变,色素沉着或脱失。

二、辅助检查

(一)皮肤病理检查

急性期为棘细胞海绵水肿的浅层血管周围炎。慢性期为表皮的角化不全和角化过度,棘层肥厚,真皮乳头层增厚,乳头内可见红染的胶原,浅层血管周围可见淋巴细胞及少许嗜酸性粒细胞浸润。

(二)实验室诊断

可疑有接触变应原的患者可做斑贴试验、皮肤点刺试验、血清 IgE 抗体检测。真菌学检查可用以排除皮肤癣菌病,实验室检查无特异性,血液中嗜酸性粒细胞可能增加。

三、鉴别诊断

(一)肛门瘙痒症

肛门瘙痒症常先发痒,无渗出液。搔抓破溃后,继发渗出、出血、糜烂。肛门湿疹常先有丘疹、红斑、渗出、糜烂,以后继发瘙痒。

(二)接触性皮炎

接触性皮炎有明显的接触变应原病史,皮疹仅限于接触或暴露部位,皮疹多形态单一,边界清楚,病程短,去除病因后,皮炎可自愈,不复发。

(三)肛周神经性皮炎

肛周神经性皮炎常先瘙痒,搔抓后出现扁平丘疹,皮肤有苔藓样变,呈淡褐色,干燥而坚实,病变部位可延至骶尾部、会阴及阴囊。

第三节　辨证与治疗

一、中医辨证分型

(一)湿热下注证

此证起病较急,病程短,皮损潮红,有丘疱疹,灼热瘙痒无休,抓破渗液流脂水;伴心烦口渴,身热不扬,大便干,小便短赤。舌红,苔薄白或黄,脉滑或数。

(二)脾虚湿盛证

此证起病较缓慢,皮损潮红、瘙痒,抓后糜烂渗出,可见鳞屑;伴有纳少神疲,腹胀溏泻。舌淡胖,苔白或腻,脉弦缓。

(三)血虚风燥证

病程久,反复发作,皮损色暗或色素沉着,或皮损粗糙肥厚,剧痒难忍,遇热或肥皂水洗后瘙痒加重;伴有口干不欲饮,食欲不振,腹胀。舌淡,苔白,脉弦细。

二、中医治疗

需去除导致和激发本病的原因,减少皮肤损害,防止复发。

(一)内治法

1.湿热下注证

此证治法为清热利湿,祛风止痒。方药可选萆薢渗湿汤加减合龙胆泻肝汤加减。常用药包括萆薢、车前子、茯苓、莲子心、石菖蒲、黄柏、白术、地肤子、龙胆、丹参。水疱多,破后流滋多者,加土茯苓、鱼腥草;热盛者,加黄连解毒汤;瘙痒重者,加紫荆皮、地肤子。

2.血虚风燥证

此证治法为养血润肤,祛风止痒。方药可选当归饮子或四物消风饮。常用药包括当归、川芎、白芍、地黄、防风、蒺藜、荆芥、何首乌、黄芪、甘草。

3.脾虚湿盛证

此证治法为健脾利湿。方药可选除湿胃苓汤加减或参苓白术散。常用药包括苍术、厚朴、陈皮、猪苓、茯苓、白术、滑石、防风、栀子、通草、肉桂、甘草、灯心草。

(二)外治法

1.急性肛门湿疹

对急性肛门湿疹渗液多者,应用湿敷效果较好,可用5%硼酸溶液、5%醋酸铝溶液或0.1%依沙吖啶溶液进行温热敷,每天2~3次。浸润糜烂时可用中药溻渍法湿敷患处,选择黄柏、苦参、马齿苋、蒲公英等清热利湿药物煎汤冷敷;也可用金银花或单味茵陈药物煎汤外洗;或选用生地榆、马齿苋煎汤100 mL,加水约2 000 mL坐浴,每天2次;也可以选用中成药如意金黄膏、祛湿霜外涂,每天2~3次。对以渗出、水疱为主的皮损可将天花粉、黄柏、白芷、姜黄等清热解毒、燥湿止痒的药物用茶汤、葱酒、大青叶捣汁等调制成糊剂,敷于皮损处,约1小时后温水清洗肛门患处,保持干燥清洁即可;若同时伴有痔、肛瘘、肛裂等肛周疾病发作,可加痔疮栓剂纳肛控制肛内炎症,能减缓肛周皮损刺激。

2.亚急性肛门湿疹

亚急性肛门湿疹使用外用药的目的主要是减少渗液、缓解瘙痒、促进皮损修复,需要选择药性比较柔和的外用药物,这样既可缓解症状,又无不良反应,可长期使用。此外,还可选择中药膏剂外用,如黄连膏、清凉膏等,可在皮损处形成保护膜,避免排便等异物刺激;肛门瘙痒甚者可先用10%明矾水外洗或坐浴,再涂膏剂。

3.慢性肛门湿疹

对慢性肛门湿疹,可先用膏剂保护皮肤,再用粉剂治疗,也可先用乳剂(樟脑、薄荷脑、硫黄)涂薄层后再扑粉剂(樟脑、薄荷脑、氧化锌、滑石粉)。慢性肛门湿疹奇痒不止,可用全蝎、白矾、冰片共研细末外敷患处。此外,肛门湿疹缠绵难愈,与肛周潮湿不透气和分泌物刺激有关,可用熏洗坐浴法清洁肛周皮肤。先用蒸气熏蒸5分钟,使局部升温和潮红,再用温热药液坐浴肛门局部15分钟,通过皮肤孔窍和经络深入腠理、脏腑,达到疏通经络、调和气血的效果,之后再配合膏剂使用可以更好地发挥药效。

三、西医治疗

(一)非手术治疗

1.系统性用药

(1)抗组胺药物:此类药物可以选择性的与其受体结合,使组胺不能与受体结合,从而抑制组胺所引起的毛细血管扩张和血管通透性增高等症状。但在临床应用过程中,抗组胺药物可出现中枢系统抑制症状,即眩晕、乏力、困倦、注意力不集中;还可出现胃肠不适、恶心、呕吐等消化系统症状。因此在应用过程中一定要掌握药物的不良反应及禁忌证。

(2)糖皮质激素:炎症广泛而严重或用一般药物治疗无效时,可考虑激素的应用。治疗肛门湿疹,一般局部应用糖皮质激素药物即可,必要时可口服,一般不需静脉给药。这类药物起效迅速,但停药后症状会出现反弹,甚至加重,故应逐渐减量停药。

(3)局部伴有感染者,需给予抗感染治疗。

2.局部治疗

(1)急性肛门湿疹无糜烂渗出者,可选用2%的硼酸溶液湿敷,糜烂渗出者,可选用 2%～3%硼酸溶液、0.5%醋酸铅溶液湿敷。

（2）亚急性肛门湿疹以消炎止痒、干燥收敛为主,可用氧化锌油膏或乳剂外涂。

（3）慢性肛门湿疹以止痒、抑制表皮血管增生、促进真皮炎症吸收为主,可选用 5%～10%复方松馏油、5%糠馏油软膏、激素类软膏外涂。

(二)手术治疗

肛门周围皮肤薄弱,神经末梢比较丰富,从而导致敏感性较强,容易受到外界刺激,引起皮肤瘙痒、破损、感染等症状。目前临床普遍使用的手术方式有肛周皮下神经离断术、肛周皮肤间断切除术等术式,通过手术可以破坏肛周皮肤神经末梢感受器,减轻刺激反应。

(三)封闭疗法

1.适应证

肛门急、慢性湿疹,见有局部潮湿、潮红、皲裂、皮肤粗糙、肥厚,或干糙脱屑、色素脱失者。

2.禁忌证

不能耐受者,腹泻者。

3.术前准备

(1)肛周备皮。

(2)长效麻药(亚甲蓝制剂):1%亚甲蓝 2 mL＋0.5%利多卡因 20 mL 混合均匀,备用。1%亚甲蓝 2 mL＋0.5%利多卡因 10 mL＋0.5%布比卡因 10 mL 混合均匀,无须麻醉。

4.操作方法

肛周皮肤常规消毒,以长效麻醉液于肛门湿疹皮损区行点状皮内注射,使皮肤呈皮丘状隆起并呈蓝色,各皮丘互相连接没有间隙,布满所有病灶区,不遗留皮损。用药总量可至 40～50 mL。

5.优缺点

(1)优点:湿疹为变态反应性疾病,亚甲蓝可阻断"瘙痒-反复搔抓-皮肤苔藓样变加重"的恶性循环,亚甲蓝有较强的亲神经性,皮肤末梢可发生可逆性坏死修复,可缓解皮损的不良神经刺激。

(2)缺点:如亚甲蓝注射过深,可导致肛周感染、溃疡、脓肿。亚甲蓝可逆性损害末梢髓质,新生的髓质 30 天后修复完毕,瘙痒可能复发,最初注射可出现皮肤烧灼感。

第四节 预防与调摄

一、预防措施及注意事项

（1）参加体育锻炼，增强体质，勿久坐、久立，避免过度疲劳和精神过度紧张。

（2）在饮食方面，肛门湿疹患者应该戒烟酒，不要吃辛辣刺激食物、鱼虾及鸡、鹅、牛、羊肉等发物，亦应忌食香菜、韭菜、芹菜、姜、葱、蒜等辛香之品。病情好转后可以试着少量吃一些，但要注意肉类、鱼类、蛋类做熟再吃，半生不熟的吃了更容易过敏。

（3）避免外界不良刺激，勿接触易致敏物质。居住环境以简洁、自然为原则。装修房间的气味、新家具的气味、鲜花的香味、杀虫剂、香水、空气清新剂等散发在空气中，过敏体质者吸入后可能加重病情，都应该避免。

（4）肛门湿疹患者要控制住自己的手，皮疹瘙痒时可以局部搽药或用药液湿敷止痒，千万不能搔抓。搔抓对皮肤是恶性刺激，皮疹会加重，甚至出现糜烂、流水、继发感染。

（5）积极治疗可能引起肛门湿疹的肛周原发病，如痔、肛瘘、肛裂、肠道寄生虫等疾病。

（6）肛门湿疹患者应注意个人卫生，勤洗浴。肛门湿疹急性期暂时不要洗澡，病情缓解后也不能用热水烫洗。清洗患处时，动作要轻柔，不要强行剥离皮屑，以免造成局部感染，如出现了红、肿、热、痛等症状，则会影响治疗，使病程延长。

（7）勤换内衣裤，患者所有贴身的衣服、床单、被罩最好选用丝质或纯棉的；化纤、皮毛织品、羽绒对皮肤有刺激。另外，所有贴身的衣服和被褥洗涤时一定要漂洗干净，彻底去除洗涤剂；柔顺剂也应慎重选用。

（8）抗疟药、β受体阻滞剂可诱发或加重肛门湿疹；内分泌变化、妊娠均可诱发肛门湿疹并使其加重；急性肛门湿疹或慢性肛门湿疹急性发作期间应暂缓预防注射各种疫苗和接种牛痘。

二、饮食调理

(一)鲜地瓜

鲜地瓜 60 g 去皮挤汁，并将渣捣烂如泥状，加醋适量调匀，敷于患处，汁可饮服,连用5～7天。

(二)赤豆薏苡仁汤

赤小豆、薏苡仁各30 g,煮熟烂,加糖适量,每天服2次,小儿可减量或仅吃汤,可吃一段时间。

(三)赤小豆

赤小豆10 g,焙干研成粉末状,用鸡蛋清1个调成厚糊状,涂于患处。若渗液多者,可加松花粉敷之。

(四)绿豆百合汤

绿豆、百合干各30 g煮汤吃,加糖适量服食,每天服2次,可吃一段时间。

(五)绿豆甘草汤

绿豆60 g,甘草5 g煮汤,吃绿豆及汤,小儿量减半。

(六)龙井茶

龙井茶6 g,沸水泡至50 mL,加糖少许,对婴儿肛门湿疹可每天分次喂服,连喂1～2周。

(七)鲜芦根汁

鲜芦根100 g挤汁,每天数次喂服,连喂1周左右,可治婴幼儿肛门湿疹。

(八)茅根绿豆饮

1.原料
鲜茅根30 g,泽泻15 g,绿豆50 g,冰糖20 g。

2.制法
先煮白茅根、泽泻,20分钟后去渣取汁,再加入绿豆,煮至绿豆开花蜕皮后,加入冰糖略煮即可食用。

第十四章

直 肠 息 肉

第一节 概 述

一、定义

直肠息肉是直肠良性肿瘤的一种,泛指直肠黏膜表面向肠腔突出的隆起性病变。直肠息肉多分布在直肠下端,呈圆形,有细长的蒂,大多由黏膜及腺体构成,与肠壁相连接。目前,中医对于本病病名尚无统一认识,根据临床症状或病症特点,可将其归入"腹痛""肠澼""泄泻""便秘""便血""积聚""肠瘤""息肉痔"等病范畴。

二、中医病因病机

中医认为该病多因饮食不节、情志内伤等导致脾胃运化失常,湿热痰浊内生,气血瘀滞,以致气、湿、痰、瘀等病理因素相互聚结,日久息肉乃生。该病多属慢性病程,因而具有本虚标实、虚实夹杂的病机特点,其中多以脾虚、肾虚为本,以湿、痰、瘀为标。在临床中,每种证型往往兼夹出现,同时兼具一种或多种病理因素,具有复杂多变的证型,如气滞痰阻、痰瘀互结、痰热瘀结等。

三、西医病因病理

(一)病因

西医学认为,引发直肠息肉的原因主要有以下几个。

1.饮食因素

直肠息肉在不同地区的发病率有所不同。根据流行病学研究显示,高脂、高蛋白、低纤维素饮食结构与直肠息肉、直肠癌的发生有较明显相关性。另外,过量饮酒、过食辛辣等饮食习惯破坏肠黏膜屏障,亦可导致直肠息肉的发生。

2.感染因素

直肠黏膜长期受到慢性炎症的刺激,可导致直肠黏膜上皮异常增生而形成直肠息肉。

3.基因突变与遗传因素

正常人的大肠黏膜上皮细胞新生、增生、死亡,更新很快。而当某种刺激改变了局部上皮细胞的特性而导致基因突变,使局部的黏膜上皮细胞不受限制地增生就成为直肠息肉。在直肠癌患者中,约有10%的患者具有家族患癌病史,同样,家族成员中有人患有腺瘤性息肉时,其他成员发生直肠息肉的可能性明显升高,如家族性息肉病就是一种常染色体显性遗传疾病,患者的下一代中约50%有被遗传的可能,其外显率为95%。

4.物理刺激

长期便秘患者,干硬的粪便或便中异物对直肠黏膜的刺激或损伤,使直肠黏膜上皮细胞的正常死亡、脱落、增生过程中发生异常改变,形成直肠息肉。

(二)病理

大肠腺瘤从黏膜轻度隆起开始,可长大到阻塞肠腔的分叶状肿物。微小的腺瘤呈带蒂的半圆形隆起;大的腺瘤有蒂,呈蕈状,表面暗红呈结节状,可有糜烂。腺瘤多有蒂,是正常黏膜的延伸,由于腺瘤体不断受到肠蠕动的推动,其基底部组织被牵拉而使蒂发生变化。幼年性息肉呈球形或卵圆形,表面光滑,呈粉红色,直径一般不超过1 cm,有的可达5 cm,一般均有蒂。此类息肉内缺乏黏膜肌层,蒂与体连接处常有坏死,因此容易自行脱落或退化。炎性息肉一般较小,直径1~2 cm,形态不规则,呈指状或芽状,显微镜下黏膜呈炎症表现,腺体增生,增生黏膜下有炎性细胞聚集,多是淋巴细胞。

四、分类

直肠息肉按组织学表现和病理性质的不同,可分为以下几类。

(一)腺瘤性息肉

腺瘤性息肉包括管状腺瘤、管状绒毛腺瘤、绒毛腺瘤,这类息肉是由肠上皮生长的新生物,极易发生癌变。

1.管状腺瘤

管状腺瘤的绒毛状成分<20%,大多呈圆形、椭圆形或不规则分叶状,表面光滑,颜色粉红或暗红,质软。随着瘤体增大,质地逐渐变实。常有长度粗细不

等的蒂附着于肠黏膜上,也可呈广基型,总体来说,带蒂型较广基型相对多见。组织学上,管状腺瘤可仅呈轻度腺体增生,即腺体数量增多,但其上皮细胞的大小、形状、细胞核的位置、染色深浅以及杯状细胞数等均无异常。如病变进展,除腺体数量增多外,还可见腺管明显增生、分支和扩张,同时伴有上皮细胞形态与染色的不同程度改变和核分裂。间质有少量结缔组织、小血管和炎性细胞浸润。

2.绒毛状腺瘤

绒毛状腺瘤的绒毛状成分>80%,临床所见绝大多数为广基型,呈绒毛状或粗颗粒状隆起的菜花状,颜色苍白发黄,质脆而软,易出血。此型多伴有宽广的基底,有时可侵占肠周径的大部分,其表面可覆盖一层黏液,质地较管状腺瘤柔软。在少数病例中绒毛状腺瘤可以有蒂,活动度极大。组织学上绒毛状腺瘤呈典型的纤细绒毛状结构,中心为血管结缔组织,表面由单层柱状或假复层上皮和杯状细胞覆盖,细胞大小不等、排列规则,核浓染位于基底,核分裂象多见,腺体成分较少。

3.管状绒毛腺瘤

管状绒毛腺瘤的绒毛成分介于20%~80%,在形态和组织学上兼有绒毛状腺瘤和管状腺瘤的特征,并随着成分的变异而有所不同。

(二)炎性息肉

炎性息肉即假息肉,由肠黏膜溃疡引起。组织结构为炎症刺激形成的肉芽肿,周围黏膜亦常有炎症改变。炎性息肉大部分无蒂,呈圆形或椭圆形,颜色苍白无光泽,大部分仅几毫米大小,少数可达几厘米,质脆,往往炎症消退后,息肉可自行消逝。常见的有慢性溃疡性结肠炎、良性淋巴样息肉和良性淋巴样息肉病,属正常淋巴组织,与癌变无关。

(三)错构瘤

这类肿瘤是正常组织的异常混合,是一种或数种组织过度生长形成的肿瘤。息肉多呈圆球形或椭圆形,直径约1 cm,带蒂,呈鲜红、粉红或暗红色,表面光滑,如继发感染可呈现粗糙颗粒状或分叶状。组织学上,息肉蒂部为正常大肠黏膜,当逐渐转为息肉时,大肠黏膜上皮即转为慢性肉芽组织,由大量结缔组织、血管组织、单核和嗜酸性粒细胞浸润,其中还有许多黏液腺增生和黏液囊腔组成,显微镜下见这类囊腔被覆以立方、扁平或柱状上皮细胞。同时,囊腔还是产生炎症的场所,表现为上皮脱落、脓肿形成及出血。错构瘤包括幼年息肉、幼年息肉病、黑斑息肉和黑斑息肉综合征。这类息肉一般不会恶变,但息肉病则多会恶变。

(四)增生性息肉

增生性息肉又叫化生性息肉,是在直肠和结肠黏膜上的无蒂小结节,可单个孤立,也可多发,颜色与周围黏膜相同。形态上,增生性息肉呈圆形露珠样凸起,偶有分叶,表面光滑,颜色淡红,大小很少超过 1 cm,多为多发性。组织学检查可见其黏膜肥厚、增生,结构基本正常,腺管可稍增大延长,形态规则或呈囊状扩张趋势,有丰富的黏液分泌,呈过度成熟表现,细胞分裂增加,但分化完全。增生性息肉一般无症状,多并发腺瘤。

五、临床表现

(一)症状

直肠息肉的主要症状为便血、脱垂、肠道刺激症状。

1.便血

无痛性便血是直肠息肉的主要临床表现。息肉出血量较少,如果由于排便时挤压而使息肉脱落以及息肉体积大、位置低,可发生较多量的出血。此类便血的特点为大便带血而不发生滴血。

2.脱垂

息肉较大或数量较多时,由于重力的关系牵拉肠黏膜,使其逐渐下垂,可并发直肠脱垂。

3.肠道刺激症状

当肠蠕动牵拉息肉时,可出现肠道刺激症状,如腹部不适、腹痛、腹泻、脓血便、里急后重等。

(二)体征

直肠息肉可有腹部局部压痛体征,也可无体征表现。

第二节　诊断与鉴别诊断

一、诊断要点

(一)明确息肉的诊断

通过影像学或内镜检查,可以明确直肠息肉的诊断,明确息肉的大小、特点、部位和肠道受累情况等。

(二)进一步检查

对通过肛门指诊、肛门镜检查发现的直肠息肉有必要进一步对结肠进行检查,如采用纤维结肠镜、乙状结肠镜或钡灌肠等。

(三)直肠息肉是否是唯一的诊断

直肠息肉较少引起消化道症状。对于消化道症状明显的患者,如果通过检查发现直肠息肉,但直肠息肉的存在并不足以解释患者的临床症状时,应警惕是否还同时存在其他病变,而直肠息肉仅是伴随的疾病。

(四)确定息肉的性质

确定直肠息肉的性质对采取合理的治疗措施非常重要。

二、辅助检查

(一)肛门指诊

肛门指诊是检查肛缘以上 7 cm 最简单实用的方法,可触及质软如豆粒大小的圆形肿物,能活动,无压痛。对位置较高或较小的息肉,肛门指诊不易发现。

(二)直肠、乙状结肠镜检查

直肠、乙状结肠镜检查的检查范围限于直肠和乙状结肠,是检查低位息肉的最简单方法。息肉以直肠、乙状结肠多见,表现为黏膜隆起性肿物或表面结节颗粒状隆起,根据蒂部情况可分为有蒂、无蒂、亚蒂息肉。腺瘤性息肉呈圆形,表面黏膜淡红且有光泽;炎性息肉蒂长色红;增生性息肉多呈丘状隆起结节。

(三)X 线检查

钡餐及灌肠检查可见息肉呈单个或多个类圆形的充盈缺损,带蒂者可活动。绒毛状腺瘤呈一大簇葡萄状或不规则类圆形充盈缺损,排钡后呈条纹状、网格状外观,具有诊断意义。

(四)组织病理学检查

组织病理学检查可确定息肉的性质,确定有无癌变。

三、鉴别诊断

(一)中医鉴别诊断

1.悬珠痔

悬珠痔位置在肛窦附近,质韧,表面光滑,呈灰白色,多无便血,可脱出肛外,脱出物色苍白、质略韧,常伴有肛裂等。

2.锁肛痔

锁肛痔早期排便习惯改变,便次增多或减少,可伴有肛门坠胀。继则发生便血,色鲜红或暗红,伴有黏液,且便次增多,有里急后重感,或有脓血便。晚期排便困难,粪便变细、变扁,甚至出现肠梗阻征象。

(二)西医鉴别诊断

1.直肠癌

直肠癌早期为大便带血,血色暗红或与黏液相混,继则排便习惯改变,便意频繁,大便变形。肛门指检或镜检可发现凹凸不平的肿块,质地坚硬,早期多有活动性,以后因和黏膜下层粘连,比较固定,有时可摸到边缘向外翻的溃疡,退出指套血染或染有黏液。此病肛门指诊加活检可确诊。

2.内痔

二者均可脱出,便血。但内痔多位于齿状线上左中、右前、右后,基底较宽而无蒂,便血量较多,多见于成年人。

3.肛乳头肥大

肛乳头肥大病变位置在肛窦附近,质韧,表面光滑,呈灰白色,多无便血,可脱出肛外,脱出物色苍白,质略韧,常伴有肛裂等。

4.平滑肌肉瘤

直肠的平滑肌肉瘤可表现为便血、贫血、疼痛、肿块或肠梗阻,缺乏特异性诊断,以手术治疗为主,预后差。

第三节　辨证与治疗

一、中医辨证分型

(一)气滞血瘀证

脘腹胀闷疼痛,或有刺痛、便秘、便血或大便溏泄,或有痞块,时消时聚。舌质偏暗或有瘀斑,脉弦或涩。

(二)痰瘀内阻证

大便黏滞不爽,或见便下鲜红或暗红血液,或腹痛腹胀,或腹部不适,脘闷纳少。舌质偏暗或有瘀点、瘀斑,苔白厚或腻,脉弦或涩。

(三)肠道湿热证

腹胀腹痛,大便溏泻或黏液便,泻下不爽而秽臭,或有便血,或大便秘结,兼口渴喜饮,小便黄,肛门灼热坠胀。舌质偏红,舌苔黄腻,脉弦滑或滑数。

(四)脾虚夹瘀证

此证可见腹痛隐作,大便溏泻,便血色淡,神倦乏力,面色萎黄,纳呆,或畏寒,四肢欠温。舌质淡胖而暗,或有瘀斑、瘀点,脉虚或细涩。

二、中医治疗

(一)内治法

1.辨证论治

(1)气滞血瘀证:此证治法为活血化瘀,行气止痛。主要方药为血府逐瘀汤加减。常用药物包括当归、生地黄、桃仁、红花、赤芍、柴胡、川芎、牛膝、地榆、桔梗、甘草等。

(2)痰瘀内阻证:此证治法为行气化湿,活血止痛。主要方药为平胃散合地榆散加减。常用药物包括苍术、陈皮、制半夏、地榆、槐花、茯苓、薏苡仁、莪术、丹参、赤芍、槟榔等。

(3)肠道湿热证:此证治法为清热解毒,行气化湿。主要方药为地榆散合槐角丸加减。常用药物包括地榆、槐花、枳壳、槟榔、当归、赤芍、黄芩、茯苓、蒲公英、薏苡仁、防风等。

(4)脾虚夹瘀证:此证治法为补益气血,活血化瘀。主要方药为四君子汤合化积丸加减。常用药物包括党参、白术、茯苓、薏苡仁、莪术、煅瓦楞子、丹参、三七、槟榔等。

2.静脉滴注中成药注射剂
根据病情可辨证选用丹参注射液、血塞通注射液等。

(二)外治法

1.穴位注射疗法

(1)主穴:大肠俞、天枢、三阴交、足三里、上巨虚。

(2)配穴:痰瘀内阻证配血海、丰隆;肠道湿热证配下巨虚;气滞血瘀证配太冲、膈俞;脾虚夹瘀证配脾俞、血海。

(3)药物:黄芪注射液、当归注射液、丹参注射液。

(4)操作方法:穴位常规消毒,用5 mL注射器选择上述药液其中一种,吸取4 mL。将注射器刺入穴内,探得针感后,回抽无血,缓慢注入药液,每穴注射1 mL。主、配穴可轮换搭配使用。

(5)疗程:每2天1次,10天为1个疗程。一般治疗2~3个疗程。

2.贴敷疗法

(1)常用穴:神阙、天枢、关元。

(2)辨证用药:①痰瘀内阻证可用薏苡仁、苍术、制半夏、当归、赤芍、川芎、冰片各等份,研细末。②肠道湿热证可用黄芩、黄连、茯苓、冰片各等份,研细末。③气滞血瘀证可用当归、赤芍、延胡索、香附、冰片各等份,研细末。④脾虚夹瘀证可用党参、黄芪、川芎、桃仁、红花、冰片各等份,研细末。

(3)操作方法:在调配好的中药粉末中加入适量凡士林或蜂蜜调成膏状,做成直径约0.5 cm的药饼,用胶布固定于所选穴位上。贴药后留置8小时。敷药后局部皮肤若出现红疹、瘙痒、水疱等变态反应,应暂停使用。

(4)疗程:每次选1~2个穴位。每天换药1次,10天为1个疗程,一般为1~3个疗程。

3.埋线疗法

(1)主穴:大肠俞、天枢、三阴交、足三里、上巨虚。

(2)配穴:痰瘀内阻证加血海、丰隆;肠道湿热证加下巨虚;气滞血瘀证加太冲、膈俞;脾虚夹瘀证加脾俞、血海。

(3)操作方法:将已消毒的羊肠线置入注射器针头内,局部消毒后快速刺入穴位,将羊肠线推入穴位皮下或肌层。

(4)疗程:每次10天,一般治疗4~5次。

4.艾灸治疗

(1)穴位:关元、天枢、大肠俞。

(2)灸法:艾条灸30分钟,艾罐灸30分钟。

(3)操作方法:点燃艾条,将点燃的一端在距离施灸穴位皮肤3 cm左右处进行熏灸,以局部有温热感而无灼痛为宜。每处灸30分钟,至局部皮肤红晕为度。

(4)疗程:每天1次,每次2个部位。10天为1个疗程,一般治疗3个疗程。

5.中药灌肠治疗

(1)证候偏于湿热者,治宜清热除湿,导滞止痛。推荐方药:白头翁汤合香连丸加减。常用药物包括白头翁、秦皮、黄连、木香、地榆、槐花、赤芍、苍术、延胡索、冰片等。使用结肠途径治疗仪进行水疗或保留灌肠,每天1次,7天为

1 个疗程,治疗1～2 个疗程。

（2）证候偏于痰瘀者,治宜化痰除湿,清热活血。推荐方药为平胃散合香连丸加减。常用药物包括苍术、陈皮、黄连、木香、茯苓、槐花、丹参、地榆、赤芍、冰片等。使用结肠途径治疗仪进行水疗或保留灌肠,每天1 次,7 天为1 个疗程,治疗 1～2 个疗程。

6.针刺治疗

（1）主穴:天枢、大肠俞、上巨虚、三阴交、血海。

（2）配穴:湿瘀阻滞证配阴陵泉、丰隆;肠道湿热证配合谷、内庭、阴陵泉;气滞血瘀证配太冲、阳陵泉;脾虚夹瘀证配脾俞、足三里、关元。

（3）操作方法:患者取卧位或坐位,使用 0.4 mm×50.0 mm 毫针,取主、配穴进行治疗,根据穴位部位不同选择进针角度及深度,根据病情使用补、泻手法,留针30 分钟。

（4）疗程:每天1 次,7 天为1 个疗程。一般治疗 3～4 个疗程。

三、西医治疗

西医认为直径＜1 cm 的良性息肉可在结肠镜下直接切除;直径＞1 cm 的良性息肉,距肛门 10 cm 以内可采取经肛门直接切除,距肛门 10 cm 以上可采取经腹腔镜下切除。若息肉为恶性,需按恶性肿瘤原则进行处理,如经腹腔镜下手术或开腹手术。由于直肠息肉癌变率比较高,因此应及早进行直肠息肉的治疗。

（一）注射法

1.适应证

注射法适用于小儿无蒂直肠息肉。

2.药物

6％～8％明矾液,或 5％鱼肝油酸钠。

3.操作

患者取侧卧位,局部消毒、麻醉,在肛门镜下找到直肠息肉,再消毒,将药液注入息肉基底部,一般用药 0.3～0.5 mL。术后控制排便 2 天,常规使用抗生素 2～3 天。

（二）结扎法

1.适应证

结扎法适用于低位带蒂息肉。

2.操作

术前用 1‰肥皂水洗肠 1～2 次,患者取侧卧位或截石位,局部消毒,局麻下扩肛后,用示指将息肉轻轻拉出肛外,或在肛门镜下用组织钳夹住息肉并轻轻拉出肛外,用 4 号丝线在息肉基底贯穿结扎,然后切除息肉。对于广基息肉,应切除包括息肉四周的部分黏膜,缝合创面;若属绒毛状腺瘤,切缘范围距腺瘤不少于 1 cm。术后使用抗生素 2～3 天以预防感染。

(三)电烙法

1.适应证

电烙法适用于较高位的直肠息肉。

2.操作

患者取膝胸位或侧卧位,在肛门镜或乙状结肠镜下找到息肉,局部消毒后用电灼器烧灼息肉根部,无蒂息肉可烧灼中央部,烧灼不宜过深,防止损伤深部组织。术后控制排便 3 天,常规使用抗生素预防感染。广基型息肉电灼不安全,不宜采用此法治疗。

(四)肠切除术

肠切除术适用于高位多发性腺瘤,必要时可考虑做肠段切除术。

第四节 预防与调摄

一、直肠息肉的预防

(一)生活习惯

改变生活习惯可能改善直肠息肉的发病风险,戒烟限酒、加强锻炼、保持肛周清洁卫生、养成定时排便习惯可能降低直肠息肉的发病率。

(二)及时治疗疾病

直肠息肉和结直肠癌与糖尿病、脂肪肝等代谢性疾病相关,此外,饮食、代谢、肠道微生物等都可能通过炎症机制作用于肠道,进而导致疾病的发生。切断炎症刺激可能是阻断结直肠疾病发生、发展的保护性因素。因此,应当及时治疗内痔、外痔、肛瘘、肛裂、肛窦炎及慢性肠炎等疾病。

(三)饮食

直肠息肉患者饮食上应注意不要过多地吃咸而辣的食物,不吃过热、过冷、过期及变质的食物。年老体弱或有某种疾病遗传基因者酌情吃一些防癌食品和含碱量高的碱性食品。不要食用被污染的食物,如被污染的水、农作物、家禽鱼蛋、发霉的食品等。多吃一些绿色有机食品,防止病从口入。

二、直肠息肉癌变的预防

易癌变息肉的特征包括组织学上属于腺瘤型息肉、宽基广蒂息肉、直径超过2 cm 的大型息肉、短期内生长迅速的息肉。

(一)早查早治

早查早治是降低直肠息肉癌变率、直肠癌死亡率的关键。如果能早发现,早期直肠癌治疗效果通常非常好,5 年生存率可达 90%。

定期做肠镜、肛门镜检查,可以早发现、早切除息肉,避免癌变。肠镜不仅可以检查出早期肠癌,还可分辨直肠息肉的性质、大小,医师可以据此直接对高危直肠息肉进行同步无痛切除,患者仅需休息 1 小时左右即可自行离开,大大降低患者癌变的概率。

(二)肠镜检查

肠镜检查是早期发现直肠息肉最有效的方法,以下高危人群需要定期做肠镜筛查。

(1)大肠癌高发区年龄超过 50 岁者。

(2)有肠道症状的人群,如反复黑便、排便习惯改变,或大便潜血试验阳性而上消化道检查未能发现病变者,还有排便异常如慢性腹泻或长期进行性便秘的人群。

(3)一级亲属中有大肠癌或腺瘤病史的成员。

(4)炎症性肠病(克罗恩病和溃疡性结肠炎)等药物治疗后的随访。

(5)大肠癌、息肉手术后、内镜治疗后随访复查。

(6)有盆腔放射治疗和胆囊切除史者。

(7)符合以下任意 2 项者:慢性腹泻、慢性便秘、黏液血便、慢性阑尾炎或阑尾切除史、长期精神压抑、酷爱高蛋白和高脂肪食品、长期久坐缺乏运动者等。

(三)定期随访

直肠息肉特别是腺瘤性息肉已被学者公认为结直肠癌的癌前病变。所以直

219

肠息肉患者的定期随访已被提到防治早期肠癌的高度来认识。因此,直肠息肉尤其是腺瘤性息肉,定期随访是防止息肉癌变的重要一环。

息肉的再检出率较高,新检出的息肉除部分为残留息肉再次生长的复发息肉外,一些为新生息肉和遗漏息肉。为保持肠道无息肉状态,防止直肠癌的发生,制订一个经济有效的随访时间是必要的。

低危险组是指单个、有蒂(或广基)但<2 cm管状腺瘤,伴轻或中度不典型增生的腺瘤。低危险组腺瘤在切除腺瘤后1年复查,如阴性可每隔3年检查1次,共2次,然后每隔5年检查1次。在随访时间内,低危险组患者每年需做粪便潜血试验。复查中一旦发现息肉即行内镜摘除。

凡有以下情况之一者属高危险组:多个腺瘤、腺瘤直径>2 cm,广基的绒毛状或混合型腺瘤,腺瘤有重度不典型增生或伴原位癌,腺瘤已有浸润性癌变者。高危险组的随访方案是腺瘤切除后隔3~6个月做内镜检查,如检查结果为阴性则隔6~9个月再检查1次,如再次阴性可隔1年检查。此次复查如仍为阴性,则应每3年再检查1次,但期间每年需做粪便潜血试验。

第十五章

直 肠 癌

第一节 概 述

一、定义

直肠癌是指发生于齿状线至直肠、乙状结肠交界处的癌,是我国常见的恶性肿瘤之一。直肠癌属于大肠癌范畴,国内文献报告显示,大肠癌多发年龄为45岁左右。近年的报告显示,该病发病年龄趋于年轻化。本病属中医"积聚""肠风""脏毒""锁肛痔"等范畴。

Dukes 分期法改良版将直肠癌分为 4 期。①A 期:肿瘤限于肠壁内。②B 期:肿瘤已侵及肠壁外。③C 期:伴有淋巴结转移。④D 期:有远处转移。

现在结直肠癌分期标准是国际抗癌协会 TNM 分期(表 15-1),得到广泛的应用。

表 15-1 TNM 分期

	分期	定义
原发肿瘤(T)	T_X	原发肿瘤病灶无法估计
	T_0	无原发肿瘤证据
	T_{is}	上皮内或黏膜内原位癌
	T_1	肿瘤侵入黏膜下层
	T_2	肿瘤侵入肠壁肌层
	T_3	肿瘤侵入肠壁肌层,侵入浆膜下层,或侵入无腹膜覆盖的肠周组织,或直肠周围组织 T_3 扩展分期
		pT_3a——最小浸润:超出肠壁肌层<1 mm
		pT_3b——轻度浸润:超出肠壁肌层 1~5 mm

分期		定义
		pT$_3$c——中度浸润;超出肠壁肌层 5～15 mm
		pT$_3$d——扩展浸润;超出肠壁肌层>15 mm
	T4	pT$_4$a——肿瘤直接浸润邻近器官或组织
		pT$_4$b——肿瘤穿破脏腹膜
区域淋巴结(N)	N$_X$	区域淋巴结无法评估
	N$_0$	无区域淋巴结转移
	N$_1$	1～3 个淋巴结转移
	N$_2$	4 个或以上淋巴结转移
远处转移(M)	M$_X$	远处转移灶无法评估
	M$_0$	无远处转移
	M$_1$	有远处转移

二、中医病因病机

中医学认为本病的发生多因饮食不节、感受外邪、忧思抑郁、久泻久痢、劳倦体虚、湿毒蕴结等因素引起。

寒温失节,或久坐湿地,寒气客于肠外,或饮食不节,恣食肥甘、醇酒厚味等,损伤脾胃,运化失司,大肠传导功能失常,湿热内生,热毒蕴结,流注大肠,湿毒结于脏腑,火热注于大肠,津液久留,日久生变。或因素体正亏,脏腑功能失调,脾气虚弱则运化失调,致湿热邪毒蕴结,浸淫肠道,湿毒凝结,气滞血瘀,久成肿瘤。

三、西医病因病理

(一)病因

现代医学认为直肠癌确切的病因仍未完全明确,但可能与下列因素有关。

1.饮食因素

流行病学调查与实验研究表明,饮食类型与营养习惯是对直肠癌起决定性作用的重要因素。目前一致认为,动物脂肪和蛋白质摄入过高,食物纤维摄入不足是结直肠癌,尤其是结肠癌的主要发病因素。至今有多项病例对照研究结果显示,高蛋白摄入与直肠癌危险性增高有关,特别是动物蛋白尤其是红肉为甚。而饮食中的其他营养素包括维生素 A、维生素 C、维生素 D、钙等属于有益的因素。

2.不良生活习惯

大量研究表明,不良生活习惯如吸烟、酗酒、肥胖、缺乏体力劳动等可能是对直肠癌发病起作用的重要因素。

3.遗传因素

大量研究认为约有 25% 直肠癌患者与遗传因素有关。另一些研究调查了大肠癌患者一级亲属恶性肿瘤的发病率,结果显示比普通人群高 4 倍。有报道说,大肠癌患者的后代约 1/3 可能发生癌症,尤其是癌症患者比较年轻(年龄 40 岁左右)或多发性息肉存在时,其父母有 15%~20% 的患病可能性,大肠癌亲属属于高危范围,应定期检查。

4.疾病因素

(1)肠道疾病:国内外大量研究结果表明,一些肠道疾病诸如直肠息肉、溃疡性结肠炎、克罗恩病等与结直肠癌的发病有关系。

(2)直肠息肉:息肉与结直肠癌的联系极为密切,腺瘤性息肉被公认为是结直肠癌的癌前病变。

(3)血吸虫病:流行病学调查发现,血吸虫病流行区直肠癌的发病率及死亡率明显高于非流行区,合并血吸虫病的直肠癌患者平均年龄明显低于一般直肠癌患者。病理学发现合并血吸虫病的直肠癌一般分化较好,癌灶多见于血吸虫息肉的底部及侧面,癌组织周围可见大量陈旧钙化的虫卵,在息肉及溃疡旁可见上皮增生及腺体突破黏膜层。上述结果说明血吸虫病与直肠癌有较密切关系。

(二)病理

现代医学将肿瘤的病理改变大体分为 3 型:①隆起型也称菜花型,癌体较大,常向肠腔内生长,小的呈乳头状,大的呈结节状,肿瘤与周围组织界限较清楚,浸润较为表浅、局限。此型分化程度较高,转移较晚,预后较好。②溃疡型多见,肿瘤向肠壁深层生长,深达或超过肌层,并向肠壁深层浸润,中央形成溃疡,边界多不清楚,易出血、坏死或继发感染。此型分化程度低,转移较早。③浸润型肿瘤向肠腔各层弥漫浸润,可累及肛管全周,由于肿瘤内纤维组织异常增生常引起环状狭窄。此型浸润广泛,转移早,预后较差。

四、分类

现代医学将直肠癌按照病理改变分为 3 型,即隆起型(又称菜花型)、溃疡型、浸润型;按照组织学分型可分为腺癌、黏液腺癌、未分化癌、腺鳞癌、其他(包括鳞状细胞癌、嗜银细胞癌、恶性黑色素瘤等),其中以腺癌最常见,约占所有直肠癌的 90%。

五、临床表现

(一)便血

便血是直肠癌患者最早期和常见的症状,多呈鲜血或暗红色血液,与大便不相混淆,大量出血者罕见,有时便中含有血块和脱落的坏死组织。

(二)排便习惯改变

排便习惯改变是直肠癌患者的主要临床症状之一。主要表现为大便次数的增多,每天数次至十数次,多者甚至每天数十次,每次仅排少量的血液及黏液便,多伴持续性肛门坠胀感及排便不尽感。

(三)大便形状变化、肛门坠胀疼痛

大便变细、变形,有时排便困难及便秘。部分中晚期直肠癌患者,可因肿瘤侵透肠壁全层并浸润至直肠周围组织、神经而出现剧烈疼痛。

(四)相关系统的症状

位于直肠前壁的肿瘤如向前浸润,在男性患者可累及前列腺或尿道而出现尿频、尿急、尿痛、排尿不畅及血尿等尿道刺激征;如瘤体浸润透膀胱可形成直肠膀胱瘘,患者在排尿时有气体逸出;尿液中带粪汁;在女性患者癌肿累及阴道后壁时,患者常有白带增多,穿透阴道壁可形成直肠阴道瘘,阴道内可有非正常的血性分泌物或粪便排出。

(五)肠梗阻

部分直肠癌患者可有肠梗阻表现,以直肠上段癌多见,多数位于腹膜返折处。梗阻表现可因瘤体表面的组织坏死脱落暂时有所缓解,随着肿瘤的进一步生长,梗阻症状复又出现。当完全梗阻后,临床检查中除看到整个结肠均有充气扩张表现外,其余症状与低位结肠癌梗阻的表现相同。除上述临床症状与表现外,部分直肠癌患者尚有贫血、全身乏力、体重减轻等症状。

第二节　诊断与鉴别诊断

一、诊断要点

直肠癌发病相对较隐匿,其早期症状不明显,缺乏特异性。随着肿瘤的生

长,可逐渐出现相对应的症状。早期多见排便习惯改变,便次增多或减少,伴有肛门坠胀。继而发生便血,色鲜红或暗红,伴有黏液,且便次增多,有里急后重,或脓血便。晚期由于肿瘤导致肠腔逐渐狭窄而出现粪便变细、变扁或排便困难,甚至出现肠梗阻征象。肿瘤可转移至肝、肺等部位,侵及骶丛时,可有剧烈疼痛,全身出现恶病质。患者满足上述临床表现,且具备下述相关辅助检查特征者,可临床拟诊。

二、辅助检查

(一)直肠指诊

指诊可查出癌肿的部位,距肛缘的距离,癌肿的大小、范围、固定程度、与周围脏器的关系等。

指诊一般采用侧卧位,亦可采用膝胸卧位或截石位。需注意:指诊一般可触及距肛缘8 cm左右的直肠情况,如触及肿物,应仔细体会并辨别肿物的大小、距肛缘的远近;肿物位于直肠的前壁或后壁;是部分肠壁受累还是侵及全周;肿物为活动的或固定的、基底部与周围组织器官的关系、是否存在粘连;肿物为溃疡型或肿块型;肿物为外生性生长还是浸润性生长等。还应注意直肠外有无肿物,尤其应注意膀胱直肠陷凹(直肠子宫陷凹)和直肠后壁陷凹内有无肿物。检查两侧闭孔内有无肿大淋巴结,如触及坚硬的淋巴结提示肿瘤转移,这是一项有价值的预后指标。在女性,应检查子宫颈及阴道后壁情况,男性应注意前列腺是否光滑,有无肿大。退指后还应观察指套有无脓、血、坏死组织等。此外,还应对粪便的性状、颜色作详细描述。

(二)大便隐血试验

反复检查,多次阳性是早期发现直肠癌的较好筛选方法。

(三)直肠镜及乙状结肠镜

直肠镜及乙状结肠镜是最有价值的诊断工具之一。其方法简便易行,患者痛苦少,经济成本低廉。多数患者检查前无须任何准备,少数有便秘的患者可以排便后再行检查。患者多取膝胸卧位,应循腔进镜,能否顺利进入及进入的深浅与操作者对直肠及乙状结肠解剖的熟悉程度有关。镜身插入的平均深度为20 cm,很少患者能达到25 cm。退镜时应仔细观察,并使黏膜皱襞展平,以免遗漏微小病变。

(四)X线检查

钡剂灌肠可确定病变部位、范围,局部可见充盈缺损、黏膜纹理破坏及肠壁僵硬等。气钡双重对比造影可发现较小病灶,提高肿瘤检出率。

(五)超声和超声肠镜检查

超声和超声肠镜检查可显示肿瘤结构、肿瘤对肠癌各层的侵犯程度、与周围脏器关系、有无远处脏器转移。

(六)CT、MRI、PET-CT 检查

以上指标主要作为已确诊直肠癌的 TNM 分期性检查,为选择治疗方案提供依据。

1.CT、MRI 检查

CT 和 MRI 检查可根据肠壁外轮廓是否光整和周围脂肪层完整程度,判断邻近器官和组织有无侵犯,评估切除的可能性,对淋巴结增大的检出率较高。其虽能观察肿块的位置和范围,以及与周围脏器的关系,但对于较小的腔内隆起不易与肠内容物区别,较大或巨大的肿块常难以确立其原发脏器。

2.PET-CT

PET-CT 能早期发现肿瘤,确定性质,一次检查就可准确判断大多数肿瘤的良恶性、是否有转移,可避免多种检查延误疾病诊断或者制订错误的治疗方案;可对肿瘤进行准确分期,评价治疗效果,减少不必要的治疗方法和剂量;能准确判定肿瘤治疗后的肿瘤复发。因此检查的费用较高,应根据患者病情的需要而决定。

(七)癌胚抗原、糖类抗原-199 检测

二者可作为评估预后、监测手术后复发和转移的动态观察指标。

三、鉴别诊断

(一)内痔

内痔是直肠末端黏膜下静脉丛发生曲张而形成的柔软的静脉团。初发常以无痛性便血为主要症状,血液与大便不相混,多在排便时滴血或射血。出血呈间歇性,严重时可引起贫血。

(二)溃疡性结肠炎

溃疡性结肠炎主要侵及直肠、结肠黏膜层,常形成糜烂、溃疡,为一种原因不明的弥漫性非特异性大肠炎性疾病,以黏液血便、腹痛、腹泻为主要症状,多数病程缓慢,反复发作。

（三）克罗恩病

克罗恩病属慢性非特异性胃肠道炎症性疾病，可累及胃肠道任何部位，以远端小肠和近端结肠多见，主要表现为腹部包块、腹痛、腹泻、发热、营养障碍、肠梗阻等。

（四）直肠息肉

直肠息肉泛指自直肠黏膜突向肠腔的隆起型病变，多发生在 40 岁以上人群，年龄越大，发生率越高。

（五）血吸虫病肉芽肿

血吸虫病肉芽肿患者肝、脾大，嗜酸性粒细胞增高，粪便中可发现血吸虫卵或孵化出的血蚴，肠黏膜活组织检查中可查到虫卵沉着。

（六）直肠结核

直肠结核起病缓慢，多有原发结核病灶存在。此病患者午后发热、盗汗、腹泻、便秘交替出现，病理组织活检可资鉴别。

（七）慢性细菌性痢疾

慢性细菌性痢疾主要病理变化是结肠溃疡性病变，溃疡边缘可有息肉形成，溃疡愈合后留有瘢痕，导致肠狭窄。若瘢痕正在肠腺开口处，可阻塞肠腺，导致囊肿形成。

第三节　辨证与治疗

一、中医辨证分型

（一）围术期

1.湿热蕴结证
腹部阵痛，大便带血或有黏液脓血，里急后重，肛门灼热，或有发热，恶心呕吐，脘腹胀痛。舌红，苔黄腻，脉滑数。

2.瘀毒内结证
腹部拒按，或腹内结块，里急后重，大便脓血，色紫暗，量多，烦热口渴，面色晦暗,或肌肤甲错。舌紫暗或有瘀点、瘀斑,脉涩。

3.气血亏虚证

腹胀痛,大便成形,或带黏液脓血,肛门坠胀,甚至脱肛,面色萎黄,唇甲不华,少气乏力,神疲懒言。舌淡,苔薄白,脉沉细无力。

4.气血瘀滞证

腹中积块软而不坚,固定不移。舌质紫暗或见瘀斑,苔薄白,脉弦细涩。

(二)辅助治疗期

此期为从患者决定接受手术治疗开始,至手术治疗后基本康复。

1.脾胃亏虚证

饮食减少,食后腹胀,大便溏泻,肢体浮肿,体倦无力,气短懒言,面色萎黄。舌质淡,苔白,脉细弱。

2.肝胃不和证

胃脘或胁肋胀满疼痛,嗳气,呃逆,吞酸,情绪抑郁,不欲食。苔薄黄,脉弦。

3.瘀毒内结证

腹部拒按,或腹内结块,里急后重,大便脓血,色紫暗,量多,烦热口渴,面色晦暗,或肌肤甲错。舌紫暗或有瘀点、瘀斑,脉涩。

4.脾肾阳虚证

腹部胀痛,畏寒肢冷,面色苍白,少气乏力,纳食不振,腰膝酸软,大便溏薄,小便清长。舌淡胖,苔薄白,脉沉细微。

(三)康复期

1.肝胃不和证

胃脘或胁肋胀满疼痛,嗳气,呃逆,吞酸,情绪抑郁,不欲食。苔薄黄,脉弦。

2.瘀毒内结证

腹部拒按,或腹内结块,里急后重,大便脓血,色紫暗,量多,烦热口渴,面色晦暗,或肌肤甲错。舌紫暗或有瘀点、瘀斑,脉涩。

3.湿浊内蕴证

脘腹痞满,身重疲乏,神志昏沉,不思饮食,大便黏腻不爽,小便不利或黄赤。舌淡红,苔白腻或黄腻,脉沉。

4.气血瘀滞证

腹中积块软而不坚,固定不移。舌质紫暗或见瘀斑,苔薄白,脉弦细涩。

(四)姑息治疗期

姑息治疗期为不能耐受手术,放疗、化疗的晚期直肠癌患者所处的时期。

1.湿热蕴结证

腹部阵痛,大便带血或有黏液脓血,里急后重,肛门灼热,或有发热,恶心呕吐,脘腹胀痛。舌红,苔黄腻,脉滑数。

2.瘀毒内结证

腹部拒按,或腹内结块,里急后重,大便脓血,色紫暗,量多,烦热口渴,面色晦暗,或肌肤甲错。舌紫暗或有瘀点、瘀斑,脉涩。

3.湿浊内蕴证

脘腹痞满,身重疲乏,神志昏沉,不思饮食,大便黏腻不爽,小便不利或黄赤。舌淡红,苔白腻或黄腻,脉沉。

4.脾肾阳虚证

腹部胀痛,畏寒肢冷,面色苍白,少气乏力,纳食不振,腰膝酸软,大便溏薄,小便清长。舌淡胖,苔白薄,脉沉细微。

5.气血亏虚证

腹部胀痛,大便成形,或带黏液脓血,肛门坠胀,甚至脱肛,面色萎黄,唇甲不华,少气乏力,神疲懒言。舌淡,苔薄白,脉沉细无力。

6.肝肾阴虚证

腹部胀痛,大便形状细扁,或带黏液脓血,形体消瘦,五心烦热,头晕耳鸣,腰膝酸软,盗汗。舌红,少苔,脉数细。

二、中医治疗

中医学认为,直肠癌是由气、瘀、痰、毒、热互结而成,治病贵在辨证。针对直肠癌术后化疗患者具有脾胃亏虚、肝胃不和、瘀毒内结、脾肾阳虚的特点,运用中医学的辨证施治理论,以扶正固本为原则,以健脾益胃、疏肝和胃、清热解毒、健脾益肾为法治疗。

(一)内治法

1.分证论治

(1)湿热蕴结证:此证治法为清利湿热。主要方药为清肠饮加减。常用药物包括金银花、当归、地榆、麦冬、玄参、生甘草、薏苡仁、黄芩等。

(2)瘀毒内结证:此证治法为清热利湿,解毒散结。主要方药为槐角地榆丸加减。常用药物包括槐角、白头翁、败酱草、地榆、荆芥、黄芩、栀子、生地黄、白芍、枳壳等。

(3)气血亏虚证:此证治法为补气益血。主要方药为八珍汤加减。常用药物包括人参、白术、茯苓、当归、川芎、白芍、熟地黄、甘草等。

(4)脾胃亏虚证:此证治法为健脾益胃。主要方药为四君子汤加减。常用药物包括人参、茯苓、白术、甘草等。

(5)气血瘀滞证:此证治法为活血化瘀。主要方药为膈下逐瘀汤加减。常用药物包括五灵脂、当归、川芎、桃仁、牡丹皮、赤芍、乌药、延胡索、甘草、香附、红花、枳壳等。

(6)脾肾阳虚证:此证治法为温补脾肾。主要方药为理中汤合四神丸加减。常用药物包括人参、白术、干姜、甘草、肉豆蔻、补骨脂、五味子、吴茱萸等。

(7)肝肾阴虚证:此证治法为滋养肝肾。主要方药为知柏地黄汤加减。常用药物包括知母、黄柏、熟地黄、山药、山茱萸、泽泻、牡丹皮、茯苓等。

(8)湿浊内蕴证:此证治法为利湿化浊。主要方药为萆薢分清饮加减。常用药物包括川萆薢、黄柏、石菖蒲、茯苓、白术、莲子心、丹参、车前子等。

(9)阳虚湿阻证:此证治法为温阳化湿。主要方药为附子理中丸加减。常用药物包括制附子、人参、白术、炮姜、甘草等。

(10)肝胃不和证:此证治法为疏肝和胃。①主要方药为柴胡疏肝散加减,常用药物包括陈皮、柴胡、川芎、香附、枳壳、甘草等。②主要方药为大柴胡汤加减,常用药物包括柴胡、黄芩、大黄、枳实、半夏、白芍、大枣、生姜等。

2.中成药

根据患者辨证分型选择合适的中成药,可考虑选用复方斑蝥胶囊、抗癌平丸、消癌平片、养正消积胶囊、艾迪注射液、康艾注射液、参芪扶正注射液等。

(二)外治法

外治法适用于中老年人不能耐受手术或有手术禁忌证不能手术者。主要有纳肛法、熏洗法、针灸疗法、敷贴法等,可根据病情需要酌情应用。

三、西医治疗

(一)非手术治疗

1.放疗

放疗作为手术治疗的辅助疗法,有提高疗效的作用。术前放疗可提高手术切除率,降低患者术后复发率。术后放疗适用于晚期患者,或手术未达到根治效果,或术后局部复发的患者等。术中放疗适用于位置较深的小癌灶或术中疑有癌残留的部位(临床分期 $T_3 \sim T_4$ 推荐术前放疗或同步放化疗)。

2.化疗

化疗是直肠癌综合治疗中的重要组成部分,也是防治直肠癌远处转移的主要手段。长期以来,化疗在直肠癌治疗中的地位正逐步提高。目前,直肠癌辅助化疗已成为肿瘤临床研究最活跃的领域之一。

结直肠癌的辅助化疗或肿瘤治疗均以氟尿嘧啶为基础用药。给药途径有动脉灌注、门静脉给药、静脉给药、术后腹腔置管灌注给药及温热灌注化疗等,以静脉化疗为主。化疗时机、如何联合用药和剂量等根据患者的情况、个人的治疗经验有所不同。

(二)手术治疗

1.腹会阴直肠癌联合切除术

腹会阴直肠癌联合切除术是治疗直肠癌常用的一种典型手术。此手术适用于直肠下 1/3 段距肿瘤边缘切除 3 cm 直肠须一并切除肛管直肠环者,癌肿已直接浸润肛管直肠环者,肛管癌、直肠癌术后局部复发者。切除范围包括全部直肠和下段乙状结肠及其系膜,肠系膜下动静脉血管根部以下的淋巴组织、盆腔底部腹膜、直肠侧韧带、肛提肌、肛门括约肌、坐骨直肠间隙的淋巴组织、肛管和肛门周围皮肤。根治切除后,在左下腹行永久性乙状结肠造瘘术(人工肛门)。

2.经腹会阴直肠、子宫附件及阴道后壁整块切除术

此术式适用于女性腹膜返折平面以下直肠前壁癌瘤伴阴道后壁浸润者。

3.乙状结肠、直肠切除术和乙状结肠造口术

乙状结肠、直肠切除术和乙状结肠造口术是在肿瘤切除后,将近端肠管造口、远端肠管封闭。适用于:①在根治性手术时由于患者高龄,一般状况差,或肿瘤近期复发之可能;②吻合口复发;③直肠癌或乙状结肠癌合并急性肠梗阻近端肠管扩张、水肿明显,吻合后容易发生吻合口瘘者。

4.经腹部直肠切除吻合术

(1)高位前切除术:其结肠与直肠的吻合口,在盆底腹膜返折以上。

(2)低位前切除术:吻合口在腹膜返折以下。

(3)超低位前切除:要求肠吻合口在齿状线上 2 cm,需用吻合器吻合。

5.经腹肛管直肠拉出切除术

经腹肛管直肠拉出切除术适用于直肠中、下段交界处癌或吻合技术有困难者。

第四节 预防与调摄

一、生活干预

(一)适量运动

根据相关研究成果显示,肥胖人群中患直肠癌的概率更大。根据我国国民的身体特征,我国居民的体质指数应该控制在 18.5～23.9 这一范围内,同时建议男性和女性的腰围指数应该不能超过 95 cm 和 85 cm。因此,直肠癌高危人群应当根据自身身体状况,进行适量的运动,合理控制体重,并且有效降低自身体内脂肪含量、胰岛素以及炎性因子水平,从而达到降低直肠癌发病率的目的。

此外,适量的运动有利于促进直肠蠕动和增加排泄效果,从而减少粪便对肠道的不良影响。根据我国健康专家建议,成人应尽量保持每周 5 天左右中等强度的身体运动,且超过 150 分钟;同时坚持每天行走至少 6 000 步,尽量做到不久坐,多活动。

(二)戒烟限酒

直肠癌高危人群应当做到戒烟限酒,保持良好的生活习惯,降低直肠癌的发病风险。

(三)排便管理

要保持良好的大便习惯,避免便秘。做到每天排一次大便,减少大便在体内停留的时间。

二、饮食预防

(一)控制红肉的摄入量

红肉是指猪、牛、羊等肉类。由于这几种肉类在烹饪加热时容易产生较多杂环胺和多环芳烃,而这两种物质长期作用于人体,很可能导致直肠癌的发生。日常生活中应尽可能减少对红肉的摄入,尤其是成年人,每周的摄入量不可超过 500 g。

(二)控制加工肉类制品的食用

生活中常见的加工肉类制品有熏肉、腊肉、香肠等,经过高温环境处理后同样会产生大量的多环芳烃和杂环胺,长期食用影响人类身体健康。

(三)增加粗粮的摄入量

粗粮经过人体肠道,有利于促进肠道蠕动和排泄,对于保障大肠的健康有非常好的效果。世界癌症研究基金会研究指出,保证每天 90 g 粗粮的摄入量可以有效降低 17% 的直肠癌发病率。因此,建议基本保证每天 100～150 g 的粗粮摄入,如糙米、紫米、红豆等。

(四)增加瓜果蔬菜的食用

确保每天食用 300～500 g 的蔬菜,每天水果的摄入量应该保持在 200～350 g,且不能用果汁代替。

三、做好健康体检

由于直肠癌在早期不具有非常明显的临床症状,主要可以通过排便情况发现,较早时间发现不良症状,可以有效降低直肠癌的致死率。这就要求人们要定期到正规医院进行直肠检查。直肠指诊可以发现大多数的直肠癌,因此定期进行直肠检查,发现潜在的病变,提早处理,避免发展到癌变,可以有效预防直肠癌。

四、注意身体的求救信号

当人体出现消瘦、腹痛、腹胀、腹泻或腹泻与便秘交替,大便呈脓血便或血便时,就应该警惕是否得了直肠癌。当人体出现腹部包块和肠梗阻的表现时,则可能已经是晚期肿瘤的表现了。因此,发现粪便出现异常状况时,应当及时到医院进行相关检查,以便尽早发现病症,第一时间展开药物或手术治疗,尽快恢复健康。

第十六章

溃疡性结肠炎

第一节 概 述

一、定义

溃疡性结肠炎（ulcerative colitis，UC）以持续性的肠道非特异性炎症为特征，临床表现为持续或反复发作的腹泻、黏液脓血便伴腹痛、里急后重和不同程度的全身症状。本病病变部位主要累及黏膜和黏膜下层，西医上属于炎症性肠病（inflflammatory bowel disease，IBD）范畴，中医学属"休息痢""久痢"和"泄泻"等病证范畴。通常将慢性持续性 UC 归为"久痢"的范畴；将活动期与缓解期交替出现的 UC 归为"休息痢"的范畴；缓解期仅表现为大便溏薄、次数增多时，归为"泄泻"的范畴。

二、中医病因病机

中医学认为本病多因外感时邪、饮食不节（洁）、情志内伤、素体脾肾不足所致。UC 多在夏、秋季节发病，此时炎暑流行，湿热当令，外感湿热可使脾胃呆滞，运化失常，致大肠传导失司，气血阻滞，热毒壅盛，湿热搏结于大肠，肉腐成脓而发病。过度饮酒，过食辛辣肥甘、生冷不洁食物，致脾失健运，痰浊流注凝滞于肠腑而发病。情志不遂，肝气郁结导致中焦气化失司，脾虚不能运化水谷，肺失宣降通达，肺气郁闭，肺与大肠相表里，肠道传导失司，以致水湿内停，日久化热，湿热蕴结，阻滞肠道，肠络瘀滞，血败肉腐，而致发病。有父母罹患本病者，其体内邪气留滞，毒邪可通过胞胎孕育传于下一代，所谓"先天胎毒"是也，亦可导致发病。

本病病位在大肠，湿热蕴肠、气滞络瘀为基本病机，脾虚失健为主要发病基础,饮食不调是主要发病诱因。本病多为本虚标实之证,活动期以标实为主,主要为湿热蕴肠,气血不调;缓解期以本虚为主,主要为正虚邪恋,运化失健,且本虚多呈脾虚,亦有兼肾亏者。

三、西医病因病理

(一)病因

UC 的病因和发病机制尚未完全明确,已知肠道黏膜免疫系统异常反应所导致的炎症过程在 UC 发病中起重要作用。目前认为 UC 是由多因素相互作用所致,主要包括环境、遗传、感染和免疫因素。

1.环境因素

饮食、吸烟、卫生条件、生活方式或暴露于某些不明因素中都是可能导致 UC 的环境因素。

2.遗传因素

UC 发病的另一个重要现象是遗传倾向。UC 患者一级亲属发病率显著高于普通人群,而患者配偶的发病率不增加。目前认为,UC 不仅是多基因病,而且也是遗传异质性疾病(不同人由不同基因引起)。

3.感染因素

微生物在 UC 发病中的作用一直受到重视,但至今尚未找到某一特异微生物病原与 UC 有恒定关系。近年关于微生物致病性的另一种观点正日益受到重视,这一观点认为 UC 是自身正常肠道菌群的异常免疫反应引起的。

4.免疫因素

肠道黏膜免疫系统在 UC 肠道炎症发生、发展、转归过程中始终发挥重要作用。

(二)病理

UC 病灶呈连续性弥漫性分布。病变范围多自肛门端直肠开始,逆行向近段发展,甚至累及全结肠及末段回肠。疾病活动期黏膜呈弥漫性炎症反应,固有膜内弥漫性淋巴细胞、浆细胞、单核细胞等细胞浸润是 UC 的基本病变,并有大量中性粒细胞和嗜酸性粒细胞浸润。大量中性粒细胞浸润发生在固有膜、隐窝上皮、隐窝内及表面上皮。当隐窝脓肿融合溃破,黏膜会出现广泛的小溃疡,并可逐渐融合成大片溃疡。肉眼见黏膜弥漫性充血、水肿,表面呈细颗粒状,脆性增加,出血,糜烂及溃疡。由于结肠病变一般限于黏膜与黏膜下层,很少深入肌层,所以并发结肠穿孔、瘘管或脓肿少见。少数暴发型或重症患者病变涉及结肠全层,可发生中毒性巨结肠,肠壁重度充血,肠腔膨大,肠壁变薄,溃疡累及肌层至浆膜层,常并发急性穿孔。

结肠炎症在反复发作的慢性过程中,黏膜不断破坏和修复,致正常结构破坏。显微镜下见隐窝结构紊乱,表现为腺体变形、排列紊乱、数目减少等萎缩改变,伴杯状细胞减少和帕内特细胞化生,可形成炎性息肉。由于溃疡愈合,瘢痕形成,黏膜肌层肥厚,使结肠变形缩短,结肠袋消失,甚至肠腔缩窄。少数患者发生结肠癌变,病程>20年的患者发生结肠癌风险较正常人增高10~15倍。

四、分类

(一)临床类型

UC临床类型可分为初发型和慢性复发型。初发型指无既往病史而首次发作,该类型在鉴别诊断中应特别注意,亦涉及缓解后如何进行维持治疗的考虑;慢性复发型指临床缓解期再次出现症状,临床上最常见。

(二)病变范围

UC的病变范围评价可以采用蒙特利尔分型(表16-1)。该分型特别有助于癌变危险性的估计和监测策略的制订,亦有助于治疗方案的选择。

表16-1　UC病变范围的蒙特利尔分型

分型	分布	结肠镜下所见炎症病变累及的最大范围
E1	直肠	局限于直肠,未达乙状结肠
E2	左半结肠	累及左半结肠(脾曲以远)
E3	广泛结肠	广泛病变累及脾曲以近乃至全结肠

(三)病情分期

UC分为活动期和缓解期。很多患者可在缓解期因饮食失调、劳累、精神刺激、感染等加重症状,使疾病转为活动期。

(四)临床严重程度

活动期UC按严重程度分为轻、中、重度。改良Truelove和Witts疾病严重程度分型标准(表16-2)易于掌握,临床上非常实用。

表 16-2　改良 Truelove 和 Witts 疾病严重程度分型

严重程度分型	排便次数(次/天)	便血	脉搏(次/分钟)	体温(℃)	血红蛋白	红细胞沉降率(mm/h)
轻度	<4	轻或无	正常	正常	正常	<20
重度	≥6	重	>90	>37.8	<75%的正常值	>30

注:中度介于轻、重度之间。

五、临床表现

(一)症状

反复发作的腹泻、黏液脓血便及腹痛是 UC 的主要症状。本病起病多为亚急性,少数急性起病,偶见急性暴发起病。病程呈慢性经过,发作期与缓解期交替,少数症状持续并逐渐加重。部分患者在发作间歇期可因饮食失调、劳累、精神刺激、感染等诱因诱发或加重症状。临床表现与病变范围、临床分型、病期等有关。

1.消化系统表现

(1)腹泻和黏液脓血便:此类症状见于绝大多数患者。腹泻主要与炎症导致大肠黏膜对水、钠吸收障碍以及结肠运动功能失常有关,粪便中的黏液脓血则为炎症渗出、黏膜糜烂及溃疡所致。黏液脓血便是 UC 活动期的重要表现,大便次数及便血的程度反映病情轻重,轻者每天排便 2~4 次,便血轻或无;重者每天可达 10 次以上,脓血显见,甚至大量便血。粪质亦与病情轻重有关,多数为糊状,重可至稀水样。病变限于直肠或累及乙状结肠的患者,除可有便频、便血外,偶尔有便秘,这是 UC 病变引起直肠排空功能障碍所致。

(2)腹痛:轻型患者可无腹痛或仅有腹部不适。患者一般诉有轻度至中度腹痛,多为左下腹或下腹的阵痛,亦可涉及全腹。有疼痛便意和便后缓解的规律,常有里急后重。若并发中毒性巨结肠或炎症波及腹膜,则表现为持续性剧烈腹痛。

(3)其他症状:可有腹胀,严重病例有食欲不振、恶心、呕吐等。

2.全身表现

(1)发热:一般出现在中、重型 UC 患者。中、重型患者活动期常有低度至中度发热,高热多提示合并症或见于急性暴发型 UC 患者。

(2)营养不良:重症或病情持续活动可出现衰弱、消瘦、贫血、低蛋白血症、水与电解质平衡紊乱等表现。

3.肠外表现

UC可伴有多种肠外表现,包括外周关节炎、结节性红斑、坏疽性脓皮病、巩膜外层炎、虹膜睫状体炎、口腔复发性溃疡等,这些肠外表现在结肠炎控制或结肠切除后可以缓解或恢复。骶髂关节炎、强直性脊柱炎、原发性硬化性胆管炎及少见的淀粉样变性、急性发热性嗜中性细胞皮肤病等可与UC共存,但与UC本身的病情变化无关。

(二)体征

轻、中型UC患者仅有左下腹轻压痛或无阳性体征,有时可触及痉挛的降结肠或乙状结肠。重型和暴发型UC患者常有明显压痛和鼓肠。若有腹肌紧张、反跳痛、肠鸣音减弱应注意中毒性巨结肠、肠穿孔等并发症。

第二节　诊断与鉴别诊断

一、诊断要点

UC缺乏诊断的"金标准",主要结合临床表现、实验室检查、影像学检查、内镜检查和组织病理学表现进行综合分析,在排除感染性和其他非感染性结肠炎的基础上进行诊断。若诊断存疑,应在一定时间(一般是6个月)后进行内镜及病理组织学复查。

在排除其他疾病的基础上,可按下列要点诊断。

(1)具有上述典型临床表现者为临床疑诊,安排进一步检查。

(2)同时具备下述结肠镜和/或放射影像学特征者,可临床拟诊。

(3)如再具备下述黏膜活检和/或手术切除标本组织病理学特征者,可以确诊。

(4)初发病例如临床表现、结肠镜检查和活检组织学改变不典型者,暂不确诊UC,应予密切随访。

二、辅助检查

(一)结肠镜检查

结肠镜检查并黏膜活检是UC诊断的主要依据。结肠镜下UC病变多从直肠开始,呈连续性、弥漫性分布。轻度炎症的内镜特征为红斑、黏膜充血和血管纹理消失;中度炎症的内镜特征为血管形态消失,出血黏附在黏膜表面,糜烂,常伴有粗糙呈颗粒状的外观及黏膜脆性增加(接触性出血);重度炎症内镜下则表现为黏膜自发性出血及溃疡。UC 缓解期可见正常黏膜表现,部分患者可有假性息肉形成或瘢痕样改变。对于病程较长的患者,黏膜萎缩可导致结肠袋形态消失、肠腔狭窄、炎(假)性息肉。伴巨细胞病毒感染的 UC 患者内镜下可见不规则、深凿样或纵行溃疡,部分伴大片状黏膜缺失。

(二)黏膜活检

组织学上可见以下主要改变。

1.活动期

(1)固有膜内有弥漫性、急性、慢性炎症细胞浸润,包括中性粒细胞、淋巴细胞、浆细胞、嗜酸性粒细胞等,尤其是上皮细胞间有中性粒细胞浸润(即隐窝炎),乃至形成隐窝脓肿。

(2)隐窝结构改变,隐窝大小、形态不规则,分支、出芽,排列紊乱,杯状细胞减少等。

(3)可见黏膜表面糜烂、浅溃疡形成和肉芽组织。

2.缓解期

(1)黏膜糜烂或溃疡愈合。

(2)固有膜内中性粒细胞浸润减少或消失,慢性炎症细胞浸润减少。

(3)隐窝结构改变可保留,如隐窝分支、减少或萎缩,可见帕内特细胞化生(结肠脾曲远端)。

3.UC 活检标本的病理诊断

活检病变符合上述活动期或缓解期改变,结合临床,可报告符合 UC 病理改变,宜注明为活动期或缓解期。如有隐窝上皮异型增生(上皮内瘤变)或癌变,应予注明。隐窝基底部浆细胞增多被认为是 UC 最早的光学显微镜下特征,且预测价值高。

(三)其他检查

无条件行结肠镜检查者可行钡剂灌肠检查。检查所见的主要改变:①黏膜粗乱和/或颗粒样改变;②肠管边缘呈锯齿状或毛刺样改变,肠壁有多发性小充盈缺损;③肠管短缩,袋囊消失呈铅管样。

肠腔狭窄时如结肠镜无法通过,可应用钡剂灌肠检查、CT 结肠成像检查显示结肠镜检查未及部位。

（四）手术切除标本病理检查

手术标本可见病变局限于黏膜及黏膜下层，肌层及浆膜侧一般不受累。

三、鉴别诊断

（一）急性感染性肠炎

急性感染性肠炎多见于各种细菌感染，常有流行病学特点（如不洁食物史或疫区接触史）；急性起病常伴发热和腹痛，具有自限性（病程一般为数天至1周，不超过6周）；抗菌药物治疗有效；粪便检出病原体可确诊。

（二）阿米巴痢疾

阿米巴痢疾有流行病学特征，果酱样粪便，结肠镜下见溃疡较深、边缘潜行，溃疡间有外观正常的黏膜，从粪便或组织中找到病原体可以确诊，非流行区患者血清阿米巴抗体阳性有助于诊断。

（三）肠道血吸虫病

肠道血吸虫病有疫水接触史，常有肝、脾大。粪便检查见血吸虫卵或孵化毛蚴阳性可以确诊。急性期结肠镜下可见直肠、乙状结肠黏膜有黄褐色颗粒，活检黏膜压片或组织病理学检查可见血吸虫卵。免疫学检查有助于鉴别。

（四）其他

肠结核、真菌性肠炎、抗生素相关性肠炎、缺血性结肠炎、放射性肠炎、嗜酸粒细胞性肠炎、胶原性结肠炎、结肠息肉病、结肠憩室炎和人类免疫缺陷病毒感染合并的结肠病变应与 UC 鉴别。还需注意结肠镜检查发现的直肠轻度炎症改变，如不符合 UC 的其他诊断要点，常为非特异性，应认真寻找病因，观察病情变化。

（五）UC 与克罗恩病鉴别

根据临床表现、内镜和病理组织学特征不难鉴别（表 16-3）。

表 16-3　溃疡性结肠炎与克罗恩病的鉴别

项目	溃疡性结肠炎	克罗恩病
症状	脓血便多见	有腹泻但脓血便较少见
病变分布	病变连续	呈节段性
直肠受累	绝大多数受累	少见

项目	溃疡性结肠炎	克罗恩病
肠腔狭窄	少见,中心性	多见,偏心性
内镜表现	溃疡浅,黏膜弥漫性充血水肿、颗粒状,脆性增加	纵行溃疡、卵石样外观,病变间黏膜外观正常(非弥漫性)
活组织检查特征	固有膜全层弥漫性炎症、隐窝脓肿、隐窝结构明显异常、杯状细胞减少	裂隙状溃疡、非干酪性肉芽肿、黏膜下层淋巴细胞聚集

第三节　辨证与治疗

一、中医辨证分型

(一)湿热蕴肠证

1.主症

腹痛,腹泻,便下黏液脓血;里急后重,肛门灼热。

2.次症

身热;小便短赤;口干口苦;口臭。

3.舌脉

舌质红,苔黄腻,脉滑数。

(二)热毒炽盛证

1.主症

便下脓血或血便,量多次频;发热。

2.次症

里急后重;腹胀;口渴;烦躁不安;腹痛明显。

3.舌脉

舌质红,苔黄燥;脉滑数。

(三)浊毒内蕴证

1.主症

大便脓血并重;里急后重,大便黏腻,排便不爽。

2.次症

口干口苦、口黏;头身困重;面色秽滞;小便短赤不利;腹痛。

3.舌脉

舌质红,苔黄腻,脉弦滑。

(四)脾虚湿蕴证

1.主症

腹泻,夹有不消化食物;黏液脓血便,白多赤少,或为白冻。

2.次症

肢体倦怠,神疲懒言;腹部隐痛;脘腹胀满;食少,食欲缺乏。

3.舌脉

舌质淡红,边有齿痕,苔白腻,脉细弱或细滑。

(五)寒热错杂证

1.主症

下痢稀薄,夹有黏冻;反复发作。

2.次症

四肢不温;腹部灼热;腹痛绵绵;口渴不欲饮。

3.舌脉

舌质红或淡红,苔薄黄,脉弦或细弦。

(六)肝郁脾虚证

1.主症

此证常因情志因素诱发大便次数增多;大便稀烂或黏液便;腹痛即泻,泻后痛减。

2.次症

排便不爽;饮食减少;腹胀;肠鸣。

3.舌脉

舌质淡红,苔薄白,脉弦或弦细。

(七)瘀阻肠络证

1.主症

腹痛拒按,痛有定处;下利脓血,血色暗红或夹有血块。

2.次症

面色晦暗;腹部有痞块;胸胁胀痛;肌肤甲错;泻下不爽。

3.舌脉

舌质暗红,有瘀点、瘀斑,脉涩或弦。

(八)脾肾阳虚证

1.主症

久泻不止,大便稀薄;夹有白冻,或伴有完谷不化,甚则滑脱不禁。

2.次症

腹胀;食少,食欲缺乏;腹痛喜温喜按;形寒肢冷;腰酸膝软。

3.舌脉

舌质淡胖或有齿痕,苔薄白润,脉沉细。

以上8个证候,凡具备主症2项,加次症2项即可诊断,舌脉仅供参考。

二、中医治疗

(一)内治法

1.分证论治

(1)湿热蕴肠证:此证治法为清热化湿,调气和血。主要方药为芍药汤。常用药物包括白芍、黄连、黄芩、木香、炒当归、肉桂、槟榔、生甘草、大黄。脓血便明显者加白头翁、地锦草、马齿苋等;血便明显者加地榆、槐花、茜草等。

(2)热毒炽盛证:此证治法为清热祛湿,凉血解毒。主要方药为白头翁汤。常用药物包括白头翁、黄连、黄柏、秦皮。血便频多者加仙鹤草、紫草、槐花、地榆、牡丹皮等;腹痛较甚者加徐长卿、白芍、甘草等;发热者加金银花、葛根等。

(3)浊毒内蕴证:此证治法为化浊解毒。主要方药为化浊解毒方、翁连解毒汤。常用药物包括佩兰、藿香、茵陈、凤尾草、飞扬草、泽泻、厚朴、苍术、胡黄连、白头翁、红景天、葛根、大血藤、陈皮、升麻、防风。

(4)脾虚湿蕴证:此证治法为益气健脾,化湿和中。主要方药为参苓白术散。常用药物包括党参、白术、茯苓、甘草、桔梗、莲子、白扁豆、砂仁、山药、薏苡仁、陈皮。大便白冻黏液较多者加苍术、白芷、仙鹤草等;久泻气陷者加黄芪、炙升麻、炒柴胡等。

(5)寒热错杂证:此证治法为温中补虚,清热化湿。主要方药为乌梅丸。常用药物包括乌梅、黄连、黄柏、桂枝、干姜、党参、炒当归、制附子等。大便稀溏者加山药、炒白术等;久泻不止者加石榴皮、诃子等。

(6)肝郁脾虚证:此证治法为疏肝理气,健脾化湿。主要方药为痛泻要方合四逆散。常用药物包括陈皮、白术、白芍、防风、炒柴胡、炒枳实、炙甘草。腹痛、肠鸣者加木香、木瓜、乌梅等;腹泻明显者加党参、茯苓、山药、芡实等。

(7)瘀阻肠络证:此证治法为活血化瘀通络。主要方药为少腹逐瘀汤。常用药物包括小茴香、干姜、延胡索、没药、当归、川芎、赤芍、蒲黄等。

(8)脾肾阳虚证:此证治法为健脾补肾,温阳化湿。主要方药为四神丸。常用药物包括人参、肉豆蔻、乌药、血余炭、吴茱萸、补骨脂、醋五味子、黄芪、禹余粮。腰酸、下肢无力加杜仲、续断;腹痛加白芍。

2.常用中成药

(1)虎地肠溶胶囊:清热、利湿、凉血。用于 UC 湿热蕴结证,症见腹痛、下痢脓血、里急后重。

(2)补脾益肠丸:益气养血,温阳行气,涩肠止泻。用于脾虚气滞所致的泄泻,症见腹胀疼痛、肠鸣泄泻、黏液血便;慢性结肠炎、UC 见上述证候者。

(3)固本益肠片:健脾温肾,涩肠止泻。用于脾虚或脾肾阳虚所致的泄泻,症见腹痛绵绵、大便清稀或有黏液及黏液血便、食少腹胀、腰酸乏力、形寒肢冷、舌淡苔白、脉虚;慢性肠炎见上述证候者。

(4)肠胃宁片:健脾益肾,温中止痛,涩肠止泻。用于脾肾阳虚泄泻;UC、肠功能紊乱见上述证候者。

(5)固肠止泻丸:调和肝脾,涩肠止痛。用于肝脾不和,泻痢腹痛;慢性非特异性 UC 见上述症候者。

(6)龙血竭片:活血散瘀,定痛止血,敛疮生肌。用于慢性结肠炎所致的腹痛、腹泻等症。

(7)结肠宁:活血化瘀,清肠止泻。用于 UC 等。

(8)锡类散:解毒化腐。用于 UC 的灌肠治疗。

(9)克痢痧胶囊:解毒辟秽,理气止泻。用于泄泻,痢疾。中病即止,避免长久使用。

(二)外治法

1.中药灌肠

中药灌肠有助于较快缓解症状,促进肠黏膜损伤的修复。常用药物如下。

(1)清热化湿类:黄柏、黄连、苦参、白头翁、马齿苋、秦皮等。

(2)收敛护膜类:诃子、赤石脂、石榴皮、五倍子、乌梅、煅白矾等。

(3)生肌敛疡类:白及、三七、血竭、青黛、儿茶、生黄芪、炉甘石等。

(4)宁络止血类:地榆、槐花、紫草、紫珠叶、蒲黄、大黄炭、仙鹤草等。

(5)清热解毒类:野菊花、白花蛇舌草、败酱草等。

临床可根据病情需要选用 4～8 味中药组成灌肠处方。灌肠液以 120～150 mL，温度 39 ℃为宜。可于睡前排便后灌肠，取左侧卧位 30 分钟，平卧位 30 分钟，右侧卧位 30 分钟，后取舒适体位。灌肠结束后，尽量保留药液 1 个小时以上。

2.针灸疗法

针灸是 UC 的可选择治法。穴位多取中脘、气海、神阙等任脉穴位，脾俞、胃俞、大肠俞等背俞穴，天枢、足三里、上巨虚等足阳明胃经穴位，三阴交、阴陵泉、太冲等足三阴经穴位。治疗方法多用针刺、灸法或针灸药结合。

3.穴位埋线

(1)取穴：脾俞、足三里、关元。

(2)操作：使用穴位埋线针进行穴位埋线。常规消毒穴位区皮肤，镊取一段 1～3 cm 长、已消毒的羊肠线，放置在针管的前端，后接针芯，左手拇、示指绷紧或提起进针部位皮肤，右手持针刺入所需深度，当出现针感后，边推针芯，边退针管，将羊肠线埋填在穴位的皮下组织或肌层内，针孔处敷盖消毒纱布。埋线治疗 21 天为 1 个疗程，疗程间休息 3～5 天。

三、西医治疗

(一)活动期

1.轻度 UC

氨基水杨酸制剂是治疗轻度 UC 的主要药物，包括传统的柳氮磺吡啶和其他各种不同类型的 5-氨基水杨酸制剂。氨基水杨酸制剂治疗无效者，尤其是病变较广泛者，可改为口服全身作用性激素。

2.中度 UC

(1)主要治疗药物是氨基水杨酸制剂。

(2)应用足量氨基水杨酸制剂治疗(一般 2～4 周)后，症状仍控制不佳者，特别是病变较广泛者，应及时改为激素治疗。

(3)硫嘌呤类药物包括硫唑嘌呤和 6-巯基嘌呤，适用于激素无效或依赖患者。

(4)沙利度胺适用于难治性 UC 的治疗，但由于国内外均为小样本临床研究，故不作为首选治疗药物。

(5)当激素以及上述免疫抑制剂治疗无效，或发生激素依赖，或不能耐受上述药物治疗时，可考虑应用英夫利西单抗治疗。

(6)选择性白细胞吸附疗法的主要机制是减低活化或升高的粒细胞和单核

细胞。我国多中心初步研究显示其对轻、中度 UC 有一定疗效。对于轻、中度 UC 患者,特别是合并机会性感染者可考虑应用。

3.重度 UC

(1)重度 UC 的首选治疗是静脉注射糖皮质激素。推荐剂量为甲泼尼龙 40~60 mg/d,或氢化可的松 300~400 mg/d,剂量不足会降低疗效,但加大剂量并不会增加疗效。

(2)静脉用足量激素治疗 3 天仍然无效时,应转换治疗方案,亦宜视病情严重程度和恶化倾向,可适当延迟(如 7 天)。需注意的是不恰当的拖延势必大大增加手术风险。

(3)转换治疗方案的选择包括药物和手术治疗两种。转换治疗药物可选择环孢素、英夫利西单抗、他克莫司。转换药物治疗 4~7 天仍无效者,应及时转手术治疗。

(二)缓解期

缓解期 UC 维持治疗除轻度初发病例,很少复发且复发时表现为轻度、易于控制者外,均应接受维持治疗。维持治疗药物的选择包括氨基水杨酸制剂、硫嘌呤类药物和英夫利西单抗。氨基水杨酸制剂维持治疗的时间为 3~5 年或长期维持。硫嘌呤类药物和英夫利西单抗维持治疗的疗程尚未有定论,需根据患者具体情况而定。

《溃疡性结肠炎中西医结合诊疗专家共识》建议,活动期轻度 UC 可单独使用中医或西医治疗,或二者结合;中度 UC 采用中西医结合治疗,遵循中西并重的原则;重度 UC 采用中西医结合疗法,遵循西医为主,中医为辅的原则,如重度 UC 患者多伴有营养不良,主要是由于脾胃虚弱、运化失健所致,在治疗中联合益气健脾类中药有助于改善消化功能,提高营养吸收利用,加速疾病好转。

此外,上述共识还建议缓解期 UC 在西医治疗的基础上联合中医药疗法以维持 UC 的长期缓解,降低复发率。如缓解期接受免疫抑制剂或生物制剂治疗的 UC 患者合并机会性感染的概率会增高,对于此类患者可配合玉屏风颗粒等益气固表类中成药进行辅助治疗,也可在中药复方中加用益气固表类中药(如黄芪、党参、太子参)以提高人体正气,降低合并机会性感染的风险。

第四节　预防与调摄

一、预防

(一)避免肠道感染

UC 属于感染性疾病,虽然至今未发现与 UC 有直接关系的病原体,但是肠道感染与 UC 的发作有一定的关系,所以预防此病,首先要注意避免肠道感染这一因素。如果出现肠道感染或者是肠道菌群失调,要及时地调节胃肠功能,如有必要,可进行抗生素治疗。

(二)调节饮食

饮食因素是 UC 主要的发病诱因之一。经常性地食用一些高胆固醇或者是脂肪含量过高的食物,会诱发 UC。因为这些食物会致使患者消化系统出现紊乱,当消化系统出现紊乱时,一些消化道炎症很容易发生,所以预防该种疾病就要做到在平时注意调节饮食结构,多吃一些高营养的食物,少吃一些胆固醇含量过高或者是脂肪含量过高的食物。

(三)缓解心理和精神刺激

长期处于过于焦虑、郁闷、抑郁等负面心理情绪,会影响到患者的健康,致使患者的免疫力低下,容易诱发包括 UC 在内的各种疾病。所以,预防 UC 的发生首先在平时要注意调节情绪,避免长期处于负面的情绪中,要学会释放压力。

(四)提高免疫力

UC 的发病也与患者自身的免疫因素有很大的关系,因此为了减少该病的发生,平时应该积极运动,多做一些舒缓类的有氧运动,提高自身免疫力,减少异常免疫反应的发生概率。

二、疾病管理

(一)饮食管理

规律、合理的饮食,有助于提高疗效,缩短病程,减少复发次数。UC 的饮食原则为急性活动期给予流质或半流质饮食,必要时禁食,病情好转后改为高热量、高蛋白、高维生素、少油少渣饮食;宜选择柔软易消化的食物,少量多餐,不宜进食辛辣食物,不宜饮酒,注意饮食卫生。

此外,临床医师可结合中医辨证,进一步指导 UC 患者的饮食宜忌。湿热蕴肠型患者应禁食辛辣、生冷及油腻食物,慎食羊肉等温性食物;脾虚湿蕴型患者因长期饮食失调,伤及脾胃,因此饮食上要禁食生冷,以清淡熟食为主,宜少食多餐;寒热错杂型患者应禁食过寒、过热之品,可食薏苡仁、莲子、山药等健脾化湿,性味平和之品;脾肾阳虚型患者应禁食生冷、油腻食品,可适当进补温性食品,如生姜、牛肉、羊肉等;瘀阻肠络型患者素体虚弱,病程长,且反复发作,日常饮食宜少吃多餐,以流食为主。

(二)情志管理

积极调整心态,稳定情绪对改善病情至关重要,患者以乐观、平稳的心态看待生活,对待疾病,能促进疾病向好的方向发展。UC 病程较长,患者宜出现内向、悲观、抑郁、对各种刺激情绪反应强烈等心理问题。医务人员应多与患者沟通,消除其不良情绪,全面了解患者的性格特征,针对性地进行疏导,以减轻其心理压力。患者要学会建立自己的社会支持力量,保持情绪稳定,心情愉快,避免不良刺激和精神过度紧张。

(三)生活方式管理

规律作息和服药是保证 UC 治疗效果的基本要求,同时,适当的运动、锻炼可以强身健体、愉悦心神、增强体质,有助于疾病的维持与缓解。可选择的运动方式包括医疗体操、功能锻炼、有氧训练、太极拳、太极剑、软气功等非竞技体育项目。此外,日常生活中患者还须注意保暖、避免着凉、保持环境清洁、注意个人卫生、避免不洁食物、防止肠道感染。

(四)合并症管理

合并营养不良,关节、眼、皮肤等肠外表现的 UC 患者,除积极治疗原发病外,可结合中医辨证随症加减中药,必要时与专科医师共同商议治疗策略。

第十七章

克罗恩病

第一节 概　　述

一、定义

克罗恩病(crohn's disease,CD)是一种病变可累及全消化道,以末段回肠及其邻近结肠为主的慢性炎性肉芽肿性疾病。CD 属中医学的"腹痛""腹泻""肠结""积聚"等病范畴。

二、中医病因病机

CD 多由饮食不节、感受外邪、情志不畅,以及久病体虚所致,湿邪内蕴、气血壅滞、脾肾亏虚是 CD 的病机关键,本虚标实、虚实夹杂是共同特点。

三、西医病因病理

(一)病因

CD 的病因和发病机制尚未完全明确,已知肠道黏膜免疫系统异常反应所导致的炎症反应,在 CD 发病中起重要作用。目前认为 CD 与环境、感染、遗传和免疫因素等有关。

(二)病理

CD 病变表现可分为同时累及回肠末段与邻近右侧结肠者、只涉及小肠者、局限在结肠者。病变亦可涉及口腔、食管、胃、十二指肠,但临床少见。

1.大体形态

(1)病变呈节段性或跳跃性,而不呈连续性。

(2)黏膜溃疡的特点为早期呈鹅口疮样溃疡,随后溃疡增大、融合,形成纵行溃疡和裂隙溃疡,将黏膜分割呈鹅卵石样外观。

(3)病变累及肠壁全层,肠壁增厚变硬,肠腔狭窄。

2.组织学

(1)非干酪性肉芽肿由类上皮细胞和多核巨细胞构成,可发生在肠壁各层和局部淋巴结。

(2)裂隙溃疡呈缝隙状,可深达黏膜下层甚至肌层。

(3)可见肠壁各层炎症,伴固有膜底部和黏膜下层淋巴细胞聚集、黏膜下层增宽、淋巴管扩张及神经节炎等。

(4)肠壁全层病变致肠腔狭窄,可发生肠梗阻。溃疡穿孔引起局部脓肿,或穿透至其他肠段、器官、腹壁,形成内瘘或外瘘。肠壁浆膜纤维素渗出、慢性穿孔均可引起肠粘连。

四、分类

(一)临床类型

推荐按蒙特利尔 CD 分类法(表 17-1)进行分型。

表 17-1　CD 的蒙特利尔分型

项目	标准
确诊年龄(A)	
A1	≤16 岁
A2	17~40 岁
A3	>40 岁
病变部位(L)	
L1	回肠末段
L2	结肠
L3	回结肠
L4	上消化道
疾病行为(B)	
B1	非狭窄、非穿透
B2	狭窄
B3	穿透

注:随着时间推移,B1 可发展为 B2 或 B3;L4 可与 L1、L2、L3 同时存在;肛周病变可与 B1、B2、B3 同时存在。

(二)临床严重程度

临床上用 CD 活动指数评估疾病活动性的严重程度并进行疗效评价。

Harvey 和 Bradshaw 的简化 CD 活动指数计算法(表 17-2)较为简便。Best 等的 CD 活动指数计算法(表 17-3)被广泛应用于临床和科研。

表 17-2　简化 CD 活动指数计算法

项目	0 分	1 分	2 分	3 分
一般情况	良好	稍差	差	不良
腹痛	无	轻	中	重
腹部包块	无	可疑	确定	伴触痛
腹泻	稀便每天 1 次记 1 分			
伴随疾病	每种症状记 1 分			

注:伴随疾病包括关节痛、虹膜炎、结节性红斑、坏疽性脓皮病、阿弗他溃疡、裂沟、新瘘管和脓肿等。≤4 分为缓解期,5~7 分为轻度活动期,8~16 分为中度活动期,>16 分为重度活动期。

表 17-3　CD 活动指数计算法

变量	权重
稀便次数(1 周)	2
腹痛程度(1 周总评,0~3 分)	5
一般情况(1 周总评,0~4 分)	7
肠外表现与并发症(1 项 1 分)	20
阿片类止泻药(0 分、1 分)	30
腹部包块(可疑 2 分,肯定 5 分)	10
血细胞比容降低值(正常:男 0.40,女 0.37)	6
100×(1−体重/标准体重)	1

注:血细胞比容正常值按我国标准。总分为各项分值之和,CD 活动指数<150 分为缓解期,≥150 分为活动期,其中 150~220 分为轻度,221~450 分为中度,>450 分为重度。

五、临床表现

CD 最常发生于青年期,根据我国统计资料,发病高峰年龄为 18~35 岁,男性略多于女性。临床表现呈多样化,包括消化道表现、全身性表现、肠外表现和并发症。消化道表现主要有腹泻和腹痛,可有血便;全身性表现主要有体重减轻、发热、食欲不振、疲劳、贫血等,青少年患者可见生长发育迟缓;肠外表现与 UC 相似;并发症常见的有瘘管、腹腔脓肿、肠腔狭窄和肠梗阻、肛周病变(肛周脓肿、肛周瘘管、皮赘、肛裂等),较少见的有消化道大出血、肠穿孔,病程长者可发生癌变。

腹泻、腹痛、体重减轻是 CD 的常见症状,如有这些症状出现,特别是年轻患者,要考虑本病的可能,如伴肠外表现和/或肛周病变则高度疑为本病。肛周脓肿和肛周瘘管可为少部分 CD 患者的首诊表现,应予注意。

第二节 诊断与鉴别诊断

一、诊断要点

在排除其他疾病的基础上,可按下列要点诊断。

(1)具备上述临床表现者可临床疑诊,安排进一步检查。

(2)同时具备下述结肠镜或小肠镜(病变局限在小肠者)特征以及影像学(CT小肠成像/磁共振小肠成像,无条件者采用小肠钡剂造影)特征者,可临床拟诊。

(3)如再加上活检提示 CD 的特征性改变且能排除肠结核,可作出临床诊断。

(4)如有手术切除标本(包括切除肠段及病变附近淋巴结),可根据标准作出病理确诊。

(5)对无病理确诊的初诊病例随访 6～12 个月,根据对治疗的反应及病情变化判断,对于符合 CD 自然病程者可作出临床确诊。如与肠结核混淆不清但倾向于肠结核时,应按肠结核进行诊断性治疗 8～12 周,再行鉴别。

世界卫生组织曾提出有 6 个诊断要点的 CD 诊断标准(表 17-4),可供参考。

表 17-4 世界卫生组织推荐的 CD 诊断标准

项目	临床表现	放射影像学检查	内镜检查	活组织检查	手术标本
①非连续性或节段性改变		阳性	阳性		阳性
②卵石样外观或纵行溃疡		阳性	阳性		阳性
③全壁性炎性反应改变	阳性	阳性		阳性	阳性
④非干酪性肉芽肿				阳性	阳性
⑤裂沟、瘘管	阳性	阳性			阳性
⑥肛周病变	阳性				

注:具有①、②、③者为疑诊,再加上④、⑤、⑥三者之一可确诊。具备第④项者,只要加上①、②、③三者之二亦可确诊。

二、辅助检查

(一)实验室检查

实验室检查可评估患者的炎症程度和营养状况等。初步的实验室检查应包括血常规、C反应蛋白、红细胞沉降率等,有条件者可做粪便钙卫蛋白检测。

(二)内镜检查

1.结肠镜检查

结肠镜检查和黏膜组织活检应列为CD诊断的常规首选检查项目,结肠镜检查应达末段回肠。早期CD内镜下表现为阿弗他溃疡,随着疾病进展,溃疡可逐渐增大加深,彼此融合形成纵行溃疡。CD病变内镜下多为非连续改变,病变间黏膜可完全正常。其他常见内镜下表现为卵石征、肠壁增厚伴不同程度狭窄、团簇样息肉增生等。少见直肠受累和/或瘘管开口、环周及连续的病变。

必须强调的是,无论结肠镜检查结果如何(确诊CD或疑诊CD),均需选择有关检查明确小肠和上消化道的累及情况,以便为诊断提供更多证据及进行疾病评估。

2.小肠胶囊内镜检查

小肠胶囊内镜检查对小肠黏膜异常敏感,但对一些轻微病变的诊断缺乏特异性,且有发生滞留的危险。此检查主要适用于疑诊CD但结肠镜及小肠放射影像学检查阴性者。小肠胶囊内镜检查阴性倾向于排除CD,阳性结果需综合分析并常需进一步检查证实。

3.小肠镜检查

目前我国常用的是气囊辅助式小肠镜检查。该检查可在直视下观察病变、取活检和进行内镜下治疗,但因其为侵入性检查,有一定的并发症发生风险。此检查主要适用于其他检查发现小肠病变,或尽管上述检查阴性但临床高度怀疑小肠病变需进行确认及鉴别者,或已确诊CD需要气囊辅助式小肠镜检查以指导或进行治疗者。小肠镜下CD病变特征与结肠镜下所见相同。

4.胃镜检查

少部分CD病变可累及食管、胃和十二指肠,但一般很少单独累及。原则上胃镜检查应列为CD的常规检查项目,尤其是有上消化道症状、儿童和IBD类型待定患者。

(三)影像学检查

1.CT小肠成像/磁共振小肠成像

CT小肠成像或磁共振小肠成像是迄今评估小肠炎性病变的标准影像学检查,有条件者应将此检查列为CD诊断的常规检查项目。该检查可反映肠壁的炎症改变、病变分布的部位和范围、狭窄的存在及其可能的性质(炎症活动性或纤维性狭窄）、肠腔外并发症（如瘘管形成、腹腔脓肿或蜂窝织炎）等。活动期 CD 典型的 CT 小肠成像表现为肠壁明显增厚（>4 mm）；肠黏膜明显强化伴有肠壁分层改变，黏膜内环和浆膜外环明显强化，呈"靶症"或"双晕征"；肠系膜血管增多、扩张、扭曲，呈"木梳征"；相应系膜脂肪密度增高、模糊；肠系膜淋巴结肿大等。

2.钡剂灌肠及小肠钡剂造影

钡剂灌肠已被结肠镜检查所代替，但对于肠腔狭窄无法继续进镜者仍有诊断价值。小肠钡剂造影敏感性低，已被 CT 小肠成像/磁共振小肠成像代替，但对无条件行 CT 小肠成像检查者则仍是小肠病变检查的重要技术。该检查对肠腔狭窄的动态观察可与 CT 小肠成像/磁共振小肠成像互补，必要时可 2 种检查方法同用。X 线检查所见为多发性、跳跃性病变，病变处见裂隙状溃疡、卵石样改变、假性息肉、肠腔狭窄僵硬，可见瘘管。

3.经腹肠道超声检查

经腹肠道超声检查可显示肠壁病变的部位和范围、肠腔狭窄、肠瘘及脓肿等。CD 主要超声表现为肠壁增厚（≥4 mm）；回声减低，正常肠壁层次结构模糊或消失；受累肠管僵硬，结肠袋消失；透壁炎症时可见周围脂肪层回声增强，即脂肪爬行征；肠壁血流信号较正常者增多；内瘘、窦道、脓肿和肠腔狭窄；其他常见表现有炎性息肉、肠系膜淋巴结肿大等。超声造影对于经腹超声判断狭窄部位的炎症活动度有一定价值。超声检查方便、无创，患者接纳度好，对 CD 的初筛及治疗后疾病活动度的随访有价值，值得进一步研究。

（四）病理组织学检查

1.取材要求

黏膜病理组织学检查需多段、多点取材。外科标本应沿肠管的纵轴切开，取材应包括淋巴结、末段回肠和阑尾。

2.大体病理特点

（1）节段性或者局灶性病变。

（2）融合的纵行线性溃疡。

（3）卵石样外观，瘘管形成。

（4）肠系膜脂肪包绕病灶。

（5）肠壁增厚和肠腔狭窄等特征。

3.光学显微镜下特点

（1）外科手术切除标本诊断 CD 的光学显微镜下特点：①透壁性炎症；②聚

集性炎症分布,透壁性淋巴细胞增生;③黏膜下层增厚;④裂沟(裂隙状溃疡);
⑤非干酪样肉芽肿(包括淋巴结);⑥肠道神经系统的异常(黏膜下神经纤维增生
和神经节炎,肌间神经纤维增生);⑦相对比较正常的上皮-黏液分泌保存(杯状
细胞通常正常)。

(2)内镜下黏膜活检的诊断:局灶性的慢性炎症、局灶性隐窝结构异常和非
干酪样肉芽肿是公认最重要的在结肠内镜活检标本上诊断 CD 的光学显微镜下
特点。

(3)病理诊断:CD 的病理学诊断通常要求观察到 3 种以上特征性表现(无肉
芽肿时),或观察到非干酪样肉芽肿和另一种特征性光学显微镜下表现,同时需
要排除肠结核等。相比内镜下活检标本,手术切除标本可观察到更多的病变,诊
断价值更高。

三、鉴别诊断

CD 需与各种肠道感染性或非感染性炎症疾病、肠道肿瘤鉴别。应特别注
意,急性发作时与阑尾炎,慢性发作时与肠结核及肠道淋巴瘤,病变单纯累及结
肠者与溃疡性结肠炎进行鉴别。现分述如下。

(一)与 UC 的鉴别

根据临床表现、内镜和病理组织学特征不难鉴别。具体内容详见第十六章
第二节。

(二)与肠结核的鉴别

肠结核患者既往或现有肠外结核病史;临床表现少有瘘管、腹腔脓肿和肛门
周围病变;内镜检查见病变主要涉及回盲部,可累及邻近结肠,但节段性分布不
明显,溃疡多为横行,浅表而不规则;活检组织抗酸染色阳性有助诊断肠结核,干
酪样肉芽肿是肠结核的特征性病理组织学改变(因取材大小受限,依靠活检较难
发现这一特征性病变);结核菌素试验强阳性、血清结核分枝杆菌相关性抗原和
抗体检测阳性等倾向肠结核诊断。对鉴别有困难不能排除肠结核者,应先行诊
断性抗结核治疗。肠结核经抗结核治疗 2～6 周后症状有明显改善,治疗 2～
3 个月后内镜所见明显改善或好转。有手术指征者可行手术探查,病变肠段或
肠系膜淋巴结病理组织学检查发现干酪性肉芽肿可获确诊。

(三)与小肠恶性淋巴瘤的鉴别

小肠恶性淋巴瘤可较长时间内局限在小肠,部分患者肿瘤可呈多灶性分布,

此时与 CD 鉴别有一定困难。如胃肠造影见小肠与结肠同时受累、病灶节段性分布、裂隙状溃疡、卵石征、瘘管形成等有利于诊断 CD;如 X 线检查见一肠段内广泛侵蚀,呈较大的指压痕或充盈缺损,B 超或 CT 检查肠壁明显增厚、腹腔淋巴结肿大,有利于小肠恶性淋巴瘤的诊断。小肠恶性淋巴瘤一般进展较快。双气囊小肠镜下活检或必要时手术探查可获病理确诊。

(四)与急性阑尾炎的鉴别

急性阑尾炎腹泻少见,常有转移性右下腹痛,压痛限于麦克伯尼点,血常规检查白细胞计数增高更为显著,可资鉴别。但有时需剖腹探查才能明确诊断。

第三节　辨证与治疗

一、中医辨证分型

(一)湿热内蕴

主要症状有腹痛腹泻,便下脓血,便次较多,口干口苦,或有发热。舌质红,苔黄腻,脉滑数。

(二)脾虚湿盛

大便溏薄,黏液白多赤少,或为白冻;腹痛隐隐;脘腹胀满,食少,食欲缺乏;肢体倦怠,神疲懒言。舌质淡红,边有齿痕,苔白腻,脉细弱或细滑。

(三)寒热错杂

下痢稀薄,夹有黏冻,反复发作;腹痛绵绵;四肢不温;腹部有灼热感,烦渴。舌质红,或舌淡红,苔薄黄,脉弦或细弦。

(四)肝郁脾虚

腹痛、腹泻,泻后痛减,大便稀烂或黏液便;腹泻前有情绪紧张或抑郁、恼怒等诱因和胸胁胀闷症状。舌淡红,苔薄白,脉弦或细。

(五)脾肾阳虚

腹部隐痛,肛门下坠,便急频频,便下黏液,倦怠乏力,喜卧,厌食生冷,腰腿酸软,每遇劳累或受寒则症状加重。舌淡,苔薄白,脉弦细。

(六)血瘀阻络

泄泻不爽,里急后重,腹痛有定处,按之痛甚,面色晦暗,舌边有瘀斑,口干不欲饮,脉弦涩。

二、中医治疗

(一)内治法

1.湿热内蕴证

(1)治法:清热利湿,止泻导滞。

(2)方剂:白头翁汤,香连丸合白头翁汤或芍药汤。

(3)常用药:芍药 15～20 g,当归 9 g,黄连 5～9 g,槟榔、木香、甘草(炒)各 5 g,大黄、黄芩各 9 g,肉桂 3～5 g。

(4)加减:热毒壅盛者加连翘、蒲公英、生地黄、牡丹皮清热凉血解毒;便血严重、黏液较多者加苍术、薏苡仁;腹痛较甚者加延胡索、乌药、枳实理气止痛;腹部有坚块者,宜加三棱、莪术;身热甚者加葛根。

2.脾虚湿盛证

(1)治法:健脾益气,化湿助运。

(2)方剂:参苓白术散。

(3)常用药:莲子、薏苡仁、砂仁、桔梗各 30 g,白扁豆 20 g,茯苓、人参、甘草、白术、山药各 10 g。

(4)加减:腹痛甚者加白芍缓急止痛;小腹胀满者加乌药、小茴香、枳实理气除满;食欲不振者,可加山楂、神曲、麦芽等;虚寒盛、腹泻如水样者,可用理中汤加附子、肉桂;大便滑脱不禁者加赤石脂、诃子涩肠止泻。

3.寒热错杂证

(1)治法:温中补虚,清热化湿。

(2)方剂:乌梅丸加减。

(3)常用药:乌梅 30 g,细辛、制附子、桂枝、人参、黄柏各 10 g,干姜 9 g,黄连 10 g,当归、川椒(炒)各 10 g。

(4)加减:湿热重者加制大黄、茜草、紫草;寒湿重者去黄柏,加制附子;腹痛肠鸣者加白术、白芍、防风、陈皮、木香;里急后重、便脓血者加白头翁、地榆炭、秦皮;腹中肿块者加三棱、莪术。

4.肝郁脾虚证

(1)治法:调和肝脾,祛浊畅肠。

257

(2)方剂:痛泻要方,其次用痛泻要方合四逆散或柴胡疏肝散。

(3)常用药:白术 90 g,白芍、防风各 60 g,陈皮 15 g。

(4)加减:排便不畅、矢气频繁者加枳实、槟榔理气导滞;腹痛隐隐、便溏薄、倦怠乏力者加党参、茯苓、白扁豆健脾化湿;胁胀痛者加柴胡、香附疏肝理气;有黄白色黏液者加黄连、白花蛇舌草清肠解毒利湿。

5.脾肾阳虚证

(1)治法:温补脾肾,收涩固脱。

(2)方剂:附子理中汤、四神丸、真人养脏汤。

(3)常用药:附子(炮,去皮、脐)、人参、干姜(炮)、甘草(炙)、白术各等份。

(4)加减:若进食较差、食不消化者加鸡内金、山楂以开胃消食;易受情绪影响、腹中隐痛者加白芍抑肝扶脾,缓急止痛。

6.血瘀阻络证

(1)治法:活血化瘀,理肠通络。

(2)方剂:加味白头翁汤合桃花汤。

(3)常用药:白头翁 15 g,黄柏 12 g,黄连 4~6 g,秦皮 12 g。

(4)加减:腹胀甚者加枳实、厚朴;呕吐者加生赭石、半夏、竹茹、生姜等降逆止呕;有包块者加皂角刺活血消积,软坚散结;痛甚者加三七末(冲)、白芍活血缓急止痛;热甚便秘者加大黄、厚朴、金银花、黄芩、枳实等;寒甚者加干姜、附子、大黄。

(二)外治法

1.中药灌肠

中药灌肠治疗 CD 适用于回结肠型及结肠型。一般选用敛疮生肌、活血化瘀与清热解毒等类中药灌肠。

(1)取黄芩、黄连、黄柏、栀子水煎去渣成 100 mL,每天 2 次,每次 50 mL,保留灌肠。

(2)白及液和腐植酸钠液共 50 mL 保留灌肠,每天 1 次,20 天为 1 个疗程。

2.针灸

(1)主穴:足三里、天枢、上巨虚。

(2)配穴:肝气乘脾型配太冲、内关;脾肾阳虚型配命门、关元、脾俞、肾俞;湿热内结型配曲池、合谷、内庭;血瘀阻络型配血海、三阴交、气海;脾胃虚弱配脾俞、胃俞、足三里、太白、中脘。

(3)方法:湿热内结型泻法不灸,余三型均用补法,剪艾条插于针柄,点燃施灸 3 壮后起针。隔饼灸可选用丹参、红花、当归、木香、黄连等中药研末加黄酒制成药饼,在中脘、气海、足三里、天枢、大肠俞、上巨虚等穴进行隔药饼灸治疗。每天 1 次,12 次为 1 个疗程。

3.穴位注射

穴位注射取穴为天枢、大肠俞、足三里,取黄芪注射液刺入所取穴位。临床应用黄芪注射液注射治疗,一方面加强了穴位的刺激作用,另一方面加强了黄芪的药物作用,从而易于使结肠黏膜免疫紊乱恢复正常。

4.穴位贴敷

穴位贴敷选用炮附子、细辛、丁香、白芥子、延胡索、赤芍、生姜等制成贴膏贴于上巨虚(双侧)、天枢(双侧)、足三里(双侧)、命门、关元等穴。

三、西医治疗

(一)非手术治疗

1.传统药物治疗

传统药物治疗包括氨基水杨酸类、糖皮质激素、免疫抑制剂和肠道菌群药物。氨基水杨酸类、糖皮质激素分别为轻、中度活动期 CD 首选药物;免疫抑制剂可用于术后缓解症状及降低复发率;肠道菌群药物能平衡菌群、减缓促炎因子释放。

2.生物制剂

抗肿瘤坏死因子可扩大炎症反应,加速细胞凋亡,是最常用生物制剂之一,研究证实早期降阶梯使用疗效理想。其他生物制剂包括英夫利西单抗、妥珠单抗等,抗黏附分子与抗白细胞介素药物也可用于 CD 治疗,其中 IL-12、IL-23 可诱导相关免疫因子下调而减轻炎症反应,具有一定前景。

3.营养支持治疗

营养支持治疗不仅能改善患者的营养状态,还能诱导和维持疾病缓解。其适应证为营养不良或有营养风险者;围术期患者合并营养不良或有营养风险时;合并肠功能障碍者;儿童和青少年患者合并营养摄入不足、生长发育迟缓及停滞者等。

营养支持的治疗途径包括肠内营养和肠外营养。肠内营养可改善患者营养状况,减轻 CD 的肠道炎性反应,缓解急性发作以及延长疾病缓解期。肠外营养仅用于围术期及肠道病变严重不能耐受肠内营养,或肠内营养达不到治疗目标时配合使用。

此外,CD 患者需要长期均衡营养,合理膳食。补充蛋白质、优质脂肪、维生素及益生菌等有益于疾病缓解和控制。

4.新型小分子药物

新型小分子药物能轻易透过细胞膜,结构稳定且半衰期短,可减少炎症因子产生或抑制炎症基因表达。此类药物包括 Janus 激酶抑制剂、磷酸二酯酶 4 抑制药和鞘氨酸-1-磷酸受体调节药。

5.其他疗法

研究显示,维生素 D、姜黄素、ω-3 多不饱和脂肪酸均有助于降低 CD 复发率;另外,根据肠道与大脑相互作用观点,可适当运用抗抑郁药物。

(二)手术治疗

1.手术指征

(1)急诊手术指征:①急性肠梗阻者;②并发中毒性巨结肠,保守治疗无效者;③腹腔脓肿;④急性肠穿孔,肠内、外瘘,严重肠出血等保守治疗无效者;⑤顽固性感染。

(2)择期手术指征:①内科治疗效果不佳,仍有肠梗阻而持续腹痛者,或一般情况未见改善者;②儿童期发病,影响发育者;③狭窄;④有明显全身并发症(如关节炎、肝脏损害、脓皮病、虹膜睫状体炎)经内科治疗无效者;⑤有癌变者。

2.手术方式

根据是否行肠切除术,CD 的手术方式可分为非切除术与切除术式。非切除手术方式包括内旁路术、外旁路术和狭窄成形术;切除手术方式为肠管切除术。患者经常在一次手术时使用多种手术方式,可以是非切除术式与切除术式的结合。

第四节　预防与调摄

一、注意加强营养

CD 患者身体消耗大,消化吸收差,因此要保持足够的营养。主食宜精细,选用质量较好的面粉和大米等,禁用粗制粮食,如玉米面、高粱面、小米、全麦粉制成的食品等。副食可选用瘦肉、鱼、鸡、肝、蛋等作为蛋白质的主要来源。病情活动期要限制牛乳,不要吃含淀粉高和易胀气食物,如黄豆、葱头、包菜、扁豆等。蔬菜可选用土豆、山药、胡萝卜等含粗纤维少的块根类食物,要做得熟透一些,便于肠道顺利吸收。为纠正体内缺钾及贫血状况,可食用各种菜汁、果汁、去油肉汤、枣汤、肝汤等,以补充 B 族维生素、维生素 C 及无机盐钾、铁等。应选择低渣饮食,避免吃粗粮、玉米饼、坚果等高纤维食品,以免食物残渣过多加重梗阻。食用水果要去掉果皮,食用蔬菜要切碎弄熟。

二、严守饮食禁忌

应尽可能压缩食物体积,选择单位量营养价值较高的食品,如以营养饮料代替饮水。亦可用两种以上原料合制一份饮食,如菜汁蒸鸡蛋、煮鸡汤挂面、果汁冲藕粉,鸡蛋和面制成面条、馄饨皮等。食物要易于消化,各种食品均应切碎制软,禁用油煎炸食品,烹调多以烩、蒸、煮、炖为宜。患者要禁食烤肉、熏肉、油炸食品、巧克力、爆米花、西式快餐等;禁食各种浓烈刺激的调味品,如辣椒、大料、酒类、红肉、牛排等,以及带皮的禽肉;禁食黄油和其他动物油、人造奶油、面包酱、蛋黄酱等,如果有乳糖不耐受要避免食用奶制品;禁止饮用白酒、啤酒、鸡尾酒和碳酸饮料、咖啡、浓茶等;禁食生冷不洁食物。

三、坚决戒烟

吸烟是 CD 的独立危险因素,能升高发病率,增加狭窄、肠瘘的可能,增加手术概率,抵消维持和缓解用药的疗效。吸烟也是 CD 术后复发的主要危险因素,吸烟者的术后复发率是不吸烟者的 2.5 倍,戒烟 4 年后该病的复发率与不吸烟者相同。所以,患者应及早戒烟,杜绝被动吸烟。

四、保持良好的睡眠

CD 患者应做到起居有常,按时作息。病情控制得好,可以照常工作、学习,但须劳逸结合,避免过度劳累,切勿熬夜。研究发现,睡眠与 CD 有密切关系,睡眠不好是造成发病的原因之一,也是导致复发的危险因素,而且与并发症风险增高明显相关。患者由于腹痛和夜间如厕多,睡眠质量时间短,质量差,因此,改善患者的睡眠十分重要。要及时治疗失眠症,每天睡眠时间保持在 7～8 小时,其中深度睡眠要占一半以上,可帮助消除身心劳累,有利缓解病情。

五、进行适当的运动锻炼

在 CD 急性发作期或疾病严重时要卧床休息。但在病情得到有效控制时,应当进行适当的运动锻炼,以增强身体素质,提高免疫力。运动要量力而行,应避免剧烈的运动,因为患者消化吸收差,经不起大量的体力消耗。患者可进行舒缓的有氧运动,如散步、快走、做操、游泳、钓鱼、打太极拳等。此外,患者还可以经常到空气新鲜的室外活动,对控制疾病、预防复发十分有利。

六、做好精神调养

CD 是可以治疗和有效控制的,因此应当树立信心,保持良好的精神状态和愉快的情绪。患者要避免过度紧张与恐惧,克服消极、悲观、失望情绪。有些患者因该病病程长,无特殊治疗方法,对治疗失去信心,变得情绪消极、意志低落,甚至有轻生的念头,这对于疾病治疗是十分不利的。医师应当帮助患者提高认识,树立战胜疾病的信心,激发起患者同疾病斗争的勇气,积极配合治疗。同时也要避免患者麻痹大意,盲目乐观。

参 考 文 献

［1］李国利.肛肠外科诊疗技术与临床［M］.北京：科学技术文献出版社，2020.

［2］安阿玥.现代中医肛肠病学［M］.北京：中国医药科技出版社，2019.

［3］江小艳，杨英楠.肛肠疾病的中医外科护理［M］.上海：上海大学出版社，2021.

［4］潘红.临床肛肠疾病诊疗［M］.长春：吉林科学技术出版社，2019.

［5］郁雷.结直肠癌老年患者治疗与康复［M］.北京：人民卫生出版社，2022.

［6］李海青.肛肠病现代治疗进展［M］.哈尔滨：黑龙江科学技术出版社，2020.

［7］朱妮.现代肛肠外科疾病诊治学［M］.长春：吉林科学技术出版社，2019.

［8］马青原，贺潇月.常见肛肠疾病中医临床诊治策略［M］.北京：科学技术文献出版社，2021.

［9］苏思新.肛肠疾病临床诊断与治疗思维［M］.长春：吉林科学技术出版社，2019.

［10］梅荣.常见肛肠疾病中医特色护理［M］.北京：人民卫生出版社，2021.

［11］陈少明，陈侃，张振勇，等.现代中医肛肠病治疗学［M］.北京：人民卫生出版社，2019.

［12］王真权.中医谈肛肠保健［M］.北京：科学技术文献出版社，2021.

［13］韩明宏.肛肠疾病诊疗学［M］.长春：吉林科学技术出版社，2022.

［14］朱志红.实用肛肠病治疗学［M］.北京：科学技术文献出版社，2019.

［15］陈少明，于永铎，陈鹏，等.现代中西医结合肛肠瘘治疗学［M］.天津：天津科学技术出版社，2021.

［16］徐万鹏.肛肠外科疾病诊疗［M］.北京：科学技术文献出版社，2020.

［17］梅笑玲，高善语.肛肠病临床 100 问［M］.上海：上海交通大学出版社，2019.

［18］王锡山，韩方海，戴勇.结直肠肿瘤诊治并发症的预防和处理［M］.北京：人民卫生出版社，2022.

［19］于永铎，张虹玺，石荣.中医肛肠四十年［M］.福州：福建科学技术出版

社,2020.

[20] 邵洪锦.肛肠疾病基础与诊疗[M].北京:科学技术文献出版社,2019.

[21] 杨巍,陆宏.肛肠病临床问题与策略[M].北京:科学出版社,2020.

[22] 辛涛.实用临床肛肠疾病学[M].上海:上海交通大学出版社,2019.

[23] 贾小强.中医肛肠专科诊疗手册[M].北京:人民卫生出版社,2020.

[24] 陈瑜,张卫刚,袁志强.肛肠良性疾病的中医特色防治[M].上海:上海大学出版社,2021.

[25] 王秋林.肛肠病防治与研究[M].天津:天津科学技术出版社,2019.

[26] 王晏美.王晏美:肛肠呵护指南[M].北京:中国医药科技出版社,2020.

[27] 董鑫.肛肠病临床诊疗要点与处置[M].长春:吉林科学技术出版社,2019.

[28] 于边芳.肛肠疾病诊疗学[M].天津:天津科学技术出版社,2020.

[29] 郑晓怡.现代中西医结合肛肠病诊疗精粹[M].北京:科学技术文献出版社,2019.

[30] 顾尽晖,彭卫红.中华肛肠病学诊疗进展[M].贵阳:贵州科技出版社,2021.

[31] 韩凯,尹涛.肛肠外科手术技巧及并发症的防范处理[M].上海:上海交通大学出版社,2019.

[32] 孙尚锋.临床肛肠疾病诊疗[M].天津:天津科学技术出版社,2020.

[33] 张全辉.肛肠外科常见病诊治与微创技术应用[M].北京:科学技术文献出版社,2021.

[34] 范明峰.现代肛肠外科疾病综合诊疗学[M].长春:吉林科学技术出版社,2019.

[35] 黄如华.肛肠病临床杂谈[M].福州:福建科学技术出版社,2020.

[36] 于婧辉,黄婷,杨风利.仙方活命饮加减联合肛周熏洗仪在肛痈术后治疗中的疗效观察[J].中国中西医结合急救杂志,2022,29(4):487-490.

[37] 郭雅涛,刘敏,于佳宇,等.光动力单独或联合其他传统方法治疗尖锐湿疣复发因素的探讨[J].中国皮肤性病学杂志,2022,36(1):71-77.

[38] 汪小辉,谢金,乐音子,等.不同药对及其有效组分治疗结直肠癌的研究概况[J].中国中医基础医学杂志,2023,29(1):178-182.

[39] 吴航,陈莉娟,杨维建,等.中医药治疗溃疡性结肠炎及其肺损伤的机制研究[J].中国中医基础医学杂志,2023,29(2):339-344.

[40] 沈洪,朱磊,张露.生物制剂背景下克罗恩病中西医结合治疗策略探讨[J].南京中医药大学学报,2022,38(8):739-742.